彩绘图解

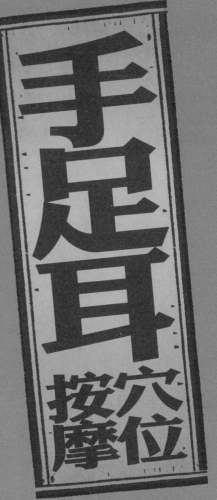

手足耳穴位按摩

CAIHUI TUJIE SHOU ZU ER
XUEWEI ANMO　耿引循◎主编

U0200683

江西科学技术出版社

江西·南昌

图书在版编目（CIP）数据

彩绘图解手足耳穴位按摩 / 耿引循主编. -- 南昌：
江西科学技术出版社, 2021.5
ISBN 978-7-5390-7749-9

Ⅰ.①彩… Ⅱ.①耿… Ⅲ.①手 – 按摩疗法(中医) –
图解②足 – 按摩疗法(中医) – 图解③耳 – 按摩疗法(中医)
– 图解 Ⅳ.①R244.1-64

中国版本图书馆CIP数据核字(2021)第092257号

选题序号：ZK2021019
图书代码：B21096-101
责任编辑：王凯勋

彩绘图解手足耳穴位按摩　　　　　耿引循 主编
CAIHUI TUJIE SHOU ZU ER XUEWEI ANMO

出版发行　江西科学技术出版社

社　　址　南昌市蓼洲街2号附1号

邮编：330009　　电话：（0791）86623491　86639342（传真）

印　　刷　德富泰（唐山）印务有限公司

经　　销　各地新华书店

开　　本　787mm×1092mm　1/12

字　　数　300千字

印　　张　20

版　　次　2021年5月第1版　　2021年5月第1次印刷

书　　号　ISBN 978-7-5390-7749-9

定　　价　68.00元

赣版权登字号：-03-2021-148

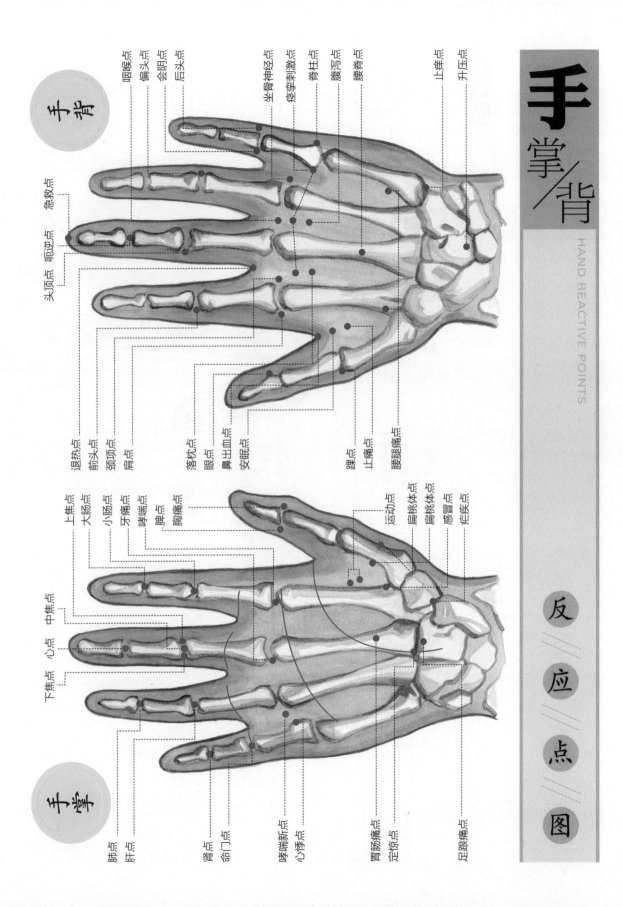

手掌/背

HAND REACTIVE POINTS

反应点图

手背

咽喉点　偏头点　会阴点　后头点　　坐骨神经点　痉挛刺激点　脊柱点　腹泻点　腰腿点　　止痒点　升压点

急救点

头顶点　呃逆点

退热点　前头点　颈项点　肩点　　落枕点　眼点　鼻出血点　安眠点　　踝点　止痛点　腰腿痛点

手掌

上焦点　大肠点　小肠点　牙痛点　哮喘点　脾点　胸痛点　　运动点　扁桃体点　扁桃体点　感冒点　疟疾点

中焦点

下焦点　心点

肺点　肝点　　肾点　命门点　　哮喘新点　心悸点　　胃肠痛点　定惊点　　足跟痛点

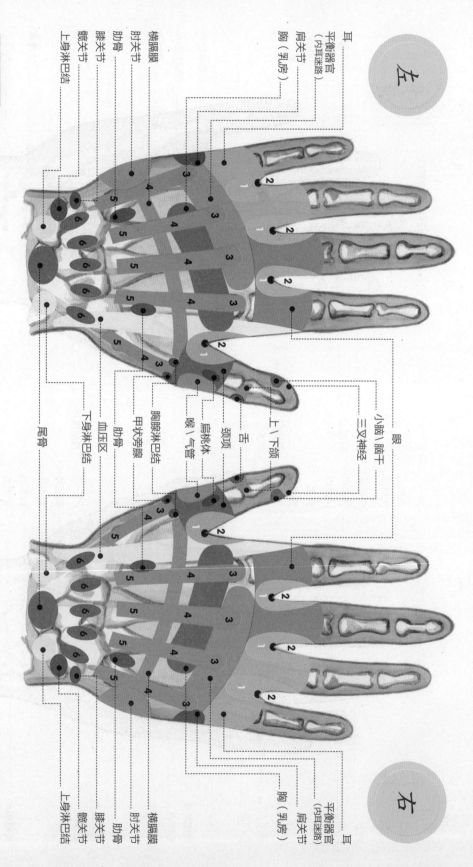

手背

手背反射区

HAND REFLECTION AREA

左

右

1.颈肩后区 2.头颈淋巴结 3.颈椎 4.胸椎 5.腰椎 6.骶骨

左手标注：

目
平衡器官（内耳迷路）
肩关节
胸（乳房）
横膈膜
肘关节
肋骨
膝关节
髋关节
上身淋巴结

小脑\脑干
眼
三叉神经
上\下颌
舌
扁桃体
颈项
喉\气管
甲状旁腺
胸腺淋巴结
肋骨
血压区
下身淋巴结
肩
尾骨

右手标注：

眼
小脑\脑干
三叉神经
上\下颌
舌
颈项
扁桃体
喉\气管
胸腺淋巴结
甲状旁腺
肋骨
血压区
下身淋巴结
上身淋巴结

目
平衡器官（内耳迷路）
肩关节
胸（乳房）
横膈膜
肘关节
肋骨
膝关节
髋关节
上身淋巴结

反 射 区 图

手掌

HAND REFLECTION AREA

1.颈突 2.颈肩前区 3.头颈淋巴结

反 / 射 / 区 / 图

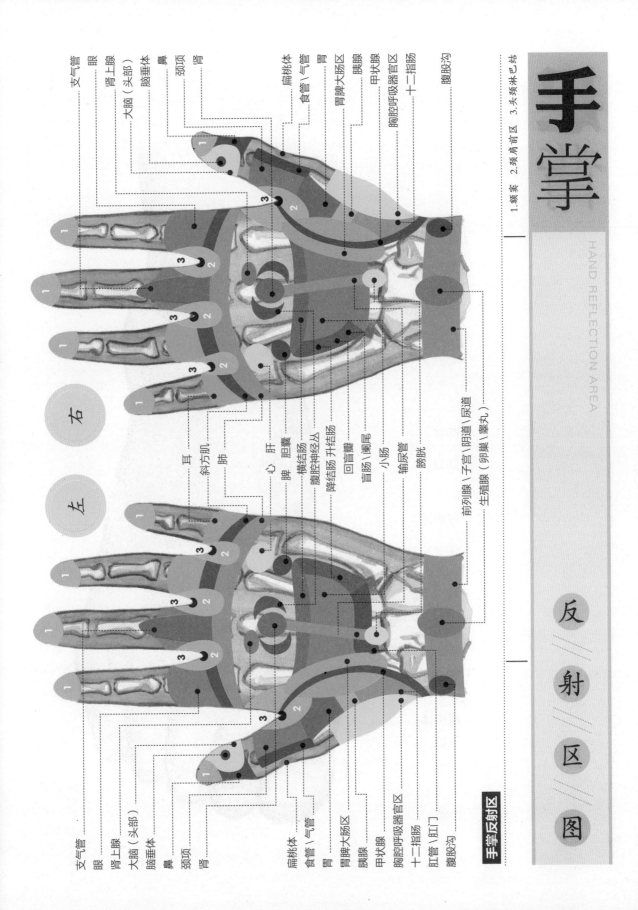

右

左

支气管
眼
肾上腺
大脑（头部）
脑垂体
鼻
颈项
肾

扁桃体
食管\气管
胃
胃脾大肠区
胰腺
甲状腺
胸腔呼吸器官区
十二指肠
腹股沟

耳
斜方肌
肺

心 肝 胆囊
脾
横结肠
腹腔神经丛
降结肠 升结肠
回盲瓣
盲肠\阑尾
小肠
输尿管
膀胱
前列腺\子宫\阴道\尿道
生殖腺（卵巢\睾丸）

手掌反射区

支气管
眼
肾上腺
大脑（头部）
脑垂体
鼻
颈项
肾

扁桃体
食管\气管
胃
胃脾大肠区
胰腺
甲状腺
胸腔呼吸器官区
十二指肠
肛管\肛门
腹股沟

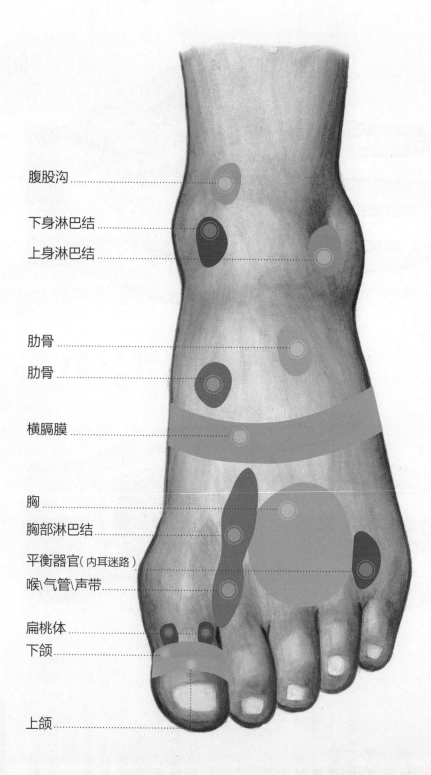

腹股沟

下身淋巴结

上身淋巴结

肋骨

肋骨

横膈膜

胸

胸部淋巴结

平衡器官(内耳迷路)

喉\气管\声带

扁桃体

下颌

上颌

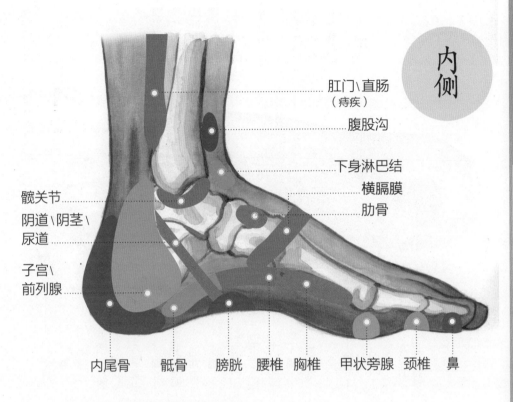

肛门\直肠
（痔疾）

腹股沟

下身淋巴结
横膈膜
肋骨

髋关节

阴道\阴茎\
尿道

子宫\
前列腺

内尾骨　骶骨　膀胱　腰椎　胸椎　甲状旁腺　颈椎　鼻

内侧

足
外内
侧侧

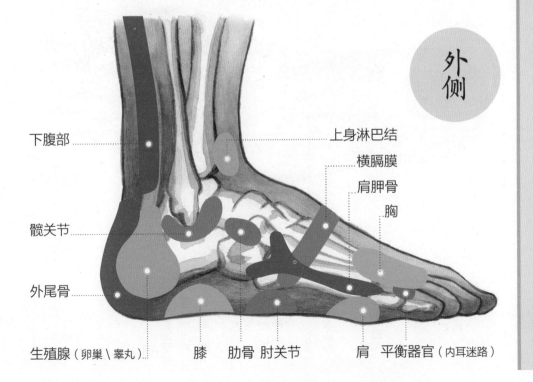

下腹部

上身淋巴结
横膈膜
肩胛骨
胸

髋关节

外尾骨

生殖腺（卵巢\睾丸）　膝　肋骨　肘关节　肩　平衡器官（内耳迷路）

外侧

反

射

区

图

足底

FOOT REFLECTION AREA

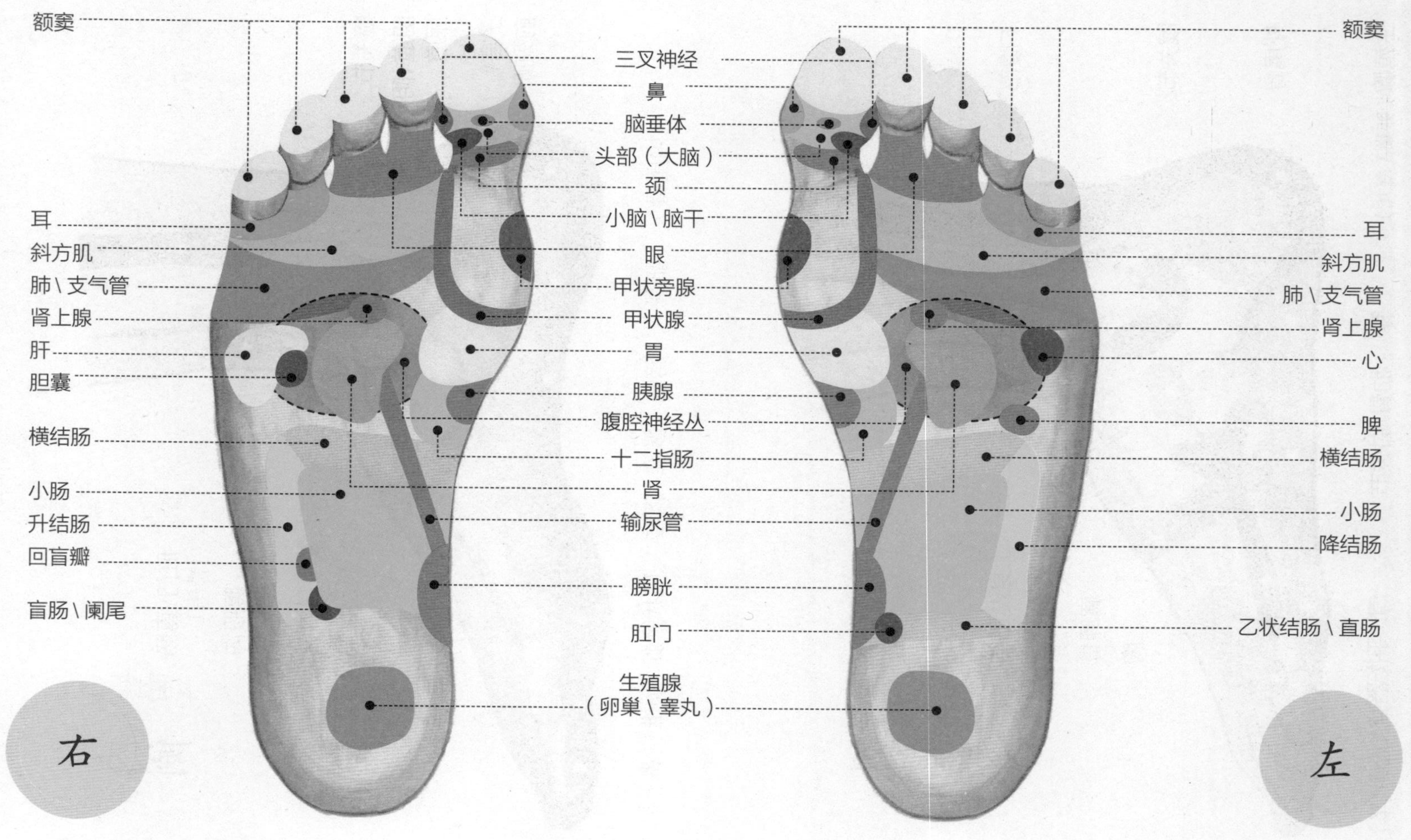

反 / 射 / 区 / 图

右

额窦
耳
斜方肌
肺\支气管
肾上腺
肝
胆囊
小肠
横结肠
升结肠
回盲瓣
盲肠\阑尾

三叉神经
鼻
脑垂体
头部（大脑）
颈
小脑\脑干
眼
甲状腺
甲状旁腺
胃
胰腺
腹腔神经丛
十二指肠
肾
输尿管
膀胱
肛门
生殖腺
（卵巢\睾丸）

左

额窦
耳
斜方肌
肺\支气管
肾上腺
心
脾
横结肠
小肠
降结肠
乙状结肠\直肠

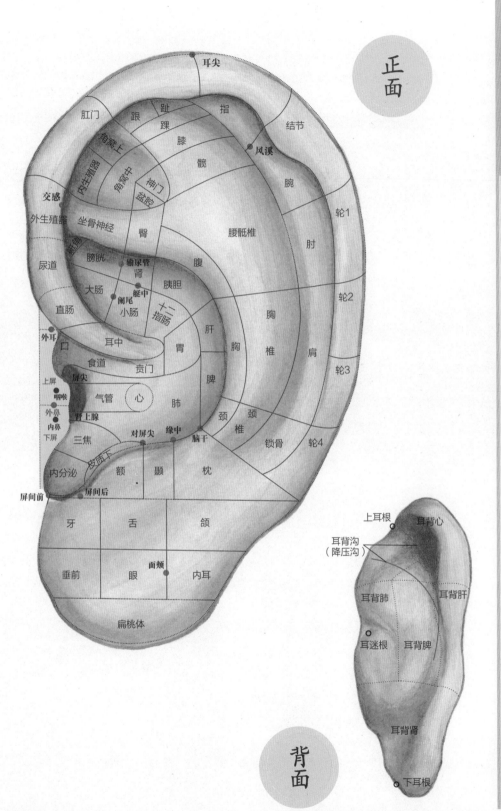

正面

耳部

EAR REFLECTION AREA

反

射

区

图

耳尖
肛门
跟
趾
踝
膝
指
结节
角窝上
风溪
髋
内生殖器
角窝中
神门
腕
交感
盆腔
轮1
外生殖器
坐骨神经
臀
肘
腰骶椎
尿道
膀胱
输尿管
肾
腹
直肠
大肠
艇中
胰胆
轮2
阑尾
小肠
十二指肠
胸
外耳
口
耳中
肝
肩
轮3
食道
胃
贲门
脾
胸
屏尖
上屏
咽喉
气管
心
肺
颈
颈椎
外鼻
肾上腺
内鼻
对屏尖
缘中
脑干
锁骨
轮4
下屏
三焦
皮质下
屏间前
屏间后
内分泌
额
颞
枕
牙
舌
颌
垂前
眼
面颊
内耳
扁桃体

上耳根
耳背心
耳背沟
（降压沟）
耳背肺
耳背肝
耳迷根
耳背脾
耳背肾
下耳根

背面

现代社会，人们总是行色匆匆，工作、学习、人际、家庭……有太多的事情需要处理，时间总是不够用，体力透支也常常不在乎，似乎应对现实的压力比维护健康更加迫切。然而，体力长期透支的结果必然是健康状况的恶化。这时人们就会拖着病恹恹的身体找到医生，言谈举止中透露出这样的信息："你是医生，你看着办吧。"诚然，医生有责任帮助患者康复，但是为健康负责的应该是我们自己，因为健康究竟有多重要，只有自己最能体会。

为自己的健康负责，除了规律的生活外，还需要掌握基本的医疗知识和医疗手段。在治疗疾病的过程中，我们至少应该是一个积极的参与者，而不是被动的接受者。有一种方法，具有操作简便、易学易懂、适用范围广、花钱少、安全可靠、效果显著等特点，十分适合普通人学习和掌握，那就是中医的按摩疗法。

人体是一个完整的智能系统，具有强大的自愈能力，这一点我们每个人都有深刻的体会，无须赘言。只是这种自愈能力，一如人的潜力，需要去激发才能发挥出应有的作用，按摩就能很好地激发人体的自愈能力。西方医药之父希波克拉底曾说："人越是远离自然，便越接近疾

PREFACE 前言

CAI HUI TU JIE SHOU ZU ER XUE WEI AN MO

病。”拥有数千年历史的按摩疗法，从不借助化学药品，是纯正的自然疗法，而今更融合了反射区的理论，其效果更为显著。

手足耳是人体非常理想的按摩部位，它们都是人体的全息胚器官，上面分布着人体所有器官的反射区，按摩这些反射区可以起到调理相应器官的作用。另外，手足耳是人体经络和穴位的汇集之处，按摩它们可以使气血通畅、阴阳调和，缓解和改善各种疾病症状。手足耳更是人体易于取穴、易于施术的按摩部位，对每个人来说都是不可多得的“天然药箱”。

本书以手足耳为切入点，全面介绍手足耳保健按摩手法以及常见病症、日常保健、美容美体的手足耳按摩疗法。这些方法均简单易行，且配有详细的图示，便于读者学习和实践。初学者应在专业人士指导下实施。此外，本书中的按摩疗法只能作为缓解病痛的辅助疗法，病情严重的患者还应及时到医院诊治，接受系统、规范的治疗。

本书为中医科普读物，为便于读者理解，我们尽量运用通俗的语言代替专业生僻的中医术语，并保留中医习惯用字，如“瘀血”“泻火”等。希望我们的整理、编写能给爱好养生的朋友们提供帮助。

鉴于按摩疗法博大精深、编者水平有限，本书在编著过程中难免出现纰漏，欢迎有识之士批评赐正。

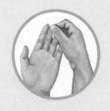 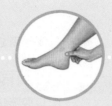 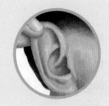

目录 contents

第四章 155

日常养生的手足耳按摩

第 五 章　　　197

手足耳按摩助你更美丽

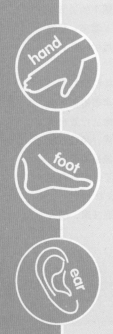

第一章 PART 1

常按手足耳，疾病不敢来

　　人吃五谷杂粮，总免不了会染上疾病。倘是小病，还能依靠一些医学常识进行自行治疗，若是大病就只能把自己交给医生和各种功能复杂的医疗器械了。其实，在求医问诊的同时，我们自己也可以积极地采取按摩疗法来改善和缓解疾病。正如平凡中总孕育着神奇，最疑难的问题常有最简单的解决办法。就医疗而言，人体自有大药，经常按摩手足耳就有可能将"大病化小，小病化了"。

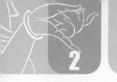

 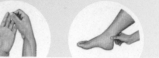

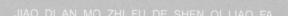

JIAO DI AN MO ZHI FU DE SHEN QI LIAO FA

"脚底按摩之父" 的神奇疗法

1970年 有一位名叫吴若石的瑞士人自愿来到台湾传教，他经过短期的中文培训后就一头扎进了台湾东部的一个偏远乡村工作。而这个濒临太平洋的村庄给他的见面礼却是难以忍受的病痛，原来这里炎热潮湿的气候让他早前留下的关节炎复发了。彻心的疼痛常常让吴若石彻夜难眠，工作和生活受到了极大影响。看来，要想拯救别人的灵魂，还需先安抚自己肉体的疼痛，然而简陋的医疗条件所能提供的几片止痛药，只能在精神上起到安慰的作用，对实在的疼痛根本无能为力。

吴若石一直寄希望于现代医学能早日救自己脱离苦海，然而最终带来转机的却是一本有关脚底按摩的书。书是一位受益于脚底按摩疗法的同事捎过来的，同事嘱咐他务必要按照书本的讲解按摩自己的脚底板。像大多数人一样，吴若石对脚底按摩的疗效也有深深的怀疑，但求医无门，也只好权且试试。就这样，每每疼痛来袭的时候，吴若石就自我按摩。病痛总像沙漠里的骄阳，炽烈且让人无处可躲，而脚底按摩却像是能带来一阵阵清凉的风一样，不断缓解病痛的"炙烤"。就这样，疼痛渐渐地减轻了，吴若石竟然用按摩迎来了自己的"风和日丽"，他那几乎被判死刑的关节炎神奇地痊愈了。

切身的经历让吴若石不得不对脚底按摩另眼相看，他开始认真研究脚底按摩，同时

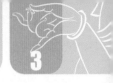

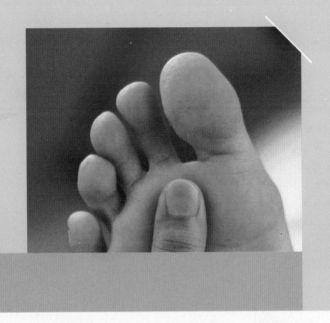

尝试着为别人解除病痛，只要有人愿意伸出脚来，他都可以免费服务。这早期的实践，使吴若石不断加深对脚底按摩的认识。而后，他还借回瑞士探亲之便，系统地学习了西方的反射疗法，进一步完善自己的理论。1980年底，患有重症肌无力的著名广播主持人李文慕名求医至吴若石门下，经过吴若石几个疗程的调理，症状大为改善。李文在感激和惊讶之余，为吴若石做了三期访谈节目，使脚底按摩迅速风靡台湾。

脚底按摩的神奇因显露于一人，而最终惠及全世界万千病患，由此也使古老而有效的脚底按摩疗法得到了普遍的认同。如今吴若石的脚底按摩诊所已遍布世界许多国家，让更多的人得以亲身体验脚底按摩的神奇疗效，而他本人也被誉为"脚底按摩之父"。

事实上，足部并不是全身唯一具有如此神奇功效的部位，手部和耳部也是。早在《黄帝内经》中，就有关于按摩手、耳调理疾病的记载，"厥头痛，头痛甚，耳前后脉涌有热，泻出其血，后取足少阳"。今天，手足耳按摩早已走进了各种按摩馆和医院，成为专家或医生们调理疾病的重要方法。那么，我们为什么不像吴若石那样，把它们带回家，让它们成为我们自己的随侍医生呢？

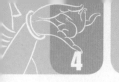
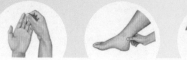

随身的"百宝药箱"

SUI SHEN DE BAI BAO YAO XIANG

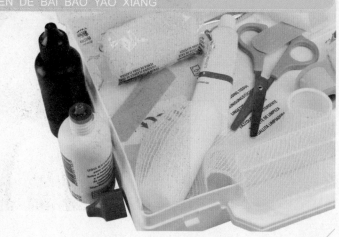

　　如果说手足耳按摩疗法是我们的随侍医生，那么手足耳无疑就是三个储备丰富的"百宝药箱"。可是谁会想到小小的手足耳竟然有如此大的作用，位于体表的它们究竟是怎样调理人体内部疾病的呢？这就要从守护了中华民族几千年的中医说起了。

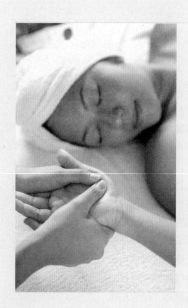

　　中医对治病有一个说法，叫做"三分在治，七分靠养"，意思是医生和药物对身体的康复能够起到一定的作用，但是若与人体自身调养所起的作用相比，可以说是小巫见大巫。因为人体本有胜过"灵丹妙药"的自愈能力，而这与神秘的经络是分不开的。

　　经络是联系脏腑、体表以及全身各部的纽带。也就是说人的五脏六腑、四肢百骸、五官九窍、皮肉筋骨等组织器官，之所以能实现正常的生理活动，是依靠经络系统的联系和沟通完成的。此外，经络还是人体气血运行的轨道，负责将气血输布到全身各组织脏器。《灵枢·本藏》指出："经脉者，所以行血气而营阴阳，濡筋骨，利关节者也。"气血是人体生命活动的物质基础，全身各组织器官只有得到气血的温养和濡润才能完成正常的生理功能。倘若经络淤阻、气血虚弱，就会使人体正气不足、抵抗力下降，让病邪轻易入侵；就会使机体组织和脏腑失养，出现功能紊乱或衰竭的现象；就会使人体代谢产物无法及时排出，从而引发各种疾病。因此，打通经络、畅通气

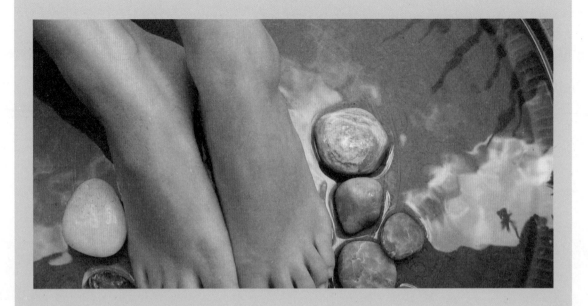

血，无疑是祛病除邪的有效方法。

调养正是在养护经络和脏腑，使其功能恢复正常，气血恢复通畅。但调养多用于体质特别虚弱者，不但麻烦且见效甚慢。对于普通人而言，简单按摩手足耳则足以打通经络。

人体经络包括经脉和络脉，经脉的主体十二正经和奇经八脉，是人体健康的主要"控制者"。十二正经中有六条起止于手，六条起止于足，耳部则有五条经脉通过，也就是说，小小的手足耳分布着控制人体健康的最主要的经络。刺激手足耳上的经络，则可通过经络的传导，将刺激传达给脏腑，从而有效疏通经络，调节脏腑。因此，手足耳堪称"人体健康的遥控器"。

既然手足耳是遥控器，那么按钮在哪里呢？这就不得不提手足耳按摩的"用武之地"——穴位了。穴位就是经络之气输注于体表的部位，具有控制经络的功能。它在人体正常时能通行营卫，异常时能反映病痛，接受刺激时可有效推动经络中的气血运行，从而活血化瘀、疏通经络。手足耳不仅是经脉汇集之

处，亦是穴位聚集之所在。

经络和穴位都是中医的概念，无独有偶，现代生物学也从另一个方面证明了手足耳确是三大"药箱"。现代生物全息理论认为，任何生物体，包括人体，机体表面的固定区域可以反映整个生物体不同器官和组织的信息。而每个脏器在这些固定区域上都有一个投影，即反射区。手足耳上均有身体所有组织器官的反射区。通过按摩手足耳上的反射区，即可达到调理体内相应器官的目的，如人体的心脏部位有病变，我们就可以通过刺激手、足或者耳部的心脏反射区以及相关的其他反射区，来达到调理心脏功能的作用。

此外，观察手足耳的这些反射区还能有效诊断疾病。因为众多疾病出现时，其反射区都会出现异常，如耳郭正面的胰胆反射区及耳背部的相应区域触之有隆起、结节或者条索状物，并有压痛，则多提示患有胆结石。

可见，手足耳虽小，其蕴含的"大药"却真不少，难怪被称为是人体的三大"药箱"。

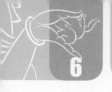
 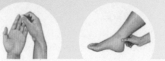

按摩就是开箱钥匙
AN MO JIU SHI KAI XIANG YAO SHI

　　手足耳是人体三处蕴藏丰富的"药箱"，可用于调理大部分常见的疾病。但是，要想使手、足、耳这三大药箱真正发挥作用，你就必须打开它，了解并操作它为你准备的工具，从而实现保健的目的。总的来说，使药箱发挥作用的这一整套程序，我们称之为按摩。

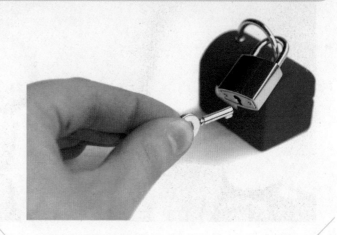

　　身体感觉不适、罹患了疾病或者有其他方面的保健需求，不必着急打开药箱，你需要先了解如何才能解除这些困扰，就像医生知道了病因、病理才能对症下药一样，否则盲目施治，多半是徒劳无功。换句话说，你需要了解按摩原理。

　　手足耳上密密麻麻地排列着看不见的穴位和反射区，每个穴位和反射区都有其特定的功效。如何选择和搭配这些穴位和反射区？这时候按摩原理便显现其作用了，你可以根据按摩原理挑选具有较好调理效果的穴位和反射区。挑选穴位和反射区的过程，就像是组建一支篮球队，中锋、前锋、后卫配置合理且能力突出，是取胜的基本条件。

　　按摩的手法多种多样，其所能起到的功效也各有差异，譬如有些按摩手法活血化瘀的功效特别强，有些手法舒筋活络的功效强，有些手法更偏重于补益气血等。这就意味着还需针对具体的病症为穴位和反射区选择恰当的按摩手法。这就像篮球比赛时，需要针对不同的对手选择不同的战术一样。

　　挑选了穴位和反射区、确定了按摩的手法，还需根据个人体质的差异选择合适的按摩力度和按摩时间，使按摩能够达到一定的效果而又不伤害身体。就像是对球队施以人性化的管理，防止球队内部出现不和谐的声音。如此，这样一支特殊的篮球队，终将凭借球员的出色发挥以及球队的整体运作而战胜一个个难缠的对手。

　　这就是按摩的整个过程了，手足耳三大药箱就是这样发挥它们神奇的祛病功效。按摩过程并不复杂，操作更是简单。手足耳近在咫尺，等红灯的时候搓搓手，看电视的时候捏捏脚，随时随地都可以掐一掐耳朵，就算不为调理疾病，疏经通络、平衡气血对人体健康也是大有裨益。

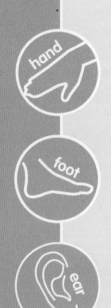

第二章 PART 2

如何按摩手足耳

每个人都可以声称对自己的手足耳最熟悉不过，因为我们一刻都不能离开它们。然而就像你不能因为拥有一台电脑就声称自己是电脑专家一样，手足耳并非看起来那样平凡无奇，它们有深藏不露的一面。进一步认识手足耳是利用这些"药箱"的前提，而了解有关按摩的知识无疑是进行按摩的必要准备。

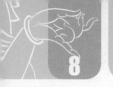
 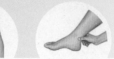
了解手足耳，找到按摩点

人体外在的大脑——手

REN TI WAI ZAI DE DA NAO SHOU

　　手是人体最重要的器官之一，被称为"人体外在的大脑"，与人的健康关系密切。中医学认为，手部是人体经脉汇合与阴阳气血起始的部位。手部分布的穴位和病理反应点大约有400个，反射区有60多个。

手部经脉和穴位

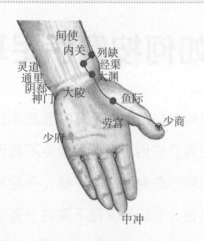

　　人体的十二经脉中有六条经脉分布于手部，分别是手太阴肺经、手厥阴心包经、手少阴心经、手阳明大肠经、手少阳三焦经、手太阳小肠经。在这些经脉之上，或者经脉之外，存在大量的穴位，按摩这些穴位即可达到调理疾病的目的。一般来说，这些穴位包括以下三类：

　❶ 经穴，即经脉上的穴位。经穴可调理和疏通经络，使气血运行通畅，阴阳平衡；调理经脉所对应的脏腑，对经脉循行部位的疾病也有普遍的调理作用。

　❷ 经外奇穴，即经脉之外有固定名称、位置的穴位。经外奇穴虽然未能归属经脉，但也处在络脉分布的区域，可通过经络的传导调节经气的异常变化。经外奇穴的功能并不逊于经穴，只是作用范围较为单纯，多对某些特定的病症具有特殊的调理作用，比如手部的四缝穴可针对调理小儿疳积等。

　❸ 病理反应点。机体内的许多疾病是通过经络的

　　感传现象反映到身体表面的，而感传现象在进行的时候，不是匀速行走，而是留下一个个的停顿点。这些停顿点或与穴位重叠，或在穴位之外，但它们本身构成了一个独立体系，这些停顿点即是病理反应点。病理反应点与经穴、奇穴有着互相补充的作用，共同承担着反映疾病、调理脏腑、平衡阴阳和增强免疫力的作用。

手部的反射区

　　手部有全身所有器官和组织的反射区，按摩这些反射区对其对应部位有保健的功效。反射区位置如下图所示。

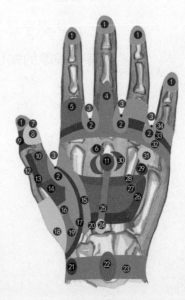

①额窦 ②颈肩前区
③头颈淋巴结
④支气管 ⑤眼
⑥肾上腺
⑦大脑（头部）
⑧脑垂体 ⑨鼻 ⑩颈项
⑪肾 ⑫扁桃体
⑬食管、气管
⑭胃 ⑮胃脾大肠区
⑯胰腺 ⑰甲状腺
⑱胸腔呼吸器官区
⑲十二指肠
⑳肛管、肛门
㉑腹股沟
㉒生殖腺（卵巢、睾丸）
㉓前列腺、子宫、
阴道、尿道
㉔膀胱 ㉕输尿管
㉖降结肠 ㉗小肠
㉘横结肠 ㉙脾
㉚腹腔神经丛 ㉛心
㉜肺 ㉝斜方肌 ㉞耳

人体第二心脏——足

REN TI DI ER XIN ZANG ZU

非洲土著人常赤足行走，让足底接触坑洼不平的道路，相当于经常接受全面的足底按摩，专家认为这是土著人身体健壮、很少生病的重要原因之一。人体12条经脉中，有6条起止于足部，足部有穴位40多个，以及分布着全身各组织器官的反射区，因此足被称为"人体第二心脏"，对人体健康有举"足"轻重的作用。

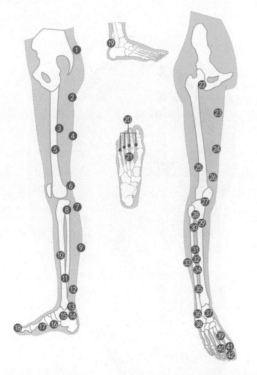

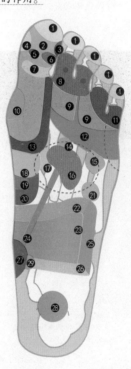

①秩边 ②承扶 ③箕门 ④殷门 ⑤血海 ⑥委中 ⑦合阳 ⑧阴陵泉
⑨承山 ⑩蠡沟 ⑪三阴交 ⑫复溜 ⑬太溪 ⑭水泉 ⑮照海 ⑯然谷
⑰公孙 ⑱隐白 ⑲昆仑 ⑳八风 ㉑涌泉 ㉒环跳 ㉓髀关 ㉔伏兔
㉕风市 ㉖梁丘 ㉗犊鼻 ㉘阳陵泉 ㉙足三里 ㉚胆囊 ㉛丰隆
㉜下巨虚 ㉝飞扬 ㉞光明 ㉟悬钟 ㊱申脉 ㊲解溪 ㊳丘墟 ㊴太冲
㊵内庭 ㊶行间 ㊷大敦

①额窦 ②脑垂体 ③三叉神经 ④鼻 ⑤头部（大脑）⑥小脑、脑干
⑦颈 ⑧眼 ⑨斜方肌 ⑩甲状旁腺 ⑪耳 ⑫肺、支气管 ⑬甲状腺
⑭肾上腺 ⑮心 ⑯肾 ⑰腹腔神经丛 ⑱胃 ⑲胰腺 ⑳十二指肠 ㉑脾
㉒横结肠 ㉓小肠 ㉔输尿管 ㉕降结肠 ㉖乙状结肠、直肠 ㉗膀胱
㉘生殖腺（卵巢、睾丸）㉙肛门

足部经脉和穴位

起止于足部的6条经脉分别为足太阴脾经、足少阴肾经、足厥阴肝经、足阳明胃经、足太阳膀胱经、足少阳胆经。足部的经穴和经外奇穴众多，倘若经络不通，按这些穴位会有痛感，这是体内出现病变的警报。

足部的反射区

与手部一样，全身各脏腑和器官在足部也均有固定的投射区域，即为足部的反射区。每一个反射区均与其对应的器官有相应的生物学特征，一旦器官有病变，其对应的反射区也会有变化。人们既可根据反射区的变化诊病，也可按摩反射区达到调理相应脏腑和器官的目的。

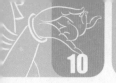

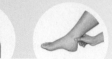

人体的缩影——耳

REN TI DE SUO YING ER

　　耳朵绝不仅仅是一个听觉器官，还是人体的缩影。耳朵的轮廓就像是一个头朝下、臀朝上倒着蜷曲在子宫里的胎儿，人体任何部位发生病变都可在耳朵上表现出来。经常按摩双耳及其上面的反射区，可以疏通经络，调节神经的兴奋和抑制过程，增强代谢功能，促进血液循环，从而起到强身健体的作用。

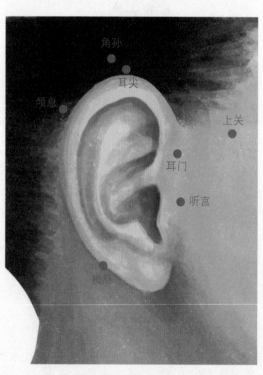

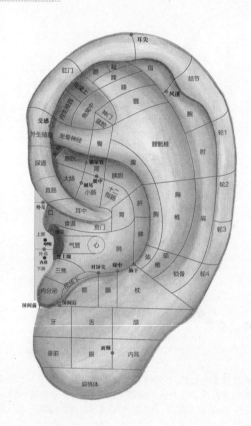

耳部的经脉和穴位

　　足少阳胆经、手少阳三焦经、足阳明胃经、手太阳小肠经、足太阳膀胱经都聚于耳部，因此有"耳者，宗脉之所聚也"的说法。经常按摩耳周穴位，可促进耳部血液循环，调整脏腑机能，调理疾病。

耳部的反射区

　　人身上的所有器官，大到五脏六腑、小到五官七窍，都在耳朵上有一个反射区。通过按摩、贴压等方法对这些反射区进行刺激，对疾病可起到很好的调理效果。

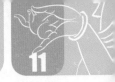
手足耳常用按摩方法

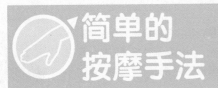

简单的
按摩手法

JIAN DAN DE AN MO SHOU FA

所谓按摩手法，是指按摩者用手指、手掌、肘部以及身体的其他部位作用于被按摩者的体表，施以一定的力度，以调理被按摩者身体的方法。手、足、耳部按摩常用的手法有：按法、揉法、推法、掐法、捏法、拿法等。在实际操作的时候，我们还常常将两种或者多种手法结合起来形成一种复合手法，如按揉法、点按法、捏拿法等。在按摩的时候，针对不同的穴位或者反射区，选用合适的按摩手法，常能增强按摩疗效，起到事半功倍的效果。

手、足、耳部按摩常用的基本按摩手法有以下几种。

按法

是指用手指、掌根按压穴位或者反射区，逐渐用力深压的手法。

 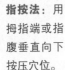

指按法：用拇指端或指腹垂直向下按压穴位。

掌根按法：用掌根着力，向下按穴位或反射区。

要领 essentials

①着力部位要紧贴体表，不可移动。
②用力要由轻而重，再到轻，可配合重心的移位。
③不可用蛮力。

适用范围 application

按法刺激较强。指按法适用于手足耳部所有穴位和反射区，掌根按法多用于手、足部。按法具有放松肌肉、安心宁神、镇静止痛等作用。

揉法

是指用手指在手、足、耳部的穴位和反射区处做轻柔缓和的揉动的手法。

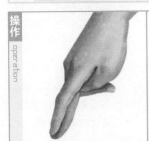

指揉法：用拇指指腹或食指、中指的指腹揉动手、耳、足部的穴位。

要领 essentials

①紧贴体表，带动皮下肌肉组织。
②腕部放松，以肘部为支点，前臂做主动摆动，带动腕部做轻柔缓和的摆动。
③频率为每分钟120~160次。

适用范围 application

揉法轻柔缓和，刺激量小，适用于手足耳部所有穴位和反射区，具有消积导滞、活血化瘀、舒筋活络、缓解痉挛、消肿止痛、祛风散寒等作用。

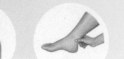

点法

是指用指端或指间关节等突起部位，固定于体表某个部位或穴位上点压的手法。

要领 | essentials

①垂直用力，逐渐加重。
②操作时间宜短，点到而止。
③不可用蛮力。

适用范围 | application

点法作用面积小，刺激量大，适用于手足耳部所有穴位和反射区，具有疏通经络、调理脏腑、活血止痛等作用。

操作 | operation

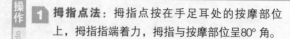

1 **拇指点法**：拇指点按在手足耳处的按摩部位上，拇指指端着力，拇指与按摩部位呈80°角。

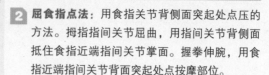

2 **屈食指点法**：用食指关节背侧面突起处点压的方法。拇指指间关节屈曲，用指间关节背侧面抵住食指近端指间关节掌面。握拳伸腕，用食指近端指间关节背面突起处点按摩部位。

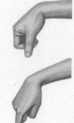

3 **握拳点法**：握拳屈拇指，用拇指关节背面突起处点压的方法。握拳，用拇指指关节掌面抵住食指指关节指面，用拇指关节背侧突起处点压。

4 **三指点法**：用三指点体表某部位的手法。
三指并点法：即食、中、无名指指端并拢，用指端点压在按摩部位上，定而不移。

推法

是指用手指在按摩部位做直线缓慢运动的手法。

操作 | operation

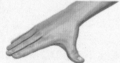

1

拇指直推法：用拇指指腹在按摩部位做推动或双指重叠加力的手法。

要领 | essentials

①紧贴体表，带动皮下肌肉组织。
②单方向直线缓慢运动。
③局部涂抹按摩油。

适用范围 | application

推法可在手足耳各处运用，具有疏通经络、行气活血、消积导滞、解痉镇痛等作用。

摩法

是指用手指或手掌在按摩部位做有节律的直线往返或环形移动的手法。

要领 | essentials

①肘关节自然屈曲、腕部放松。
②指掌自然伸直。
③动作缓和而协调。
④指摩法每分钟120次，掌摩法每分钟80次。

适用范围 | application

摩法轻柔缓和，常用于刺激反射区，具有行气和血、理气和中、祛瘀消肿、清腑排浊、健脾和胃等作用。

操作 | operation

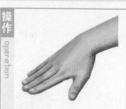 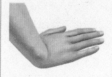 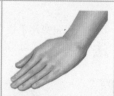

1 **指摩法**：用食指、中指、无名指相并，指面附着于体表，做节律性环旋运动。

2 **掌摩法**：用手掌面附着于体表，连同前臂做节律性的环旋或往返运动。

3 **四指摩法**：食指、中指、无名指、小指以腕关节的活动带动做环转抚摩。

擦法

用手掌的大鱼际、小鱼际（手掌的两侧呈鱼腹状隆起处，外侧者叫大鱼际，内侧者叫做小鱼际）或掌根等部位附着在一定皮肤表面，做直线来回摩擦的手法。

要领 | essentials

①腕关节伸直，使前臂与手接近相平。
②紧贴体表。
③推动幅度要大。
④涂抹按摩油。
⑤频率为每分钟100~120次。

适用范围 | application

擦法是一种柔和温热的刺激，可用于手足部，具有行气活血、温通经络、健脾和胃、消肿止痛等作用。

操作 operation

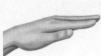 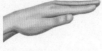

1 大鱼际擦法：手成虚掌，用大鱼际及掌根紧贴皮肤做直线往返，反复操作，以透热为度。

2 小鱼际擦法：手掌伸直，用小鱼际的尺侧部紧贴皮肤，做直线往返，反复操作，以透热为度。

3 掌擦法：手掌自然伸直，紧贴于皮肤，做直线往返，反复操作，以皮肤透热为度。

搓法

是指用双指夹住按摩部位，相对用力做快速搓揉，同时上下往返移动的手法。

操作 operation

 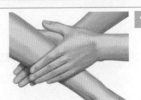

搓法：两指夹住按摩部位，用力做相反方向的快速搓揉动作，同时上下往返移动。

要领 | essentials

①用力要均匀，方向相反。
②搓揉动作要快，但在足部的移动要慢。
③搓揉动作灵活而连贯。

适用范围 | application

搓法在手、足、耳处均可使用，具有通经活络、调和气血、放松肌肉、解除疲劳等作用。

拿法

手指呈钳形，提拿局部肌肉或肌筋的手法。

操作 operation

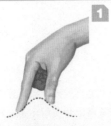 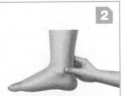

1 二指拿法：用拇、食指提拿按摩部位。

2 三指或四指拿法：用拇、食、中指或拇、食、中、无名指提拿腕、踝关节。

要领 | essentials

①腕关节要放松，摆动灵活。
②手指之间相对用力，力量由轻而重。
③动作缓和有连贯性。
④频率为每分钟60~80次。

适用范围 | application

拿法刺激较强，多用于较厚的肌肉筋腱，具有通经活络、行气开窍、祛风散寒、解痉止痛等作用。

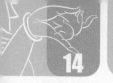
 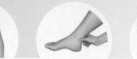
捏法

是指用指腹相对用力挤捏肌肤的手法。

操作 operation

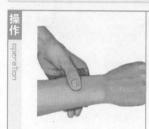

捏法：用拇指与食指或拇指与其余四指相对用力，捏挤按摩部位。

要领 essentials

①相对用力，由轻而重。
②腕关节放松，手法灵活，不可用蛮力。

适用范围 application

捏法在手足耳部均常用，具有舒筋通络、行气活血、调理脾胃、消积化痰等作用。

掐法

是指用手指指甲按压按摩部位的手法。

操作 operation

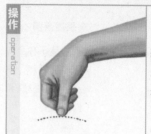

掐法：手指微屈，以手指指甲着力于手、足、耳处按摩部位进行按压。

要领 essentials

①操作时垂直用力按压，注意不要掐破皮肤。
②掐后常继以揉法，以缓和刺激。
③不宜做反复长时间的应用。

适用范围 application

掐法常用于感觉较敏锐的部位，具有开窍醒脑、回阳救逆、疏通经络、运行气血等作用。

强效窍门疗法

QIANG XIAO QIAO MEN LIAO FA

除了用上述的基本按摩手法刺激手足耳部的穴位或者反射区之外，我们也可以用一些常见的工具来辅助按摩，在某些情况下，这往往能起到更好的效果。

1 牙签、针具、发卡刺激穴位。

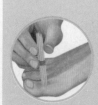

用牙签、针具、发卡等尖锐物刺激穴位，刺激时间虽短，但刺激强度大，故见效也快。因此，在遇到某些急症的时候，为了增强按摩效果，可单独或者配合使用牙签、针具、发卡等物刺激穴位。

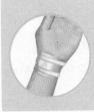

2 贴敷、贴压穴位。

把小米、王不留行粒等物贴压在相应的穴位上，或者在特定的穴位直接贴上膏药，可大大延长按摩的时间，增强按摩的效果。譬如，患有痛经的女性，在按摩之后，在相应的穴位处，贴上一张温经活血的膏药，效果自然会大大增强。此法尤其适用于耳部。

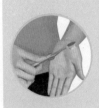

3 石子、核桃、木棍或者毛刷刺激穴位。

在闲暇的时候，不妨用脚滚动木棍或者核桃，亦可用手转动铁球，或者用毛刷轻擦手脚。这些方法可刺激手部或者足部的各个反射区和穴位，起到强健体魄的作用。

手足耳按摩小细节

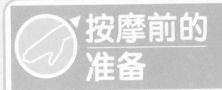

按摩前的准备

AN MO QIAN DE ZHUN BEI

按摩之前，做一些简单的准备工作，将会使按摩起到事半功倍的效果。按摩前的准备工作主要包括以下几个方面。

手足浴

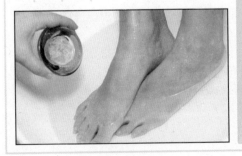

在按摩之前，宜对手足进行温热刺激，这样可以起到行气活血、调理内脏功能的效果，还可缓解紧张情绪，增强按摩的效果。

如果条件许可，亦可选择合适的中药配方进行手足浴。把药碾碎后，用沸水沏开，然后用药的蒸汽熏蒸双手掌心或者足底部。当手足感觉到热时，可先移开然后再靠近，反复进行多次。待水温适宜时，将手或者足浸泡在水里，浸泡30分钟后擦干，转入按摩环节。

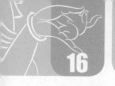

 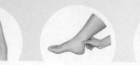

环 境 准 备

　　一个优雅、整洁、安静的环境有利于提高按摩的效果。因而，室内应通风透气，保持空气清新，调节好温度、湿度，另外，不妨播放一曲令人愉悦的轻音乐，营造一种能够使人身心放松的氛围。

精 神 准 备

　　身心的放松对按摩效果有十分重要的影响。在接受同样按摩的条件下，身心放松者往往能够获得更好的效果。

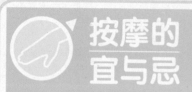

按摩的宜与忌

AN MO DE YI YU JI

　　手足耳按摩并非适用于所有的疾病和体质状况，按摩也有宜忌，了解按摩的宜与忌才能享受按摩所带来的好处。

按摩时间选择宜忌 ☑ ✕

　　按摩手法的轻重要合适，太轻则难以见效，太重则容易造成不必要的伤害。一般来说，在按摩的初始阶段，手法一定要轻，随着按摩的继续，逐渐加大力度。

　　按摩力度的选择，要视按摩部位和被按摩者的个体差异而定。一般来说，老幼体质较弱者，接受按摩或者自我按摩的时候力度不宜过重；进行耳部按摩时力度宜轻，而进行手足部按摩时应适量加重力度。

☐ 每次按摩时间以20～30分钟为宜。按摩次数以12次为一个疗程。

☐ 饱食之后不宜立即进行按摩。

☐ 按摩结束后，宜喝温水500毫升，但严重肾病患者饮水不宜超过150毫升。

不适合按摩的情况

✕ 患有血液病或者有出血倾向的人不宜进行按摩。

✕ 骨科疾病如骨折、关节脱位、骨关节结核、骨肿瘤、骨髓炎等患者不宜对其患处进行按摩。

✕ 严重心脏病、精神病、高血压病以及脑、肝、肾等病患者均不宜按摩。

✕ 孕妇不可刺激合谷穴，否则有流产的危险。

✕ 久病体质虚弱的人可能无法承受按摩的疼痛，所以不宜采用重手法按摩。

✕ 病情危重者不宜采用按摩疗法，而应立即送医院治疗。

第三章 PART 3

奇效按摩调理常见病

前人经验和现代科学研究表明，大多数常见病在手足耳部均有特效助疗穴位和反射区，按摩这些穴位和反射区即可调理脏腑，直接或者间接作用于患处，起到缓解病情的作用。凡事求人不如求己，患者在求医的同时何不尝试一下手足耳按摩呢？即便是将其作为一种辅助手段，亦对身体的康复大有裨益。

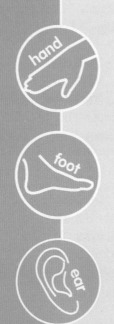

hand

foot

ear

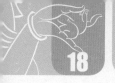

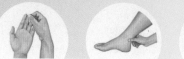

▶ 内科疾病

NEI KE JI BING

▶ 高血压

GAO XUE YA

◎高血压是一种以体循环动脉血压增高为主要临床表现的疾病，是世界上最常见的心血管疾病，也是最常见的慢性病。据统计显示，我国高血压患者已经达到1.6亿人，由高血压引发的心脑血管疾病的死亡率已排到所有疾病死亡率的第一位。它作为心脑血管疾病的重要危险因素，可导致心、脑、肾、血管、眼底的结构和功能发生改变，甚至被损害。

⊙ 症状提示

一般来说，高血压患者常有头痛、头晕、心悸、健忘、失眠、注意力不集中、手指发麻等症状，在精神紧张且劳累后病情加重。患者还可能因血压急剧升高，出现剧烈头痛、视力模糊、心率加快、面色苍白或潮红等症状，甚至可能因为脑部循环障碍，出现呕吐、颈项强直、呼吸困难、意识模糊、昏迷等症状。

⊘ 按摩原理

中医学认为，高血压主要是因情志失调、饮食不节和内伤虚损，使肝肾阴阳失衡、气血功能逆乱所致。根据症状的不同，中医将其分为肝阳偏盛、肝肾阴虚、阴阳两虚、气血亏虚等几种类型。治疗高血压，中医讲究"病""证"结合，辨证论治，即不仅仅是单纯降低血压，而是调整机体阴阳、气血，从根本上解除高血压发病的原因。因此，用按摩疗法调理本病当以调和阴阳、滋养肝肾、疏肝理气、平肝降逆、活血降压为关键，达到有效缓解高血压症状的目的。

▷ 手足耳奇效穴位

手部：●合谷穴 ●列缺穴 ●神门穴
●太渊穴 ●曲池穴 ●阳溪穴 ●血压区
●心反射区 ●肾上腺反射区
●大脑反射区

足部：●涌泉穴 ●太冲穴 ●太溪穴
●额窦反射区 ●膀胱反射区
●输尿管反射区 ●肾反射区
●心反射区

耳部：●翳风穴 ●降压沟 ●交感反射区
●肾反射区 ●耳尖 ●结节区

▷ 手部按摩

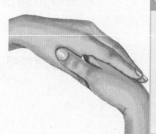

1 拇指、食指捏拿合谷穴3~5分钟，以感觉酸胀为宜。适当刺激合谷穴，有助于改善冠状动脉血液循环，对血压有双向调节作用，可达到活血降压的目的。

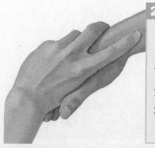

2 食指推列缺穴1~3分钟，以感觉酸胀为宜。经常按摩列缺穴可起到降气平喘、降压消肿的功用，从而有效地降低血压。

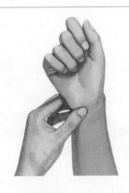

3 拇指按揉手部神门穴1~3分钟，刺激此穴能够补益心气、镇静安神，缓解血压升高引发的心悸、健忘、失眠等症。

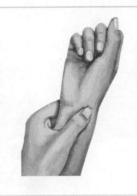

4 拇指按揉太渊穴50次，以微胀为宜，此穴具有补益肺气、通脉止痛的功效，经常按摩可起到降低血压的作用。

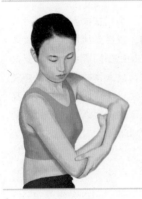

5 拇指按揉曲池穴1~3分钟，力度适中，以有酸胀感为宜。经常按摩曲池穴能起到安抚情绪、镇定神经的功效，降压效果十分显著。

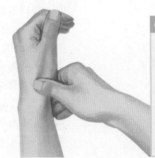

6 拇指按揉阳溪穴3~5分钟，以有酸胀感为宜。经常刺激阳溪穴，可有效达到降压目的，并可恢复血管壁的弹性。

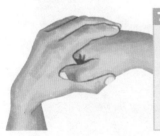

7 拇指、食指捏拿血压区3~5分钟，以感觉酸麻为宜。此法可有效缓解高血压引起的头晕、呕吐等症状。

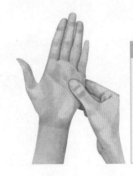

8 拇指按揉手部心反射区3~5分钟，以感觉透热为宜。此法可调理心脏，促进血液循环，对心血管疾病患者有益。

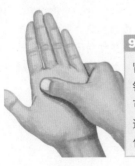

9 拇指指腹按揉肾上腺反射区3~5分钟，以透热为宜。此法可活血祛风、平肝降逆，改善血液循环，降低血压。

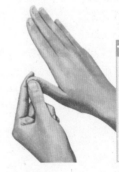

10 拇指、食指捏拿大脑反射区3~5分钟，以感觉酸麻为宜。此法可调节神经系统对血压的控制，起到降压的作用。

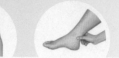

足部按摩

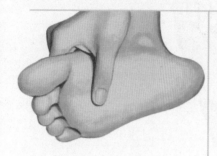

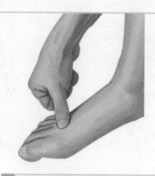

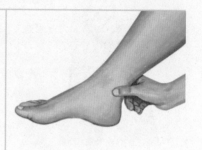

1 拇指点按涌泉穴2~3分钟，以感觉酸麻为宜。经常按摩此穴可有效缓解由高血压引起的精神紧张、失眠等症状。

2 拇指按揉太冲穴2~3分钟，以感觉压痛为宜。太冲穴作为足厥阴经的输穴，乃肝之原穴，可以调理各种体内气血失衡所致之病。经常刺激太冲穴，可以疏肝理气、平肝降逆，缓解因肝气升发太过造成的血压升高症状。

3 拇指按揉太溪穴2~3分钟，以感觉酸胀为宜。太溪穴是足少阴肾经上的重要穴位，是人体补肾阴的最佳穴位之一。肾阴亏虚是诱发高血压的原因之一，因此经常按摩此穴有降压之效。

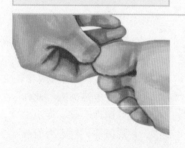

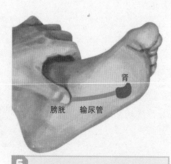

肾

膀胱　输尿管

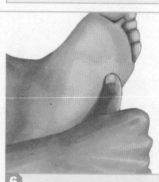

4 拇指指端点按足部额窦反射区3~5分钟，以感觉压痛为宜。经常按摩这个反射区能起到清热疏风、通络止痛的功效，有效缓解高血压引起的头痛等症状。

5 拇指推按足部膀胱反射区、输尿管反射区、肾反射区各1~3分钟，力度较重，以感觉压痛为宜。经常按摩这几个反射区可起到活血祛风、平肝降逆的功效，改善血液循环系统状况，降低血压。

6 拇指点按足部心反射区3~5分钟，力度均匀，由轻逐渐加重。按摩心反射区可直接作用于心脏，调节心脏功能，改善血液循环状况，防止血压继续升高。

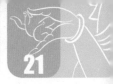

耳部按摩

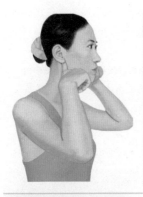

1 拇指反手按翳风穴1~3分钟，以感觉酸胀为宜。此穴是三焦经分布在耳部的穴位，可以疏通经络、祛风散寒，对高血压引起的头晕、头痛有缓解作用。

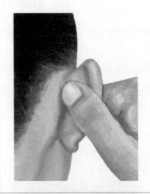

2 拇指搓拿耳部降压沟反射区3~5分钟，以感觉透热为宜。降压沟有平肝潜阳、补气养血的作用，是降压的特效部位。经常按摩此处可以有效降低血压。

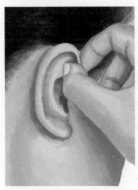

3 拇指点掐耳部交感反射区3~5分钟，以感觉局部发热为宜。经常按摩这个反射区可起到疏肝理气、止痉镇痛的功效，对于肝阳上亢引起的高血压有特效。

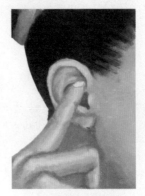

4 食指按压耳部肾反射区3~5分钟，以感觉局部发热为宜。经常按摩这个反射区可调和脏腑功能，增强人体体质，有效降低高血压的发病率。

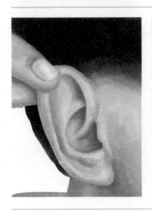

5 双手食指、拇指捏耳尖向上提揪、捏揉、摩擦，使局部发红发热。经常按摩这个反射区可起到疏通经络、运行气血、调理脏腑的功效，进而达到降低血压的目的。

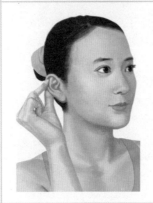

6 拇指、食指捏按结节区1~3分钟。结节区有平肝熄风、清热泻火的功效，按摩此处可降低血压，并对高血压引起的头痛、头晕等眩晕常见症状有缓解作用。

Tips 手足耳诊病

1. 十指并拢，双掌指缝下掌面处有凸起脂肪丘，可能患有高血压。
2. 指甲短小的人，尤其是年长者，应时刻注意其颜色的变化，当指甲略带暗红色时候，通常说明血压已经在升高了。
3. 全手掌呈茶红色，颜面也发红色，提示患有高血压。
4. 耳垂圆而大，并在耳垂上有横切迹，应警惕高血压的发病。

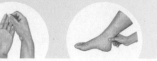

低血压

DI XUE YA

◎低血压是指成年人由于生理或病理原因造成体循环动脉压力低于正常的状态。一般血压收缩压低持续低于12千帕(90毫米汞柱),舒张压低于8千帕(60毫米汞柱),即可称为低血压。与高血压病相比,低血压病对健康的危害常常被人们忽视。事实上,长期低血压可使机体功能大幅度减退,甚至还会导致短暂性恼缺血、脑梗死、心肌缺血等重大疾病。

症状提示

低血压患者经常出现头晕、头痛、食欲不振、疲劳、脸色苍白、记忆减退、消化不良、晕车晕船等症状,严重时还会出现直立性眩晕、四肢冷、心悸、呼吸困难、发音含糊等症状,甚至还有可能昏厥。

按摩原理

中医治疗低血压一般从补肾的观念论治。肾为先天之本,与人的生长、发育及各种功能的调节密切相关。此外,低血压者往往因血管收缩力差,血流不畅,以心脏为主的血液循环异常,而出现各种不适症状。按摩特定的穴位和反射区,可补肾固精,改善人体造血功能,促进血液循环,从而缓解低血压症状。

手足耳奇效穴位

手部:●合谷穴 ●劳宫穴 ●中冲穴 ●心反射区 ●血压区

足部:●涌泉穴 ●三阴交穴

耳部:●皮质下反射区 ●肝反射区

手部按摩

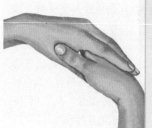

1 拇指、食指捏拿合谷穴1~3分钟,以感觉酸胀为宜。合谷穴具有补充气血、补虚泄实的作用,经常按摩能够调理脾胃,促进血液生化,从而达到改善低血压的目的。

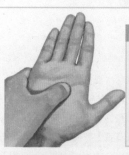

2 拇指按揉劳宫穴1~3分钟,以感觉压痛为宜。此法能够清心泻火、调和心肾,对低血压引起的心悸、消化不良有很好的缓解作用。

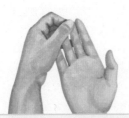

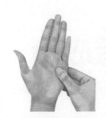

4 拇指按揉手部心反射区3～5分钟，以感觉透热为宜。经常按摩这个反射区能够增强心脏的供血活力，有效改善低血压。

3 拇指掐中冲穴1～3分钟，以感觉酸麻为宜。此法有抑制心火、清心开窍之功，能够有效缓解低血压引起的头晕、头痛、眩晕等症状。

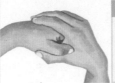

5 拇指、食指捏拿手部血压区5～8分钟，以感觉透热为宜。经常按摩这个反射区对低血压及其引起的头痛、头晕等症状有很好的缓解作用。

足部按摩

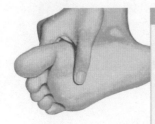

1 拇指点按涌泉穴1～3分钟，力度由轻到重，双脚交替进行，刺激此穴可迅速缓解低血压引起的疲劳。

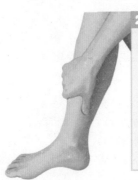

2 拇指指腹推三阴交穴2～3分钟，以感觉酸胀为宜。三阴交穴是脾、肝、肾三条阴经相交的地方，经常按摩能够健脾益气、柔肝养血、益肾固本，有效改善低血压。

耳部按摩

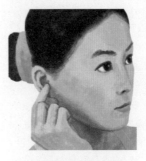

1 食指点掐耳部皮质下反射区1～2分钟，以感觉局部发热为宜。此法能够补肾益脑、镇静安神，对缓解低血压的头部症状有很好的效果。

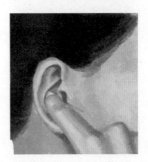

2 食指点掐耳部肝反射区1～2分钟，以感觉酸胀为宜。中医认为，肝脏具有贮藏血液、调节血量的作用，经常按摩此处能够增强肝脏功能，调节血压。

日常养生

① 低血压患者平时应多参加体育锻炼，保障足够的睡眠，均衡饮食，多摄入富含优质蛋白的食物，如鸡蛋、鱼、乳制品等。

② 低血压患者夜间起床小便或早晨起床之前先宜活动四肢，或伸一下懒腰，之后再慢慢起床，切忌醒来就猛然起床，否则容易出现大脑短暂性缺血。

③ 低血压患者入浴时，要防范突然起立而晕倒，泡温泉也尽量缩短时间。

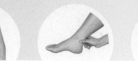

冠心病

GUAN XIN BING

◎冠心病，是一种最常见的心脏病，是指因冠状动脉狭窄、供血不足而引起的心肌机能障碍和器质性病变。冠心病多发生在40岁以后，患者以中老年人居多，且男性多于女性，脑力劳动者多于体力劳动者。目前，冠心病患病率呈逐年上升趋势，并且患病年龄也趋于年轻化。

症状提示

冠心病的常见症状为：胸闷、胸痛、心悸自汗、气急失眠、畏寒肢冷、腰膝酸软、面色苍白等。胸痛严重者可出现血压下降甚至昏厥等情况。

按摩原理

中医认为冠心病的发生是由于年老体衰、脏腑功能虚损、阴阳气血失调，加之七情六淫的影响，导致气滞血瘀、胸阳不振、痰浊内生，使心脉痹阻而致病。按摩特定的穴位和反射区，可益气活血，消除微循环障碍，调节人体的整体功能，从而达到调理此病、缓解不适症状的目的。

手足耳奇效穴位

手部：●少府穴　●关冲穴
●心反射区　●肾反射区
●肝反射区

足部：●照海穴　●心反射区

耳部：●皮质下反射区　●交感反射区
●胸反射区　●枕反射区

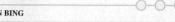 手部按摩

1 拇指推按少府穴1～3分钟，以感觉酸胀为宜。此法能够宁心调神、清热通络，对冠心病引发的心悸、胸痛等症状有很好的缓解作用。

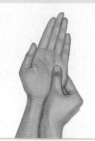

2 拇指掐关冲穴1～3分钟，以感觉酸胀为宜。此法可宣肺补气、舒经活络、清热泻火，缓解胸痛等冠心病常见症状。

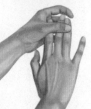

3 拇指按揉手部心反射区3～5分钟，每日早晚各一次，力度适中，以舒适为宜。按摩此反射区能改善心肌微循环以及心肌缺血、缺氧状态，改善冠心病。

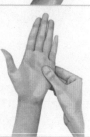

4 拇指按揉手部肾反射区2～3分钟，以感觉透热为宜。此法有补肾益精、强骨填髓的功效，经常按摩能够补充人体元气，调和心肾，对心肾阳虚导致的冠心病有改善作用。

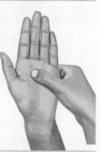

5 拇指按揉手部肝反射区2～3分钟，以感觉透热为宜。此法能够疏肝理气、畅通经络，有效缓解肝气不足导致的冠心病的各种症状。

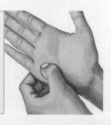

足部按摩

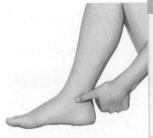

1 拇指按揉照海穴1~3分钟，以感觉酸胀为宜。此法有滋肾清热、通调三焦之功，能够补充体内精气，促进血液循环，有效缓解冠心病的各种症状。

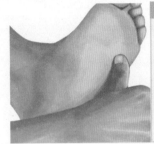

2 拇指点按足部心反射区3~5分钟。按摩此反射区能促进体内微循环，加速血液回流，可有效缓解冠心病的各种症状。

耳部按摩

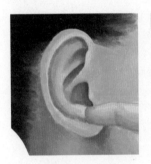

1 食指点按耳部皮质下反射区3~4分钟，以感觉酸胀为宜。此法有益肾补脑、镇静安神的功效，可有效缓解冠心病的症状。

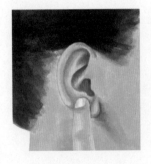

4 食指揉按耳部枕反射区2~3分钟，以感觉酸胀为宜。此法能够清热安神、养肝利胆，有效缓解肝气郁结引起的冠心病的各种症状。

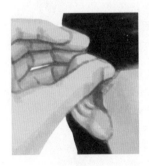

2 拇指和食指挤按耳部交感反射区3~5分钟。经常按摩耳部交感反射区有疏肝理气、缓解疼痛的作用，可有效缓解冠心病的症状。

➕ Tips 手足耳诊病

❶ 冠心病或者心绞痛患者的指甲多呈现青紫色或者出现黑红瘀斑。

❷ 手指浮肿，肌肉松软无弹力，触诊感觉麻木，指关节运动不灵话，提示可能患有冠心病。

❸ 手指短粗，指端呈鼓槌状或为壁虎指（手指似壁虎的头身，第二指关节突出，指节顶部又形成尖缘），提示可能患有冠心病。

❹ 拇指掌指关节处中央有白色条索隆起，两侧色泽青暗，有手筋浮露，提示可能患有冠心病。

❺ 掌型方正，掌心呈红色或紫红色，提示可能患有冠心病。

❻ 按压耳部的心反射区，若有压痛感，则提示可能患有心血管系统疾病。

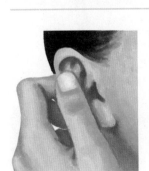

3 拇指按压耳部胸反射区2~3分钟，以感觉局部发热为宜。此法能宽胸、理气、止痛，可有效缓解冠心病引发的胸痛等症状。

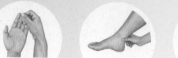

心律失常

XIN Lü SHI CHANG

◎心脏内的激动起源或者激动传导不正常，引起整个或者部分心脏的活动变得过快、过慢或者不规则；或者各部分的激动顺序发生紊乱，引起心脏跳动的速率或者节律发生改变，即心律失常。

精神紧张，大量吸烟、饮酒、喝浓茶、喝咖啡，过度疲劳，严重失眠等常能诱发心律失常；冠状动脉硬化性心脏病、心肌病、心肌炎与风湿性心脏病也是心律失常的主要病因；心律失常也常见于麻醉、手术中或者手术后。

按摩原理

心律失常属于中医"心悸""怔忡""昏厥""虚劳"等病症的范畴，或者因为突受惊恐而伤及肝肾，以至于撼动心神而导致心悸；或者因为大病久病损伤心脾肾，致使心失所养，心神被扰；或者心脉瘀阻导致心悸。按摩调理本病，重在养心安神，可通过按摩心经和心包经而达到调理心脏的目的；可通过按摩调理肝、肾、脾三脏，以缓和病情；还可通过按摩头部反射区、神经反射区等，达到调节神经的功效。

手足耳奇效穴位

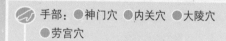

手部：●神门穴 ●内关穴 ●大陵穴
　　　●劳宫穴

足部：●涌泉穴 ●肾反射区
　　　●大脑反射区 ●心反射区

耳部：●心反射区 ●交感反射区
　　　●皮质下反射区 ●枕反射区

症状提示

心律失常患者的临床表现为心跳节律不规则或者心跳次数过度增快、减少等。

手部按摩

1 拇指按揉神门穴2~3分钟，以感觉酸胀为宜。按摩此穴可缓解心慌、心悸、失眠症状，对心律失常有较好的改善作用。

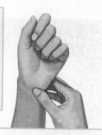

2 拇指点按内关穴2~3分钟，以感觉酸胀为宜。内关穴有理气止痛的功效，是中医缓解心悸、怔忡等症的常用穴，对调节心律失常有良好作用。

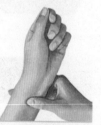

3 屈食指点按大陵穴1~2分钟，以感觉酸胀为宜。大陵穴是手厥阴心包经的原穴，按摩此穴可缓解心痛、心悸，对心律失常有较好的改善作用。

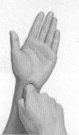

4 拇指指腹按揉劳宫穴2~3分钟，以感觉胀痛为宜。按摩此穴可调节植物神经的功能，有镇静安神的功效，对心律失常有很好的改善作用。

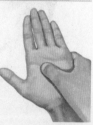

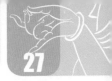

足部按摩

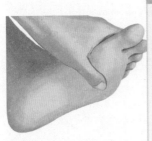

1 拇指指腹按揉涌泉穴1~3分钟，以足心发热为宜。涌泉穴是足少阴肾经上的重要穴位，按摩此穴有安神镇静的功效，可改善心律失常。

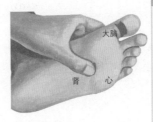

2 拇指按压足部肾反射区、大脑反射区、心反射区各1~3分钟。按摩以上足部反射区，均有宁心、安神、镇静的作用，可改善心律失常。

耳部按摩

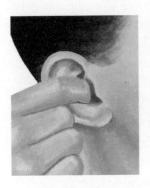

1 食指掐耳部心反射区1~3分钟，以感觉酸胀为宜。按摩心反射区有强心作用，能够改善各种心脏疾病，对心律失常更有较好的效果。

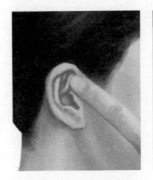

2 食指指腹按压交感反射区1~2分钟，以感觉酸胀为宜。按摩交感反射区可调节人体自主神经系统，对改善精神因素所致心律失常有良好的效果。

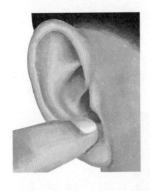

3 食指按揉皮质下反射区1~3分钟，以感觉酸胀为宜。按摩此反射区可调节大脑皮质兴奋与抑制，对改善精神因素所致心律失常有良好的效果。

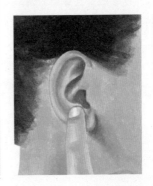

4 食指揉按耳部枕反射区1~2分钟，以感觉酸痛为宜。经常按揉枕反射区有镇静、止痛的作用，可用于改善精神因素所致的心律失常。

日常养生

1 积极治疗原发病，按时服药。
2 适当进行锻炼，如养鱼、种花、散步、打太极拳等，只有严重心律失常、心功能极差的患者才应长期休息。
3 随季节、气候变化调节生活起居，在气候变化大、季节交替的时候采取预防感冒的措施，以免加重病情。
4 定期到医院检查，根据检查结果，合理调整用药。

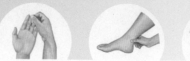

高脂血症

GAO ZHI XUE ZHENG

◎高脂血症由血液中一种或几种脂肪含量过高所致。一般以测定血浆中胆固醇和甘油三酯含量为诊断本病的依据。患者多为老年人，近年来，年轻患者的数量迅速增加。该病是高血压、冠心病、脑血管病、糖尿病以及胆结石等疾病的重要诱因之一，是身体健康乃至生命安全的重大隐患。

症状提示

高脂血症患者常伴有头晕、头痛、耳鸣、心烦、盗汗、遗精、面红发热、肢体麻木、口燥易干、易激动、肝脾中度增大等症状。在摄入高脂食物之后会引起腹痛、腹泻，且发作频繁。高脂血症严重者可以从患者的眼皮、肘部、臀部等处发现黄色小颗粒状的脂肪或脂肪瘤。

按摩原理

大量摄取高蛋白、高脂肪食品，运动量不足，血浆中脂肪大量囤积，是形成高脂血症的主要原因。中医认为，肝肾阳虚是形成此症的主要原因，因此通过养肝、柔肝、补肾、滋阴，可起到降低血脂的作用。按摩疗法主要是靠通经活络、滋补肝肾，加速气血运行，增强血管运送能力来实现降低血脂的目的。

手足耳奇效穴位

手部：●内关穴 ●太渊穴 ●合谷穴 ●心反射区

足部：●涌泉穴 ●三阴交穴 ●胰腺反射区

耳部：●小肠反射区 ●肝反射区 ●内分泌反射区

手部按摩

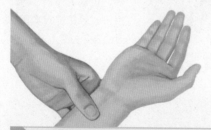

1 拇指按揉内关穴2~3分钟，力度适中，以微感胀痛为宜。内关穴是人体手厥阴心包经上的重要穴道之一。按摩此穴有益气行血、化瘀通络的作用，可以促进血液循环，缓解高脂血症带来的动脉粥样硬化。

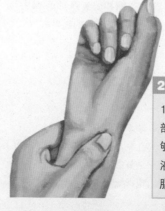

2 拇指按揉太渊穴1~3分钟，以感觉局部压痛为宜。此法能够补气养血，加速血液循环，达到降低血脂的功效。

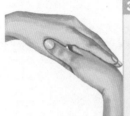

3 拇指、食指捏拿合谷穴1~2分钟，以感觉酸胀为宜。此法可以升清降浊、疏风散表，使全身气血畅通，对缓解高脂血症引起的头痛、头晕、口燥咽干有特效。

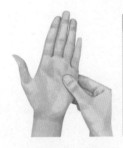

4 拇指按揉手部心反射区3~5分钟，以感觉透热为宜。此法可以明显改善心脏血液循环，缓解高脂血症引起的头晕、头痛等症状。

足部按摩

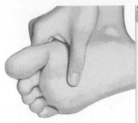

1 拇指点按涌泉穴2~3分钟，以足心发热为宜。按摩此穴可以改善血液循环，有效降低血液中的脂类物质，从而改善高脂血症。

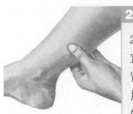

2 拇指按揉三阴交穴2~3分钟，以感觉酸胀为宜。按摩此穴，有滋补肝肾、解痉、消肿化瘀的作用，对于改善肝肾阳虚所致的高脂血症有较好的效果。

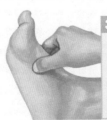

3 捏揉足部胰腺反射区3~5分钟，以感觉酸胀为宜。此法可以促进胰液的分泌，从而中和血液中的脂肪，达到降脂的目的。

耳部按摩

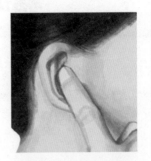

1 食指按揉小肠反射区2~3分钟，以局部发热为宜。此法能够增强脾脏功能，清除血液中的废物，有效改善高脂血症。

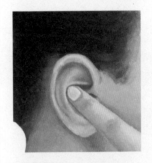

2 食指按压耳部肝反射区。常按此反射区可以增强肝脏的解毒功能，从而达到分解体内多余脂肪、降低血脂的效果。

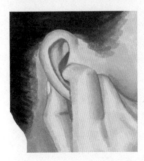

3 拇指、食指捏揉内分泌反射区2~3分钟，以感觉酸胀为宜。此法可调节体人体激素的分泌，清除体内代谢垃圾和多余脂肪，改善高脂血症。

➕ Tips 手足耳诊病

❶ 如果手部的温度较低，提示人体的循环系统尤其是末端循环系统出现障碍，易导致心脑血管疾病，如高脂血症、动脉硬化、心功能不全等。

❷ 观察小趾关节，如果小趾关节僵硬，则提示要注意预防心脑血管系统的病变。

❸ 用手捏揉趾甲，如果脚趾甲麻木无感觉，则提示应注意预防心脑血管系统的疾病。

❹ 拇指按压足部心等相关反射区，若感到异常疼痛，则提示可能患有心脑血管系统的疾病。

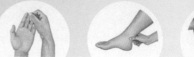

糖尿病
TANG NIAO BING

◎糖尿病是指胰岛素分泌相对或绝对不足引起的糖、脂肪、蛋白质以及继发的水、电解质代谢紊乱的一种疾病。糖尿病以高血糖为主要症状，长期高血糖会引起全身多系统的代谢障碍，导致大血管和微血管的病变，出现严重的心、脑、肾、眼、神经等的并发症，以致危及生病。目前我国有超过9 200万的成人患有糖尿病，已跃居成为全球糖尿病患者最多的国家，且患者呈现年轻化的趋势。如何对糖尿病进行预防和治疗已经是社会关注的热点话题。

症状提示

糖尿病典型的症状是"三多一少"，即饮水多、排尿多、进食多及体重减少。此外，糖尿病患者还时常伴有疲乏无力、免疫力下降、皮肤感觉异常、视力减退、性功能障碍等症状。

按摩原理

糖尿病属中医"消渴症"的范畴。中医认为，消渴是由于人体阴虚，五脏弱，加上饮食不节、过食肥肉甜食，情志失调，纵欲过度，而导致肾阴亏虚，肺胃燥热。因此，在按摩调理本病时，应以疏通经络、行气活血、健脾和胃、补肾培元为主，从而促进胰岛素分泌，加速糖的利用，降低人体对糖的吸收，并调整中枢神经，使人体代谢系统恢复正常功能，改善体内微循环，达到缓解糖尿病症状的目的。

手足耳奇效穴位

手部：●大陵穴 ●阳池穴 ●合谷穴 ●曲池穴 ●内关穴 ●胰腺反射区 ●胃反射区 ●脑垂体反射区 ●肾上腺反射区 ●脾胃大肠反射区

足部：●涌泉穴 ●太溪穴 ●三阴交穴 ●肾反射区 ●胰腺反射区 ●胃反射区 ●十二指肠反射区

耳部：●三焦反射区 心反射区 ●内分泌反射区 ●胰胆反射区 ●胃反射区 ●肾上腺反射区

手部按摩

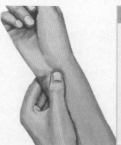

1 拇指指腹按揉大陵穴1～3分钟，以感觉酸胀为宜。此法能够宁心安神、宽胸和胃，对情志失调、心胸郁结的糖尿病患者有帮助。

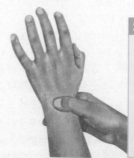

2 拇指指腹揉按阳池穴1～3分钟，以感觉酸胀为宜。阳池穴可以调节人体元气、增强肝脏功能，促进人体代谢系统的恢复，经常按摩可降低血糖。

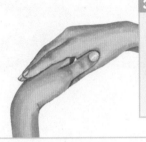

3 拇指、食指捏拿合谷穴3~5分钟，以感觉酸胀为宜。合谷穴是对各种症状均有效的万能穴位，按摩此穴可良性调节血糖。

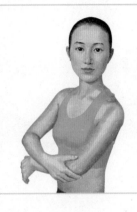

4 拇指点按曲池穴1~3分钟，以感觉胀痛为宜。按摩此穴，可调整人体的内分泌系统，缓解糖尿病患者的口渴症状。

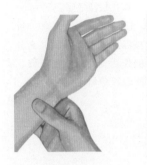

5 拇指按揉内关穴1~3分钟，以感觉酸胀为宜。经常按摩此穴可起到疏导水湿的功效，可有效调节人体内分泌系统，缓解多尿现象。

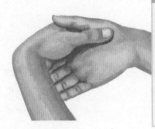

6 拇指和食指捏拿手部胰腺反射区1~2分钟，以感觉透热为宜。此法能够促进体内胰岛素的分泌，达到降低血糖的目的。

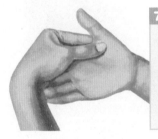

7 捏拿胃反射区2~3分钟，以感觉酸麻为宜。此法可平息胃热、养气止血，有效恢复人体代谢系统功能，调节血糖。

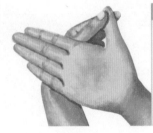

8 拇食指捏拿脑垂体反射区3~5分钟，以感觉压痛为宜。此法可调理激素分泌，促进胰岛素分泌，从而降低血糖、缓解病情。

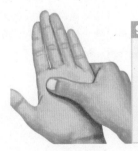

9 拇指按揉手部肾上腺反射区3~5分钟，以感觉热透为宜。此法可调节激素分泌，加速糖代谢，达到降低血糖的目的。

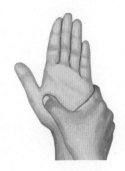

10 拇指按揉脾胃大肠反射区1~3分钟，以有灼热感为宜。常按此处可改善初期糖尿病，明显缓解"三多一少"症状。

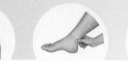

足部按摩

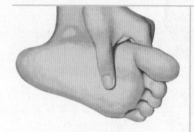

1 拇指点按涌泉穴3~5分钟，以感觉酸胀为宜，双脚交替进行。涌泉穴是足少阴肾经的发源地，经常按摩此穴能够起到固肾强精、调和心肾、疏通经络的作用，可增强肾脏功能，缓解糖尿病患者的多尿症状。

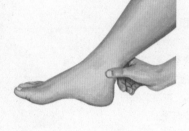

2 拇指按揉太溪穴2~3分钟，以感觉压痛为宜。太溪穴是足少阴肾经向外传输精气的输穴，古代又称其为"回阳九穴之一"，是滋养肾阴的要穴。适当刺激该穴，具有补肾培元的作用，可改善糖尿病患者的多尿症状。

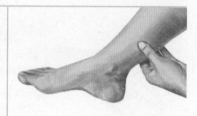

3 拇指按揉三阴交穴2~3分钟，以按压部微酸为宜。经常按摩此穴有调节胰岛素分泌的作用，可使血糖下降，有效改善糖尿病。

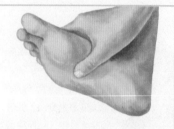

4 拇指按压足部肾反射区3~5分钟，以感觉酸胀为宜。经常按摩这个反射区可使体内尿酸溶化，促使体内积存的废物随尿液排出体外，改善体内微循环环境，有效调节血糖。

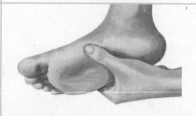

5 拇指按压足部胰腺反射区3~6分钟，以感觉透热为宜。经常按摩这个反射区可调节体内激素的分泌，起到降糖清胰的作用，有效缓解糖尿病的"三多一少"症状。

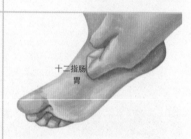

十二指肠
胃

6 屈食指点足部胃、十二指肠反射区3~5分钟，力度均匀并由轻逐次加重。经常按摩这两个反射区可起到降糖作用，有效改善糖尿病。

耳部按摩

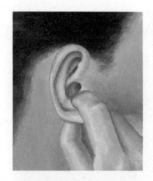

1 食指点掐耳部三焦反射区3~5分钟，以感觉酸胀为宜。此法能够清热去火、通利水道，对糖尿病的多尿症状有很好的缓解作用。

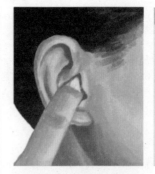

2 食指按压耳部心反射区3~5分钟，以感觉局部发热为宜。此法可以强心通脉、宁心安神，对因糖尿病引起的心脏疾病有很好的改善作用。

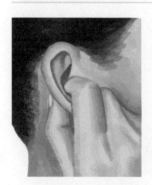

3 拇食指捏揉内分泌反射区2~4分钟，以感觉透热为宜。此法能益气活血、补肾通络，平衡身体脏腑功能，促进胰岛素的分泌，改善糖尿病。

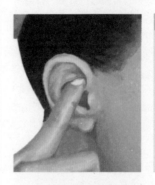

4 食指点按耳部胰胆反射区1~2分钟，力度适中，以按压部位感觉微痛为宜。经常按摩这个反射区可促进胰岛素分泌，改善糖尿病。

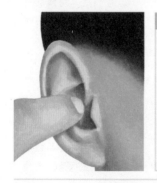

5 食指点按胃反射区3~5分钟，由轻到重，以局部有胀痛感为宜。按摩此处可改善局部血液循环，恢复人体代谢系统功能，改善糖尿病。

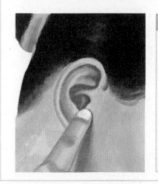

6 食指按压耳部肾上腺反射区1~2分钟，以感觉局部发热为宜。此法能够健脾和胃、清热解毒，调节人体代谢功能，改善糖尿病。

日常养生

① 要坚持按摩，持之以恒才能收到效果，但是不可擅自停用降糖药物。

② 保持开朗乐观的心态，注意给自己减压。有研究表明，长期精神紧张、心理压力过大会引起某些激素分泌增加，可促使血糖升高，诱发糖尿病的发生。

③ 饮食合理。医学上已经证实肥胖可诱发糖尿病，而肥胖的主要原因便是饮食不合理。因此患者应当合理搭配饮食，多吃含膳食纤维多的蔬菜，如芹菜、白菜、西红柿等，减少脂肪和糖的摄入，缓解肥胖。

④ 参加适合自己的体育锻炼，增强身体素质，提高抗病能力。

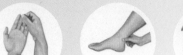

哮喘
XIAO CHUAN

◎哮喘又叫支气管哮喘，是机体对一些过敏物，如尘埃、花粉、鱼虾等做出的一种变态反应，发病原因往往同遗传、精神等因素交织在一起。此病一年四季均可能发病，尤以寒冷季节和天气剧烈变化时发病较多，该病在中老年人中发病率极高。其特征是阵发性伴有哮鸣音的呼吸困难，持续数分钟或数小时，且长期反复发作。

症状提示

长期发作的慢性哮喘大都合并有肺气肿，因此虽不在急性发作期内，患者也常感胸闷气急，甚至哮喘促急，有哮鸣音，半夜常惊醒。轻度哮喘者，虽胸闷气急，但哮喘音不明显，咳嗽不多，痰量较少。重度哮喘者，不仅胸闷气急，且哮鸣音较明显，经常咳嗽多痰，痰为白色泡沫或黏稠如胶，不易咳出。

按摩原理

本病病理变化的主要脏器以肺为主，涉及脾、肾，后期累及心脏。因此，哮喘一证，大多病在肺，以邪实为主，久病及肾，正气不足。但本病由于反复发作，病程较长，临床上常常出现肺、脾、肾三脏俱虚的现象。通过按摩疗法调整呼吸系统、改善呼吸肌状况，可减少疾病的复发率和缓解哮喘症状。

手足耳奇效穴位

手部：●三间穴 ●列缺穴 ●少商穴 ●鱼际穴 ●肺、支气管反射区

足部：●丰隆穴 ●横膈膜反射区 ●肺、支气管反射区

耳部：●脾反射区 ●气管反射区 ●对屏尖反射区

手部按摩

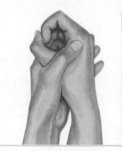

1 哮喘发作时，拇指点按三间穴1~2分钟，力度要大，以感觉胀痛为宜。此法可有效止咳。

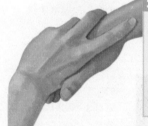

2 食指推列缺穴1~3分钟，以感觉酸胀为宜。此法可改善肺通气量，缓解支气管平滑肌痉挛，平复支气管哮喘。

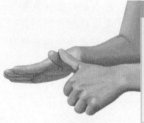

3 拇指揉少商穴1~3分钟，以感觉酸胀为宜。此法通经气、清肺逆、利咽喉，可缓解哮喘引起的咳嗽、气喘等症状。

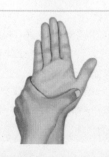

4 拇指按揉鱼际穴1~2分钟，以透热为宜。此法能散风化痰、清肺利咽，有效缓解咳嗽、气喘等哮喘症状。

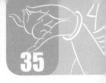

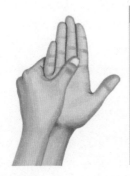

5 拇指平推手部肺、支气管反射区3~4分钟，以透热为宜。经常按摩此反射区有清热解毒、补气益气的功效，能够调理呼吸系统，有效缓解哮喘症状。

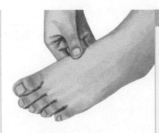

2 拇指平推足部横膈膜反射区3~5分钟，力度较重，以感觉酸痛为宜。经常按摩这个反射区可起到止咳平喘的功效，足浴后按摩效果更加明显。

 足部按摩

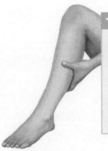

1 拇指指腹按揉丰隆穴1~3分钟，以感觉酸胀为宜。此法有除痰湿、清经络、镇咳喘的作用，可有效缓解哮喘症状。

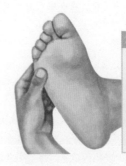

3 拇指推按足部肺、支气管反射区3~4分钟，以透热为宜。此法可疏通经络、调理脏腑，增强肺功能，对哮喘有很好的改善作用。

 耳部按摩

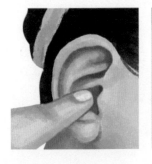

1 食指按揉耳部脾反射区1~2分钟，以透热为宜。此法能够健脾化湿，补气生血，平衡脏腑，可缓解哮喘引起的咳嗽、痰多等症。

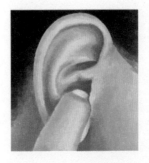

2 食指按压耳部气管反射区2~3分钟，以感觉酸胀为宜。此法有宣肺化痰、止咳平喘的功效，可有效改善哮喘及其引起的各种病症。

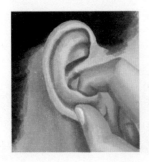

3 拇、食指捏揉耳部对屏尖反射区1分钟。此法有宣肺、止咳、平喘的功效，能有效改善哮喘、支气管炎等呼吸系统疾患。

 日常养生

① 注意保暖，预防感冒。

② 忌食虾蟹等发物，饮食不宜太甜太咸，忌烟酒。

③ 哮喘患者要避免过劳、淋雨、奔跑。

④ 避免接触过敏原。

⑤ 保持平和的心态。

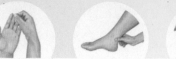

肺炎

FEI YAN

◎肺炎是指由细菌、支原体、病毒等致病因素导致的肺实质的急性炎症。日常所讲的肺炎主要是指由细菌感染引起的，对儿童和老人的危害极大。而体质较弱或患慢性疾病的人由于机体免疫力较低，所以也极易感染肺炎。世界卫生组织（WHO）在一份报告中指出，在全球引起发病和造成死亡的疾病中，下呼吸道感染（主要是肺炎）被列为第三位高危害疾病。

按摩原理

中医上将肺炎归于"温病"的范畴。由于肺主皮毛，病发初期，温热上冲，侵犯肌表，气血失于宣畅，因此引发头痛、发热的症状。等到热邪犯肺，肺失清肃，因此有咳嗽痰黏之症。胃气失于通降，波及肝胆，胆汁外溢，引起腹部胀痛，恶心呕吐。按摩手足耳的相关部位，可以祛痰平喘、清热解毒，提高人体免疫力，调理肺炎。

手足耳奇效穴位

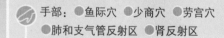

　　手部：●鱼际穴　●少商穴　●劳宫穴
　　●肺和支气管反射区　●肾反射区

　　足部：●解溪穴　●然谷穴
　　●甲状腺反射区

　　耳部：●交感反射区　●肾上腺反射区
　　●皮质下反射区

症状提示

肺炎的临床表现主要有发烧、咳嗽、多痰、胸痛等，重症者喘气急促、呼吸困难，部分患者可伴有恶心、呕吐、腹胀等消化道症状。

手部按摩

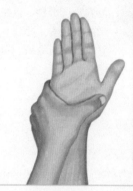

1 拇指按揉鱼际穴1~2分钟，以局部发热为宜。鱼际穴具有解表、利咽、化痰的功效。常按此穴能增强肺部功能，改善体质，提高抵抗力，有效改善肺炎。

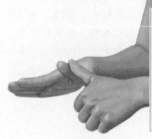

2 拇指揉少商穴1分钟，以感觉酸胀为宜。此法有通经活血、清肺泄热的功效，对肺炎及其引起各种症状都可起到缓解的作用。

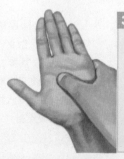

3 拇指指腹按揉劳宫穴1~2分钟，以感觉酸胀为宜。劳宫穴清心泻火、疏通经络，常按此穴可以调和心肺，驱除体内燥热，改善肺炎。

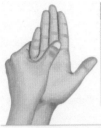

4 拇指平推手部肺和支气管反射区3~4分钟，以局部发热为宜。此法可以补气益气、清热解毒，对肺炎引起的咳嗽、胸痛等症有很好的缓解作用。

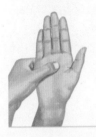

5 拇指指腹按揉手部肾反射区3~4分钟，以感觉酸胀为宜。此法可调和心肾、降低心火，对引起肺炎的"热邪"起到抑制的作用。

 足部按摩

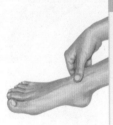

1 拇指按揉解溪穴1~2分钟，以感觉酸胀为宜。解溪穴是足阳明胃经的重要穴位，刺激它可以强壮内脏器官、调节消化系统功能，对肺炎引起的恶心、呕吐、腹胀等有缓解作用。

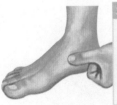

2 拇指推压然谷穴1~2分钟，以感觉酸胀为宜。此法可以调理脾胃、清热解毒，有效缓解肺炎引起的消化系统症状。

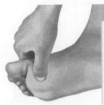

3 拇指揉足部甲状腺反射区2~3分钟，以透热为宜。此法可以调节人体体液分泌，增强机体免疫力，阻止肺炎病毒的入侵。

耳部按摩

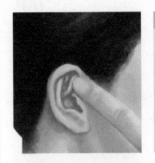

1 食指指腹按压交感反射区1~2分钟，以局部发热为宜。此法疏肝理气、止痉镇痛，有效缓解肺炎带来的腹部胀痛、恶心呕吐等症状。

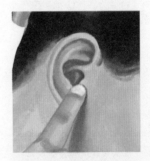

2 食指按压耳部肾上腺反射区1~2分钟，以感觉酸胀为宜。此法有清热解毒、祛风化湿的作用，对缓解肺炎引起的咳嗽有明显效果。

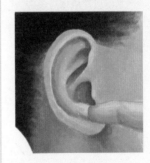

3 食指点按皮质下反射区2~3分钟，以感觉酸胀为宜。此法有益肾补脑、镇静安神的作用，能缓解肺炎带来的各种疼痛症状。

✚ Tips 手足耳诊病

❶ 手部的肺、支气管反射区压之有痛感，表明肺功能衰退，人易出现呼吸困难、口干、感冒、多痰等症状。拇指根部出现许多细纹，这也是呼吸器官衰弱的征象。

❷ 当手部的肺、支气管反射区出现较为明显的白色时，多提示人体肺气不足，一方面会使人出现呼吸失常、胸闷气短等症；另一方面阳气虚衰，卫外不固，易使人出现表虚自汗、疲倦、少气懒言、畏风惧寒等症状。

❸ 脚趾甲的颜色变紫，也往往是心肺有病的征兆。

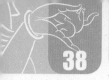
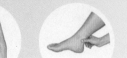
肺气肿

FEI QI ZHONG

◎肺气肿是指支气管末端的部分，包括呼吸细支气管、肺泡管、肺泡囊和肺泡的膨胀及过度充气，导致肺组织弹力减退或容积增大的一种阻塞性肺疾患的总称，常继发于慢性支气管炎、支气管哮喘和肺纤维化等症。简单地说，肺气肿就是指肺内残存的气体过多。肺气肿多发于老年人，患者多有吸烟史和慢性支气管炎病史。

🔍 症状提示

肺气肿在临床上以渐进性的气急、气短、咳嗽、咯痰为主要症状，严重者可导致肺心病、呼吸衰竭。肺气肿发病缓慢，常以咳、喘、咯痰开始，逐渐出现气急，呼长吸短，且进行性加重，严重时甚至会丧失劳动力。

按摩原理

肺气肿在中医上属于"肺胀"，因宿痰伏肺，阻塞气道，造成气滞血瘀所致。因此，在采用按摩疗法时，要以改善肺部血液循环，增强机体的免疫功能，化痰祛瘀为主。通过对特定穴位和反射区的按摩，改善和调节自主神经的功能以及机体对致病因素的反应性，修复病变组织，宣肺化痰，提高肺功能，并增强肾上腺皮质功能，消炎散肿，排出肺内多余气体，从而调理肺气肿。

手足耳奇效穴位

🖐 手部：●合谷穴 ●鱼际穴
●肾上腺反射区 ●肺反射区

👣 足部：●太溪穴 ●然谷穴
●肺及支气管反射区

👂 耳部：
●肺反射区 ●气管反射区

手部按摩

1 拇食指捏拿合谷穴50次，以感觉酸胀为宜，此穴可改善自主神经功能以及机体对致病因素的反应性，提高免疫力，调节呼吸系统，改善肺气肿。

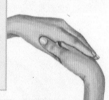

2 拇指按揉鱼际穴3~5分钟，以感觉酸胀为宜。鱼际穴具有解表、化痰功效。经常按摩鱼际穴能增强肺功能，对肺内疾病有改善作用。

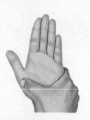

3 拇指按揉双手肾上腺反射区3~5分钟，以感觉酸胀为宜。此法可增强肾上腺皮质功能，提高机体免疫力，促进肺气肿患者的康复。

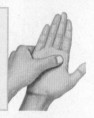

4 拇指推手部肺反射区3~5分钟，以局部发热发烫为宜。此法可改善肺部血液循环，修复肺部受损组织，缓解肺气肿症状。

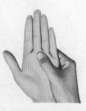

足部按摩

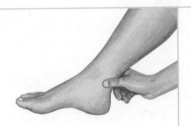 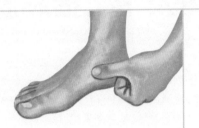 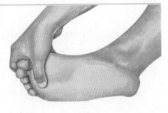

1 拇指按揉太溪穴3~5分钟，以感觉胀痛为宜。太溪穴是足少阴肾经上的穴位，经常按摩此穴有滋阴补肾、补益肺气的功效，还可增强人体免疫力，有效缓解咳嗽、气短、气急等肺气肿症状。

2 双手拇指推压然谷穴3~5分钟，以感觉胀痛为宜。然谷穴是肾经的体表浅穴，可以泄热，调节阴阳、气血，提高机体免疫力，对肺气肿有改善作用。如配合涌泉穴按揉，效果更佳。

3 拇指推足部肺、支气管反射区3~5分钟，力度可稍重，以感觉胀痛为宜。经常按摩这两个反射区能调整肺部的血液循环，长期坚持则可提高肺的功能，有效改善肺气肿等肺部疾病。

耳部按摩

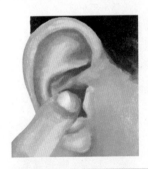

1 食指指甲推耳部肺反射区1~3分钟，以感觉酸胀为宜。此法有清热利肺、止咳平喘的功效，经常按摩可增强肺功能，改善肺气肿。

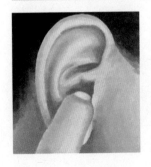

2 食指指腹按压耳部气管反射区1~3分钟。此法能宣肺化痰、止咳平喘，缓解多种肺气肿症状，对肺气肿有改善作用。

日常养生

① 禁止吸烟。抽烟为支气管炎发生发展的重要病因之一，烟中含有的有害物质对肺气肿极为不利，应绝对禁止。

② 忌食辛辣刺激性食物。忌食辣椒、葱、蒜、酒等辛辣刺激性食物，这类食物会刺激气管黏膜，会加重咳嗽、气喘、心悸等症状，诱发哮喘，故当忌食。

③ 忌食海腥油腻的食物，以免助火生痰。

④ 避免食用产气食物，如土豆、韭菜等，因其对肺气宣降不利，应多食用碱性食物。避免食用豆类、甘蓝菜等易胀气的食物，因为这些食物使腹部膨胀而影响呼吸。

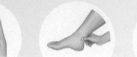

胃及十二指肠溃疡

WEI JI SHI ER ZHI CHANG KUI YANG

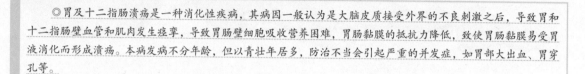

◎胃及十二指肠溃疡是一种消化性疾病，其病因一般认为是大脑皮质接受外界的不良刺激之后，导致胃和十二指肠壁血管和肌肉发生痉挛，导致胃肠壁细胞吸收营养困难，胃肠黏膜的抵抗力降低，致使胃肠黏膜易受胃液消化而形成溃疡。本病发病不分年龄，但以青壮年居多，防治不当会引起严重的并发症，如胃部大出血、胃穿孔等。

症状提示

胃及十二指肠溃疡的症状以有规律地典型上腹部疼痛为特点，严重者会出现呕吐、便血、吐血等症状，一般还伴有泛酸、打嗝、流涎、呕吐、失眠等症状。

按摩原理

现代医学认为大脑皮质受到不良刺激是本病重要诱因，因而通过按摩调节大脑皮质的兴奋和抑制可起到较好的效果。中医认为，本病虽然病在胃，但与肝脾关系非常密切：情志不畅以致肝失疏泄；饮食不节以致脾胃损伤；湿热郁结中焦使胃膜受损；脾气郁结等均可导致溃疡的发生。故在按摩时，应以疏肝和胃、温中健脾为关键，以达到缓解各种不适症状，控制溃疡的目的。

手足耳奇效穴位

手部： ●内关穴 ●合谷穴 ●三间穴 ●手三里穴 ●脾反射区 ●胃反射区 ●胃脾大肠区 ●十二指肠反射区 ●腹腔神经丛反射区 ●大脑反射区

足部： ●涌泉穴 ●足三里穴 ●胃反射区 ●十二指肠反射区 ●大脑反射区 ●肾反射区 ●腹腔神经丛反射区

耳部： ●神门穴 ●皮质下反射区 ●交感反射区 ●胃反射区 ●胰胆反射区 ●十二指肠反射区 ●脾反射区 ●内分泌反射区

手部按摩

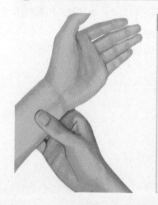

1 拇指按揉或者点按内关穴2~3分钟。内关穴对神经系统疾病有改善作用。另外，内关穴也对胃痛、结胸、反胃等症有一定效果，可用于改善胃及十二指肠溃疡。

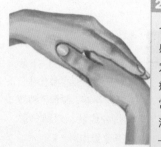

2 拇指、食指捏拿合谷穴2~3分钟，以感觉酸胀为宜。合谷穴对调理消化系统疾病有很好的效果，经常按摩此穴具有清热泻火的功效，对胃及十二指肠溃疡有改善作用。

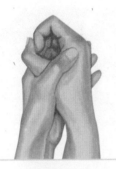

3 拇指点按三间穴2~3分钟，以感觉酸胀为宜，每日2次。按摩此穴，可以解除胃平滑肌痉挛，减轻胃溃疡的症状。

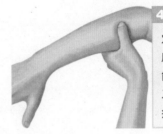

4 拇指点按手三里穴50次，力度适中。按摩此穴可调节肠胃功能，健脾和胃，改善胃及十二指肠溃疡等肠胃病症。

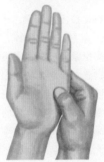

5 拇指点按手部脾反射区3~5分钟，以感觉酸胀为宜。此法可调理脾脏，有健脾功效，对胃溃疡引起的消化不良等症有缓解作用。

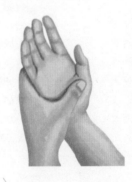

6 拇指按揉手部胃反射区3~5分钟，以透热为宜。经常按摩这个反射区能健脾和胃，缓解胃溃疡不适症状，促进溃疡面愈合。

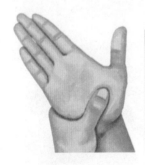

7 单手捏拿手部胃脾大肠区3~5分钟，以透热为宜。坚持按摩此处可改善脾胃虚弱、健脾和胃、生化气血、改善体质。

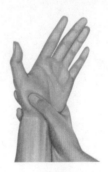

8 拇指推按手部十二指肠反射区1~2分钟，以热透为宜。此法有和胃、开胃的功效，对胃溃疡有改善作用。

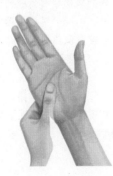

9 拇指推手部腹腔神经丛反射区3~5分钟，以局部发热为宜。此法能调节脾胃功能，有效改善胃及十二指肠溃疡。

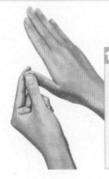

10 捏拿手部大脑反射区2~3分钟，以有压痛感为宜。此法能缓解神经紧张，舒缓身心，对缓解病痛可起到良好的效果。

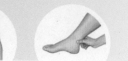

足部按摩

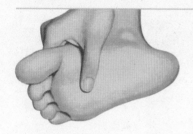

1 拇指点按足底涌泉穴1～3分钟，以按处发热为宜。涌泉穴是全身精气之源，经常按摩此穴能够使人体精力旺盛，体质增强，改变中气不足的状况，从而改善胃及十二指肠溃疡。

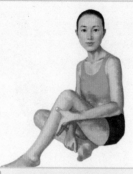

2 拇指按揉足三里穴2～3分钟，以感觉胀痛为宜。经常刺激该穴，对胃运动及分泌功能有明显的调整作用，可使胃酸分泌减少，胃酸度下降，从而有利于改善胃、十二指肠溃疡。

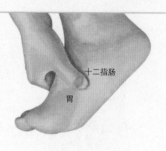

十二指肠
胃

3 拇指按压足部胃、十二指肠反射区3～5分钟，按摩时拇指紧贴皮肤，力度均匀，以感觉胀痛为宜。经常按摩这两个反射区可降低交感神经和副交感神经的张力，缓解胃平滑肌的痉挛，促进溃疡面愈合。

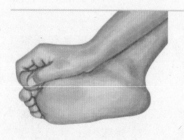

4 拇指按揉足部大脑反射区3～5分钟，力度均匀，以感觉胀痛为宜。经常按摩这个反射区可降低大脑皮质所受不良刺激的影响，抑制体内胃酸分泌，长期坚持可促使溃疡面愈合，有效改善胃及十二指肠溃疡。

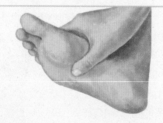

5 拇指按压足部肾反射区1～3分钟，以感觉透热为宜。经常按摩这个反射区可促进肾脏血液循环，增强人体免疫力，起到固本培元、健脾和胃的功效，对胃及十二指肠溃疡有改善作用。

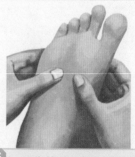

6 拇指按揉足部腹腔神经丛反射区3～5分钟，力度均匀，以感觉胀痛为宜。经常按摩足部腹腔神经丛反射区可调节脏腑，对神经性胃肠疾病有较好的改善作用，亦可缓解胃及十二指肠溃疡的各种症状。

耳部按摩

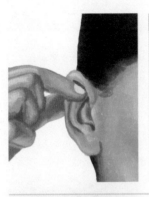

1 拇食指捏揉神门穴2~3分钟，以感觉酸胀为宜。此法可调节大脑皮质兴奋与抑制，降低大脑皮质受到不良刺激的影响，控制体内胃酸分泌，促进溃疡面的愈合。

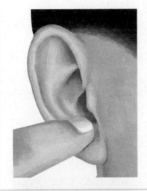

2 食指按揉耳部皮质下反射区2~3分钟，以感觉酸胀为宜。按揉皮质下反射区可调节大脑皮质的兴奋和抑制，控制体内胃酸分泌，有利于溃疡面的愈合。

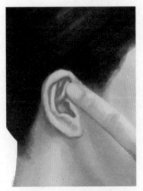

3 食指按压耳部交感反射区2~3分钟，以微感酸胀为宜。经常按摩交感反射区，对内脏有较强的镇痛与解痉作用，是缓解胃肠溃疡症状的特效反射区。

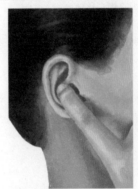

4 食指按揉耳部胃反射区、胰胆反射区和十二指肠反射区各2~3分钟，以微感酸胀为宜。此法可降低胃肠部神经的紧张，缓解胃平滑肌痉挛，促进溃疡面的愈合。

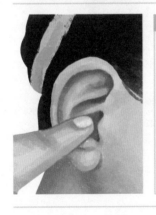

5 食指按揉耳部脾反射区1~3分钟，以局部发热为宜。刺激该反射区可降低交感神经和副交感神经的张力，缓解胃平滑肌的痉挛，抑制胃酸分泌，阻止溃疡进一步发展。

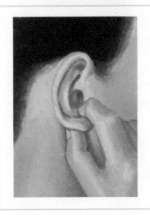

6 食指点掐耳部内分泌反射区1~3分钟，以局部发热为宜。刺激此反射区可调节淋巴系统功能、增强免疫细胞的活力，加强人体的杀菌消炎能力，促进溃疡面愈合。

➕ Tips 开水冲鸡蛋缓解胃溃疡

把一个鸡蛋打入碗中，用筷子搅匀，用滚烫的开水冲熟后食用。此种方法加工的鸡蛋质地柔软易于被胃消化吸收，可大大减轻胃的负担，有利于溃疡面的愈合。且蛋黄中含有卵磷脂，可在胃黏膜表面形成一层疏水层，对胃黏膜有很强的保护作用，还有抵抗有害因子入侵的防御作用。

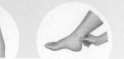

呃逆

E NI

◎呃逆俗称打嗝，现代医学称之为膈肌痉挛，认为它是由于某种刺激引起膈神经过度兴奋、膈肌痉挛所致。呃逆有轻重之分。轻者，无需治疗，很快会自行消失。重者可昼夜不停或间歇发作，迁延数日不愈，影响饮食、工作、睡眠、情绪，给患者造成极大痛苦。通过一些简易可行的自我按摩，能够达到抑制呃逆的目的。

症状提示

打嗝连连，有轻重之分，若偶然发作，大多轻微，常可不治而愈；若反复发作，绵延不止，多症重。亦可继发于其他疾病，多提示病情加重，应详加观察。

按摩原理

中医认为本症多由邪气积滞，暴怒气逆或用药不当，吃生冷或饮食过快，使胃膈之气失去肃降，逆而上冲所致。按摩调理本病，需根据病因或理气散瘀，或宽胸利膈，或消食去滞，或健脾和胃，以达到预期的效果。

手足耳奇效穴位

手部：●合谷穴 ●内关穴 ●外关穴
●神门穴 ●呃逆点 ●横膈膜反射区

足部：●喉反射区 ●胃反射区
●横膈膜反射区

耳部：●肝反射区 ●胃反射区
●咽喉反射区

手部按摩

1 用拇指按揉法或掐法在合谷穴做较强的刺激，1分钟左右。此法可理气通腑、解痉止嗝，改善各种原因引起的呃逆。

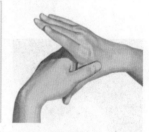

2 拇指和中指分别置于内关穴和外关穴上，用力捏1~3分钟，双手交替进行。此举可和中理气，安神镇静，改善呃逆。

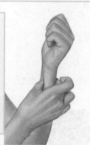

3 拇指按揉神门穴3~5分钟，以感觉酸胀为宜。按揉神门穴可调节神经系统，对因神经因素导致的呃逆有改善作用。

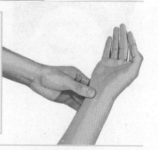

4 拇指点掐手部呃逆点1~3分钟。按摩此点有解痉降逆、止呃止呕的作用，对各种原因引起的呃逆均有改善效果。

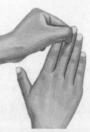

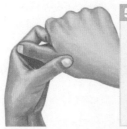

5 拇指推手部横膈膜反射区3~5分钟，以手背发热为宜。按摩该反射区能够抑制自主神经的兴奋，起到抑制打嗝的作用。

足部按摩

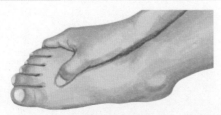

1 拇指点按足部喉反射区5~10分钟，力度宜适中，避免擦伤皮肤。此法可理气解痉，对饮食过快和暴怒气逆所致呃逆有缓解作用。

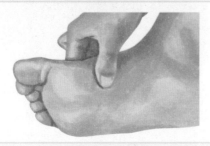

2 拇指推按足部胃反射区3~5分钟，力度在能够忍受的范围内尽量大。此法可和胃解痉，消食去滞，对因饮食过快、过饱所致呃逆有缓解作用。

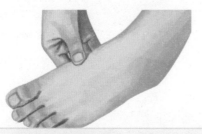

3 拇指平推足部横膈膜反射区3~5分钟，力度可稍大，以感觉酸痛为宜。此法可缓解横膈膜痉挛，抑制膈神经，缓解各种原因导致的呃逆。

耳部按摩

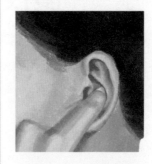

1 食指指腹按揉耳部肝反射区1~3分钟，以感觉酸胀发热为宜。此法可疏肝解郁、和胃健脾，对饮食过快、过饱所致呃逆有缓解作用。

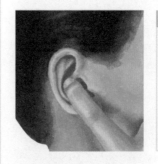

2 食指指腹按揉耳部胃反射区1~3分钟，以感觉酸胀为宜。此法可和胃益脾、解痉止痛，对饮食过快、过饱所致呃逆有缓解作用。

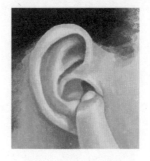

3 食指点掐耳部咽喉反射区1~3分钟，以感觉酸胀为宜。经常按摩这个反射区可起到清热解毒、消炎退肿的作用，可缓解呃逆的症状。

日常养生

❶ 呃逆患者转移注意力，消除紧张情绪和不良刺激，可缓解呃逆症状。

❷ 深吸一口气，再屏住尽量长的一段时间，然后呼出，反复几次可缓解呃逆。

❸ 洗干净手，将食指插入口内，轻轻刺激咽部，可缓解呃逆。

❹ 将生韭菜榨汁饮用，亦可缓解呃逆症状。

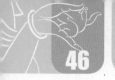
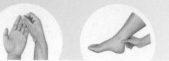

慢性胃炎

MAN XING WEI YAN

◎慢性胃炎，是指由饮食不规律、胃部受到伤害性刺激、情绪不佳等原因所致的一种胃黏膜炎性病变。这是一种常见病，也是胃部多发病之一，其发病率在各种胃病中高居首位。慢性胃炎具有病程长、病症缠绵或者经常反复发作的特点。

症状提示

慢性胃炎患者表现出来的症状主要包括：早饱、嗳气、上腹部隐痛、泛酸、胃部灼痛等。

按摩原理

中医认为，慢性胃炎多因长期情志不畅、饮食不节、劳逸失常，导致肝气郁结、脾失健运、日久中气亏虚，从而引发种种症状。因此，在按摩时，要以疏肝解气、健脾和胃、滋阴补肾为原则。

手足耳奇效穴位

手部：●三间穴　●合谷穴
●食管反射区　●胃反射区

足部：●厉兑穴　●胃反射区
●胸腺淋巴结反射区

耳部：●交感反射区　●胃反射区
●脾反射区　●皮质下反射区

手部按摩

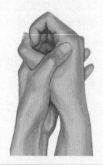

1 　拇指点按手部三间穴1~3分钟，以感觉酸胀为宜。经常按摩此穴可起到缓解胃平滑肌痉挛的功效，进而有效减轻慢性胃炎症状。

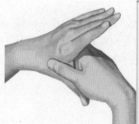

2 　拇指用力按揉合谷穴1分钟，以感觉酸胀为宜。按摩合谷穴能清热、疏三焦、宁神和胃、宽胸理气，可改善慢性胃炎、胃脘痛、胃痛等胃部疾病。

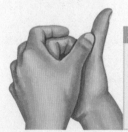

3 　拇指推揉或点按食管反射区3~5分钟，以透热为宜。此法可增进食欲，促进消化，缓解慢性胃炎症状。

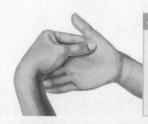

4 　拇指和食指捏拿胃反射区3~5分钟，以透热为宜。此法直接作用于胃部，长期按摩可增强胃肠功能，改善胃部疾病。

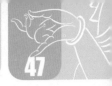

足部按摩

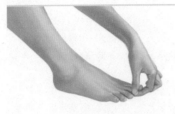

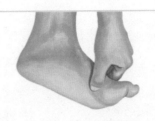

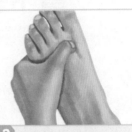

1 　拇指掐按厉兑穴3～5分钟，力度可稍重，至痛感明显为止。厉兑穴是足阳明胃经的终止穴位，按摩此穴可醒脾健胃，促进脾胃升清降浊和运化食物的功能。

2 　拇指按压足部胃反射区3～5分钟，每日按摩2次，10天为一个疗程。坚持按摩10个疗程以上，可有效增强胃肠功能，缓解慢性胃炎症状。

3 　拇指点按足背胸腺淋巴结反射区3～5分钟。淋巴腺中的淋巴液负责联系血管，淋巴球负责吞噬细菌，按摩此处可增强人体抗病能力，缓解慢性胃炎症状。

耳部按摩

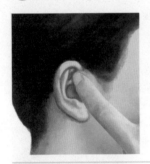

1 　食指指腹按揉交感反射区1～2分钟。常按交感反射区可改善由植物神经系统紊乱所致的胃脘痉挛、胃痛、心绞痛、肠绞痛等症。

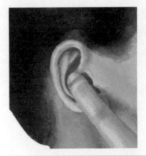

2 　食指指腹按揉胃反射区1～2分钟。耳部的胃反射区对应人体的胃部，可用于改善与胃有关的疾病，如胃炎、胃痉挛、胃溃疡、消化不良等症。

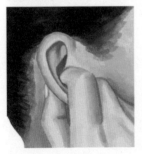

3 　食指掐按脾反射区1～2分钟，以感觉酸胀为宜。脾反射区对应人体脾脏，可用于缓解腹胀、腹泻、食欲不振等慢性胃炎常见症状。

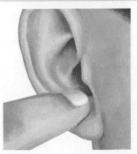

4 　食指指腹按揉皮质下反射区1～2分钟，以感觉酸胀为宜。此穴具有消炎、消肿、止痛、缓解腹胀的作用，可缓解慢性胃炎的一些症状。

➕ *Tips* 手足耳诊病

❶ 手部的指甲，尤其是拇指和食指的指甲呈黄色或者浅黑色，说明人体的消化系统出了问题。

❷ 指甲暗淡无光泽，多提示胃肠功能不佳。

❸ 侧面看足部，如果第二脚趾、第三脚趾的关节曲起，表示可能会有胃肠疾病。

❹ 按压足部的胃、脾、十二指肠、大肠、小肠反射区，若有压痛，多提示人体的消化系统出现了问题。

❺ 耳部的胃反射区呈点状或者片状白色，有的边缘有红晕或者呈充血状，压之有痛感，多提示胃功能不佳。

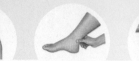

胃下垂

WEI XIA CHUI

◎胃下垂是消化系统的常见病，是指人在站立时，胃的位置降低至髂嵴联线以下，下缘达盆腔的病况。换言之，胃下垂就是胃下降至不正常的位置并由此而产生的一系列胃肠症状。胃下垂是一种慢性病，也是一种常见的内脏下垂，多发于老年人及体质较弱者。

症状提示

胃下垂主要症状表现为胃壁疼痛，进餐后疼痛加剧，胃有沉重和膨胀等感觉。轻度下垂者一般无明显症状，下垂明显者出现上腹不适、饱胀、恶心、嗳气、厌食、便秘等症状，有时腹部有深部隐痛感，常于餐后、站立及劳累后症状加重。由于患者的消化吸收功能减弱，身体日趋消瘦，胃下垂的程度也会随之加剧，长期胃下垂患者常出现形体消瘦、浑身乏力、站立性昏厥、低血压、心悸、失眠、头痛等症状。

按摩原理

现代医学认为，胃下垂的发生多是由于膈肌悬吊力不足，肝胃、膈胃韧带功能减退、松弛，腹内压下降及腹肌松弛等，加上体形或体质等其他因素，导致胃不能固托于正常的位置上，从而导致胃下垂。中医认为，胃下垂是由于人体元气亏损，或脾胃虚弱，中气下陷所致。按摩疗法吸收了中西医的观点，在调理时主要以健脾和胃、强肾益气、养血生精为原则，利用穴位和反射区按摩，调整消化系统，提高腹内压，增强膈肌悬吊力和胃部动力，改善肝胃、膈胃韧带功能，从而缓解胃下垂。

手足耳奇效穴位

 手部：●合谷穴　●二间穴　●胃反射区　●腹腔神经丛反射区　●肾反射区

 足部：●涌泉穴　●冲阳穴　●商丘穴　●内庭穴　●甲状腺反射区　●胃反射区

耳部：●胃反射区　●脾反射区　●交感反射区　●皮质下反射区　●肾反射区　●肾上腺反射区

手部按摩

1 拇指和食指捏拿合谷穴2～3分钟，以感觉酸胀为宜。合谷穴为手阳明大肠经上的穴位，对腹胀、腹痛、便秘等症有改善作用，可缓解胃下垂给患者带来的痛苦。

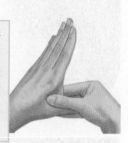

2 用眉夹刺激二间穴2～3分钟。二间穴为手阳明大肠经上的穴位，可缓解抑郁和腹胀，按摩此穴对胃下垂有一定的改善作用。

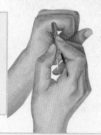

3 拇指和食指捏拿手部胃反射区1～3分钟，每日按摩2次，早晚各1次，10天为一疗程。此法能改善胃部血液循环，增强胃动力。

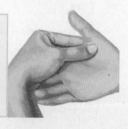

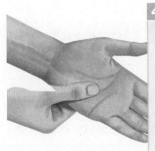

4 拇指按揉腹腔神经丛反射区1~3分钟。按摩手部腹腔神经丛反射区可调节脏腑，改善神经性胃肠疾病、腹胀、腹泻等症，对胃下垂症状有缓解作用。

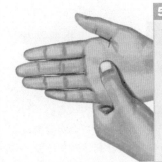

5 拇指按揉手部肾反射区1~3分钟，以局部发热发红为宜。经常按摩此反射区可以起到改善胃部血液循环、增强胃动力的作用，有效缓解胃下垂症状。

 足部按摩

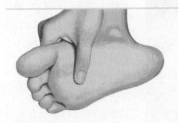

1 拇指点按足底涌泉穴1~3分钟，以按处发热为宜。涌泉是全身精气之源，此法能够使人体精力旺盛，体质增强，改变中气不足的状况，改善胃下垂。

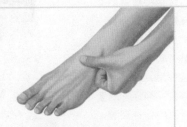

2 拇指按揉冲阳穴2分钟。冲阳穴是足阳明胃经上的穴位，是胃经气血的重要来源，有和胃化痰、通络宁神的功效，按摩此穴对胃部疾病有改善作用。

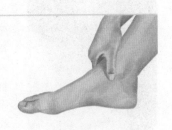

3 拇指按揉商丘穴2分钟。商丘穴是足太阴脾经上的穴位，经常按摩此穴对腹胀、肠鸣、腹泻、便秘等消化系统疾病均有改善作用，可有效缓解胃下垂症状。

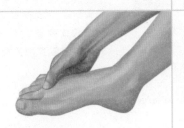

4 拇指按压内庭穴2分钟，按摩此穴有清肠调胃、清热利窍、舒筋活络的功效，可改善腹痛、泄泻等消化系统疾病，缓解胃下垂症状。

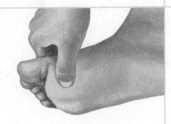

5 拇指揉足部甲状腺反射区1~3分钟，经常按摩此反射区能改善人体代谢系统，强化消化系统，缓解胃下垂症状。

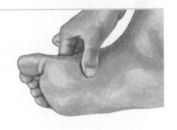

6 拇指推按足部胃反射区1~3分钟，以局部发热发红为宜，经常按摩此反射区可有效缓解胃下垂症状。

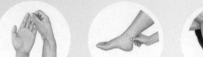

耳部按摩

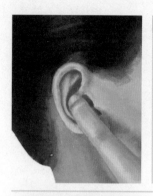

1 食指指腹按揉耳部胃反射区1~3分钟，以感觉酸胀为宜。按摩胃反射区对胃部疾病如胃炎、胃痉挛、胃溃疡等有改善作用，对胃下垂的症状也有缓解作用。

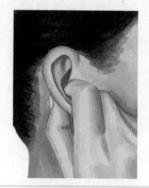

2 用食指揞按耳部脾反射区1~3分钟，以透热为宜。经常按摩脾反射区可改善内脏下垂、消化不良、肌无力等症，对胃下垂的症状有缓解作用。

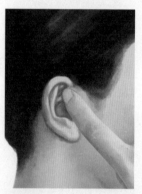

3 食指按揉耳部交感反射区1~3分钟。按揉交感反射区，对内脏有较强的镇痛与解痉作用，可改善由人体自主神经系统紊乱所致的各种疾病，对缓解胃下垂症状也有一定效果。

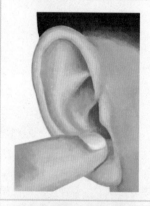

4 食指按揉耳部皮质下反射区1~3分钟，以感觉酸胀为宜。经常按揉皮质下反射区可起到消炎、止痛、止汗的功效，可有效缓解胃下垂患者的病痛。

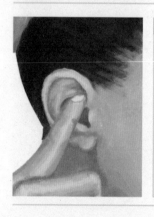

5 食指按压耳部肾反射区3~5分钟。肾为人体之本，可分配全身气血。按压此区能增加胃肠道的供血，改善胃肠壁血液循环，改善肝胃、膈胃韧带功能，缓解胃下垂症状。

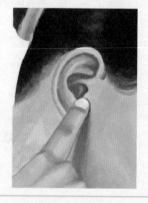

6 食指按压耳部肾上腺反射区1~3分钟，以局部发热为宜。经常按摩这个反射区可以健脾和胃、清热除毒，调节人体免疫功能，对胃下垂等胃部疾病有改善作用。

➕ **Tips** 日常养生

❶ 宜少食多餐，忌食生冷、刺激性及不易消化的食物。

❷ 生活起居要有规律，情志舒畅。

❸ 平时可进行适当的腹肌锻炼，如仰卧起坐。

❹ 胃下垂严重者，可用胃托帮助。

慢性肠炎

MAN XING CHANG YAN

◎慢性肠炎泛指肠道的慢性炎症性疾病，其病因可为细菌、霉菌、病毒、原虫等微生物感染，亦可为过敏、变态反应等原因所致。临床表现为长期慢性或反复发作的腹痛、腹泻及消化不良等症，重者可有黏液便或水样便。慢性肠炎可由急性肠炎迁延或反复发作而来，病程多在2个月以上。

按摩原理

慢性肠炎在中医学上属腹痛、泄泻、脱证等病证范畴。其病因为感受时邪、饮食所伤、情志失调及脏腑虚弱等，但主要在于脾胃功能障碍和胃肠功能失调。因此，在采用按摩疗法时，应以健脾养胃、益气止泻为主，通过调节脏腑功能，消炎利水，缓解不良情绪，放松身体，疏理消化系统，从而改善肠胃功能，增强其抗病能力，达到调理慢性肠炎的目的。

手足耳奇效穴位

● 手部：●合谷穴 ●少泽穴 ●三间穴
●胃反射区 ●胃脾大肠区
●小肠反射区

● 足部：●公孙穴 ●涌泉穴
●胃及十二指肠反射区

● 耳部：●腹反射区 ●小肠反射区
●大肠反射区 ●交感反射区
●三焦反射区 ●直肠反射区

症状提示

慢性肠炎的症状包括以下几个方面：

消化道症状：本病主要表现为经常呈现间断性腹部隐痛、腹胀、腹痛、腹泻等现象。遇寒冷、进食油腻的食物或遇情绪波动大、或劳累后症状更加明显。大便次数增加，日行几次或十余次，肛门下坠、刺痛。慢性肠炎急性发作时，可见高热、腹部绞痛、恶心呕吐、大便稀薄如水、泻下急迫或黏冻便血。

全身症状：呈慢性消耗症状，面色不华，精神不振，少气懒言，四肢乏力，喜温怕冷。如在急性炎症期，除发热外，可见失水、酸中毒或休克出血表现。

体征：长期腹部不适或少腹部隐隐作痛，检查可见以腹部、脐周或少腹部为主，有轻度压痛、肠鸣音亢进、脱肛。

手部按摩

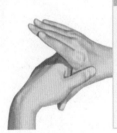

1 拇指按揉合谷穴3~5分钟，以感觉酸胀为宜。合谷穴是手阳明大肠经上的要穴，可解表退热、活血调肠，最善于调理大肠经的病变，常用于改善胃痛、腹痛、肠炎、痢疾等病症。

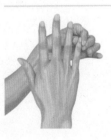

2 食指按压少泽穴3~5分钟，以感觉酸痛为宜。少泽穴是手太阳小肠经上的要穴，对小肠有调节功能，常按摩此穴可改善慢性肠炎。

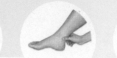

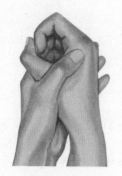

3 拇指点按三间穴3～5分钟，以感觉酸胀为宜。三间穴是手阳明大肠经上的穴位，按摩此穴可缓解肠道痉挛，有效改善慢性肠炎。

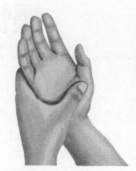

4 拇指按揉手部胃反射区3～5分钟，力度宜大，以感觉酸胀为宜。每天早晚各一次，左右手交替按摩，对慢性肠炎症状有较好的缓解作用。

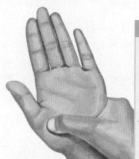

5 拇指按揉手部胃脾大肠区3～5分钟，以透热为宜。经常按摩此反射区可以加快排泄，促进肠道的废物排出，改善慢性肠炎。

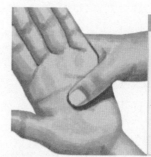

6 拇指按揉手部小肠反射区2～3分钟，以发热为宜。按摩它可刺激小肠蠕动，促进小肠分泌消化液，提高小肠的消化吸收功能，改善慢性肠炎。

 足部按摩

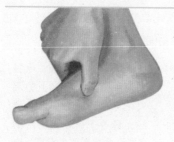

1 拇指点压公孙穴3～5分钟，以有胀痛感为宜。公孙穴是足太阴脾经与冲脉联络之处，是八脉交会穴之一，经常按摩此穴能有效缓解消化不良、呕吐、腹泻等肠炎常见症状。

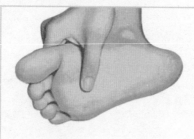

2 拇指指端点按足底涌泉穴50次，力度较大。按摩此穴，可改善局部毛细血管、毛细淋巴管的通透性，从而促进血液、淋巴液在体内的循环，调整人体的代谢过程，缓解腹胀、腹泻等慢性肠炎症状。

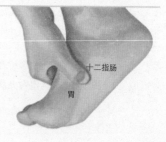

十二指肠

胃

3 拇指按压足部胃、十二指肠反射区，力度较重，以局部感觉压痛为宜。经常按摩这两个反射区可调整肠胃功能，加强大小肠蠕动，加快代谢，有效缓解慢性肠炎症状。

耳部按摩

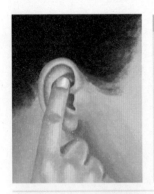

1 食指按压耳部腹反射区1～3分钟，以感觉酸胀发热为宜。腹反射区有益气调肠、活血止痛的功效，按摩此处可缓解腹胀、腹痛、腹泻等慢性肠炎常见症状。

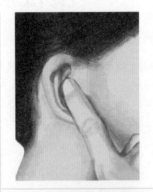

2 食指按揉耳部小肠反射区1～3分钟，以感觉酸胀为宜。小肠反射区有补脾和胃、安神养心的功效，临床常用来改善慢性肠炎、消化不良、腹泻等病症。

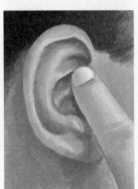

3 食指按压耳部大肠反射区1～3分钟，以感觉酸胀为宜。大肠反射区有清热通便、宣肺止咳的功效，常按此处反射区可有效改善慢性肠炎、便秘等胃肠疾病。

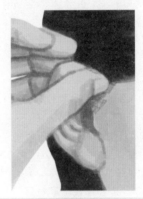

4 拇指与食指挤按耳交感反射区3～5分钟，以感觉局部发热为宜。经常按摩此处反射区可降低大脑自律神经的紧张度，有效缓解腹泻、腹胀等慢性肠炎症状。

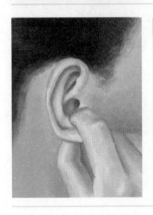

5 食指点掐耳部三焦反射区2～3分钟，以感觉酸胀为宜。三焦反射区具有利尿、消肿等作用，经常按摩此处反射区可缓解慢性肠炎引发的腹痛、腹泻及消化不良等症状。

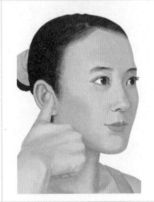

6 拇指点按耳部直肠反射区1～3分钟，以感觉局部发热为宜。经常按摩此反射区可达到增强肠蠕动、恢复肠动力的功效，有效缓解慢性肠炎症状。

Tips 手足耳诊病

1 手部的胃脾大肠区有压痛，同时伴有眼白带黄色、肩痛、牙痛、便秘、头痛等症状，多提示大肠经功能衰退。

2 手掌大鱼际处有青筋鼓起，多提示脾胃虚寒，人易患泄泻。若有急性腹泻症，则青筋鼓起得更为明显。

3 耳部的胃反射区、十二指肠反射区有压痛或者丘疹，多提示胃肠或者消化系统出现了问题。

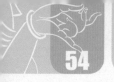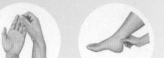
慢性胆囊炎

MAN XING DAN NANG YAN

◎慢性胆囊炎是指由于细菌感染或胆囊管阻塞而引起的一种胆囊慢性炎症，一般多由急性胆囊炎转变而来，是一种最常见的胆囊疾病。慢性胆囊炎多见于成年人，尤以肥胖、多产、40岁左右的女性发病率较高，大约70%的患者伴有胆结石。

症状提示

本病的主要症状为：胆结石、胆绞痛、腹痛、发热或黄疸，常伴有消化道症状，如胸闷嗳气、恶心腹胀、厌食油腻、呕吐口苦、胃部灼热等，进餐以后症状会加剧。腹痛一般开始在上腹部，后渐渐转至右上腹，呈持续性疼痛伴阵发性加剧，部分患者会出现左右胁痛。

按摩原理

慢性胆囊炎属中医"胁痛""黄疸"等范畴，是因肝、胆病变所致，并与脾、肾相关。慢性胆囊炎主要因情志不畅、过食肥甘油腻等导致肝胆气滞、脾失健运、肝肾亏虚、湿热内生、石阻胆道，遂生诸证。按摩时应从肝、脾、肾入手，通过按摩相关穴位和反射区，疏肝理气、通利胆道、健脾祛湿、清热泻火、化瘀通络、滋养肝肾，从而调节胆汁分泌，调整人体代谢系统，平衡胆固醇，达到调理慢性胆囊炎的目的。

手足耳奇效穴位

 手部：●合谷穴 ●神门穴 ●内关穴 ●胆囊反射区

 足部：●太冲穴 ●丘墟穴 ●胆反射区 ●胸腺淋巴结反射区

 耳部：●胰胆反射区 ●肝反射区 ●交感反射区

手部按摩

1 拇食指捏拿合谷穴3～5分钟，以感觉酸胀为宜，此法可调理大肠经病变，缓解胃痛、腹痛、呕吐等慢性胆囊炎症状。

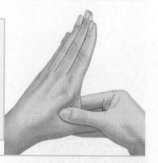

2 拇指按揉神门穴3～5分钟，以感觉胀痛为宜。神门穴可安神养心、调畅情志，对慢性胆囊炎有改善作用。

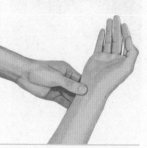

3 拇指按揉内关穴1～3分钟，双手交替按摩。内关穴可疏导水湿，调整消化系统、内分泌系统，改善慢性胆囊炎。

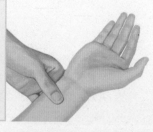

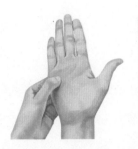

4 拇指按压手部胆囊反射区3~5分钟，以感觉酸胀为宜。经常按摩此处对各种胆囊和胆道疾病均有改善作用。

足部按摩

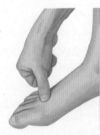

1 拇指按揉太冲穴1~3分钟，力度可稍大。常按太冲穴可清泻肝火，调理肝脏，对慢性胆囊炎有改善作用。

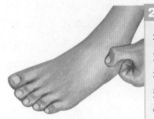

2 拇指指端按压丘墟穴3~5分钟，以感觉酸胀为宜。常按丘墟穴有疏肝利胆的功效，经常按摩可改善慢性胆囊炎。

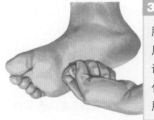

3 屈食指点按足部胆反射区3~5分钟，以局部胀痛为宜，此法可调整人体消化系统和代谢系统，改善慢性胆囊炎。

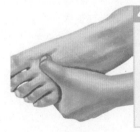

4 拇指点按足背胸部淋巴结反射区1~3分钟，力度以局部胀痛为宜，常按此处可调整内分泌系统和代谢系统。

耳部按摩

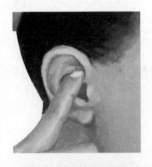

1 食指点按耳部胰胆反射区1~3分钟，以感觉局部发热为宜。按摩胰胆反射区可疏肝利胆、和胃止痛，改善慢性胆囊炎。

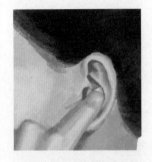

2 食指指腹按揉耳部肝反射区1~3分钟，以感觉发热为宜。按揉肝反射区可疏肝解郁，和胃健脾，对慢性胆囊炎有改善作用。

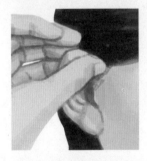

3 拇指与食指相对挤按耳部交感反射区3~5分钟，以感觉酸胀为宜。此法可降低大脑皮层的兴奋性，调整胆汁分泌，缓解胆道痉挛引起的胆绞痛。

✚ Tips 手足耳诊病

❶ 按压或者叩击手部的胆囊反射区，若有痛感，多提示其人患有慢性胆囊炎。

❷ 耳部的胰胆反射区及对应的耳背部的区域，呈点状、片状充血或者红晕，有压痛，多是胆部出现病变的表现。

❸ 耳部的胰胆反射区及对应的耳背部的区域，若可触及隆起、结节或者条索状物，并有压痛感，多为胆结石的表现。

❹ 耳轮红肿，多是上焦风热，肝胆火盛的表现。

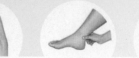

便秘

BIAN MI

◎便秘是指由于大便在体内停留时间过长，以至大便干结，排出困难或排不尽的情况。现代人生活紧张、工作压力大、新陈代谢不理想，吃了过多的荤腥之物或不易消化的食物后，就容易出现便秘。

症状提示

便秘的症状为：大便秘结，排出困难，经常3~5天或7~8天排一次，有时甚至更久。便秘日久，常可引起腹部胀满，甚则腹痛、食欲不振、头晕头痛、睡眠不安。长期便秘还会引起痔疮、便血、肛裂等。

按摩原理

中医认为，"大肠主津"，一旦大肠异常，津液不足，就会引发火气，继而导致大便干燥、排便困难。肺与大肠相表里，肺气虚也会影响大肠的蠕动功能，造成便秘。此外，由紧张和焦虑等精神压力造成的肝气郁结、肝火上亢也是造成便秘的重要原因。按摩调理本病，重在和肠消导，通过对相关穴位和反射区的刺激，改善肠道功能，促进排便。

手足耳奇效穴位

 手部：●支沟穴 ●合谷穴 ●大陵穴 ●曲池穴 ●大肠点 ●小肠点 ●胃反射区 ●胃脾大肠区 ●升结肠反射区 ●肛门反射区

 足部：●内庭穴 ●三阴交穴 ●公孙穴 ●腹腔神经丛反射区 ●胃反射区 ●十二指肠反射区 ●直肠反射区

 耳部：●大肠反射区 ●三焦反射区 ●皮质下反射区 ●直肠反射区

手部按摩

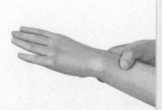

1 拇指点按支沟穴2~3分钟，以感觉酸胀为宜。支沟穴是手少阳三焦经上的穴位，是祛除便秘的特效穴位，刺激此穴，可通调腑气，增强机体的排毒功能，缓解便秘症状。

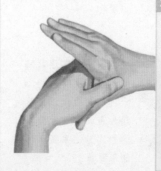

2 拇指按揉合谷穴2分钟，以有酸胀感为宜。合谷穴是全身四大保健穴之一，也是清热止痛的良穴，常按摩此穴可以有效缓解因便秘造成的头晕、食欲不振、情绪烦躁和腹痛等症。

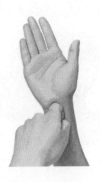

3 屈食指点按大陵穴1~2分钟，以感觉酸胀为宜。刺激大陵穴可泻出体内的积热和湿气，可用于改善便秘所致口臭。

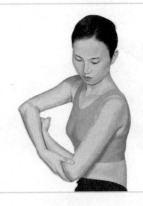

4 拇指按揉曲池穴1~3分钟，以有酸胀感为宜。曲池穴为缓解便秘的大肠经要穴，按摩此处能有效增强大肠蠕动，促进大便排出。

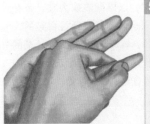

5 拇指点掐手部大肠点3~5分钟，以感觉酸痛为宜。此法可以起到清热泻火、通利肠胃的作用，对缓解便秘有显著效果。

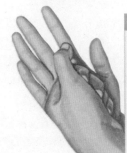

6 拇指点掐手部小肠点3~5分钟，以有酸胀感为宜。经常按摩此处病理反应点可以促进肠道蠕动，有效缓解便秘症状。

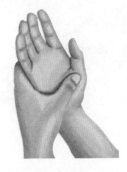

7 拇指指腹按揉胃反射区3~5分钟，以透热为宜。此法可提高胃肠功能，促进胃肠蠕动，缓解便秘症状。

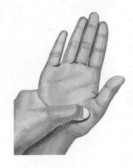

8 拇指按揉手部胃脾大肠区3~5分钟，以透热为宜。按摩此处可促进胃肠蠕动，加快肠道的废物排出，有效缓解便秘。

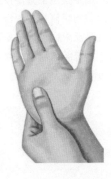

9 拇指推手部升结肠反射区2~3分钟。按摩此反射区能有效改善便秘、腹痛、结肠炎等消化系统疾患。

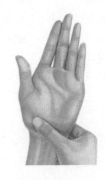

10 拇指指腹推揉手部肛门反射区1~3分钟，以皮肤发热为宜。此法可促进直肠蠕动，提高便意，缓解便秘症状。

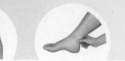

足部按摩

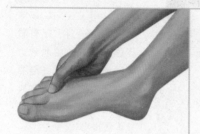

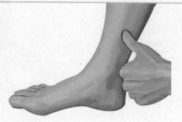

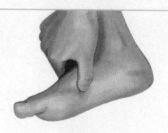

1 　拇指按压内庭穴1~3分钟，以有酸胀感为宜。内庭穴是泻胃火的特效穴位，经常按摩此穴对缓解因过食酒、肉、辛辣之物所致的便秘效果最好。

2 　拇指按揉三阴交穴1~3分钟，以感觉酸胀为宜。三阴交穴是滋阴润燥的要穴，对缓解老年人的便秘效果十分显著。

3 　拇指点压公孙穴1~3分钟，以感到酸痛为宜。公孙穴是人体脾经通往胃经的穴位，有调和脾胃、理气止痛的作用，对结肠收缩无力的顽固性便秘有缓解作用。

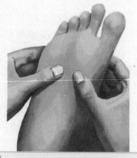

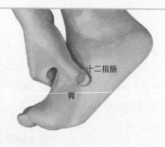

十二指肠

胃

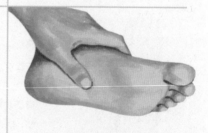

4 　拇指按揉足部腹腔神经丛反射区，以感到酸胀为宜。经常按摩腹腔神经丛反射区，可加速腹部气血循环和水分代谢，对各类便秘均有缓解作用。

5 　拇指按压足部胃、十二指肠反射区各3~5分钟，按摩时患者以有得气感为宜。经常按摩这两个反射区可调节胃肠功能，促进胃肠蠕动，对便秘有缓解作用。

6 　拇指平推足部直肠反射区，以感到酸胀为宜。经常按摩这个反射区可调节肠道功能，促进肠道蠕动，改善便秘病情。

耳部按摩

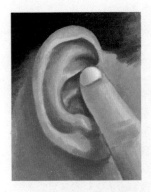

1 食指按揉耳部大肠反射区2~3分钟，以感觉酸胀为宜。经常按揉大肠反射区对改善便秘、肠炎、痢疾、肠麻痹等肠道疾病有较好的效果。

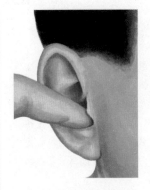

2 食指点按耳部三焦反射区2~3分钟，以感觉酸胀为宜。三焦反射区有利尿、消肿作用，对肝部疾病和肠道疾病亦有改善作用，可用于缓解便秘。

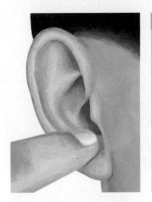

3 食指按揉耳部皮质下反射区2~3分钟，以感觉酸胀为宜。经常按揉皮质下反射区可调节大脑皮质的兴奋和抑制，对因精神因素所致的便秘有缓解作用。

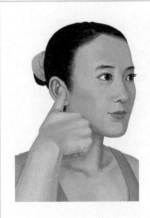

4 拇指点按耳部直肠反射区2~3分钟，以感觉酸胀为宜。经常按摩直肠反射区对改善便秘、痢疾、肠炎、脱肛、肛裂、痔疮等肠道疾病均有很好的效果。

Tips 手足耳诊病

❶ 手掌大鱼际处颜色偏红，多表示胃中有热，提示其人可能患有便秘。

❷ 从食指出发的大肠经功能衰退，胃脾大肠区便会有压痛，人易出现眼白带黄色、肩痛、牙痛、便秘、头痛等症状。

日常养生

很多人认为饭后马上吃水果有助于消化，实则不然。饭后马上吃水果反而容易便秘。这是因为水果中含有单糖类物质，若被堵塞在胃内，就会形成胀气，以至于发生便秘。所以吃水果的最佳时段应为饭后2~3小时，或者饭前1小时。

Tips 祛除便秘二妙方

❶ 马铃薯是祛除便秘的一种很好的食物，如果把马铃薯榨成汁，放在锅里用小火煮成黏糊状，调入适量的蜂蜜服用，祛除便秘的效果尤佳。值得注意的是，蜂蜜要凉性的，热性的反而会加重病情。凉性的蜂蜜呈淡黄色，热性的呈深黄色。

❷ 把西红柿的叶子晾干后捣碎，泡水喝，或者直接拿西红柿的叶子熬水喝，祛除便秘的效果很不错。

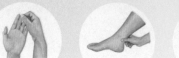

腹泻

FU XIE

◎腹泻是指排便次数明显超过平日习惯的频率，粪质稀薄，水分增加，或含未消化食物或脓血、黏液的一种常见临床病症。腹泻分急性和慢性两类。急性腹泻发病急剧，需进行药物治疗。慢性腹泻指病程在2个月以上或间歇期在2～4周内的复发性腹泻，是按摩调理的主要对象。腹泻一年四季均可发生，尤以夏秋两季多见。

症状提示

腹泻患者的临床表现主要为：排便次数增多，便质稀薄，水样或带有脓血，常伴有排便急迫感、肛门不适、失禁等。此外，还兼有肠鸣、腹痛、食少、精神疲乏及脱水等症状。

手足耳奇效穴位

手部：●内关穴　●鱼际穴　●合谷穴
●腹泻点　●横膈膜反射区

足部：●足三里穴　●膀胱反射区
●输尿管反射区　●肾反射区
●肾上腺反射区　●小肠反射区

耳部：●神门穴　●交感反射区

按摩原理

腹泻属于中医"泄泻""下利""泻痢"等范畴，民间俗称"拉肚子"。中医认为，饮食不节、外伤风寒等原因可导致脾胃功能失调。脾胃不调会使神经系统对胃肠道的调节能力变差，使胃肠消化功能不良。食物未被消化而在肠内发酵，便会造成腹泻。按摩特定的穴位和反射区可增强脾胃功能，使胃肠道功能恢复正常，从而有效缓解腹泻。

手部按摩

1 拇指按揉内关穴1～3分钟，双手交替按摩，每日早晚各1次。常按摩此穴对消化系统、内分泌系统等都具有良性调整作用，可有效缓解腹泻。

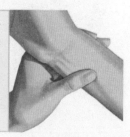

2 拇指按揉鱼际穴1～3分钟，以局部发红发热为宜。按摩鱼际穴可以活跃胃肠功能，消除消化器官不适，有效缓解腹泻。

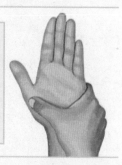

3 拇指和食指捏拿合谷穴1～3分钟，以感觉酸胀为宜。合谷穴是手阳明大肠经的原穴，刺激此穴既能活络止痛又可清热凉血，对湿热所致腹泻有缓解作用。

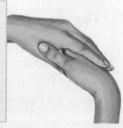

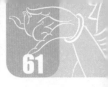
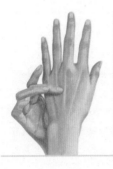

4 中指掐按手背病理反应点腹泻点1~3分钟，以感觉胀痛为宜。此穴是缓解腹泻的特效穴位，就算是有强烈的便意，按摩此穴也能让人很快缓和下来。

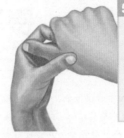

5 拇指指腹用力推手部横膈膜反射区3~5分钟，以感到疼痛为宜。这个方法适合在患者排便欲望强烈但时间或者环境不适合的情况下使用。

足部按摩

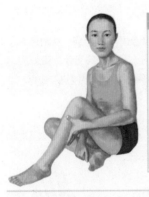

1 拇指按揉足三里穴2~3分钟，以感觉胀痛为宜。按摩足三里穴可调节胃肠功能，增强机体的消化和吸收功能，改善胃痛、腹胀、呕吐、嗳嗝、泄泻、便秘等症。

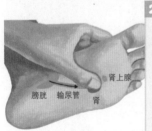

肾上腺　肾　膀胱　输尿管

2 拇指推法向心方向推足部膀胱反射区、输尿管反射区、肾反射区、肾上腺反射区3分钟左右，以感觉酸胀为宜。此法能调整代谢系统，缓解腹泻症状。

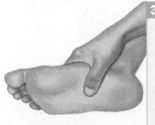

3 拇指向心方向推足部小肠反射区1分钟，力度可稍重。经常按摩这个反射区可改善肠胃功能，调肠止泻，对小肠内各种疾病均有改善作用，有效缓解腹泻。

耳部按摩

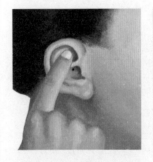

1 食指点按耳部神门穴1~3分钟，以感觉酸胀为宜。按摩此穴可镇静、镇痛、抗过敏，对腹泻伴有烦躁不安症状有缓解作用。

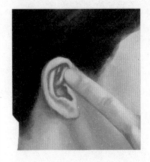

2 食指指端按压耳部交感反射区1~3分钟，以感觉酸胀为宜。按压耳部交感反射区，对腹泻伴有呕吐症状者有缓解作用。

日常养生

❶ 腹泻者勿乱服抗生素。约一半以上的腹泻由病毒或饮食不当所致。对于这样的腹泻，抗生素不但无效，而且还会杀死肠道中的正常菌群，引起菌群紊乱，加重腹泻。

❷ 腹泻者当尽量减少吃蔬菜。许多新鲜蔬菜，如小白菜、韭菜、菠菜等都含有亚硝酸盐或硝酸盐，腹泻者消化功能失调或胃酸过低，食用此类蔬菜，可能会中毒。

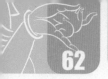

 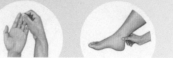

畏寒症

WEI HAN ZHENG

◎所谓畏寒症，是指人体体温过低、肢体发冷的一种临床症状，是由于手脚等末梢部位血流不畅、末梢神经的排泄物不能充分排出体外而引起的。现代研究表明，怕冷的原因是多方面的，主要与神经及血管功能失调有关，此外，脏腑功能减退、缺乏营养及运动皆可引发畏寒症。此症与个人体质有很大关系，女性比男性更容易出现这种症状，尤其在冬季更加明显。

 按摩原理

中医认为，"阳虚则外寒"。也就是说，人体阳气衰微，气血不足，卫阳不固，不能温煦肌肉以抵抗外来寒邪的侵袭，人就特别容易怕冷。这里的阳虚特指肾阳虚，肢体畏寒怕冷，即是肾脏阳气衰弱表现的症候。此外，人体气虚、血虚易导致血液运行不畅、血液量不足，往往也会引起手脚冰冷、麻木等现象。因此，在采用按摩疗法缓解手脚冰凉时，应以补肾壮阳、生化气血、祛风散寒、舒筋活络为主，通过按摩补气益肾、增强人体造血功能，促进血液循环畅通，加速废物排出，从而消除手脚冰凉症状。

手足耳奇效穴位

 手部：●阳池穴 ●心反射区 ●肾反射区

足部：●涌泉穴 ●复溜穴 ●肝反射区

 耳部：●肾反射区 ●肾上腺反射区

 症状提示

畏寒症的症状为：手脚凉、腰酸痛、腿怕风、胃容易受寒、难以入眠等。另外，还可伴发诸如头痛、气喘、血压低、排尿不畅、汗多等问题。

手部按摩

1 拇指按揉阳池穴1~3分钟，以感觉酸胀为宜。阳池穴是支配全身血液循环及荷尔蒙分泌的重要穴位，刺激这一穴位可迅速畅通血液循环，暖和身体。

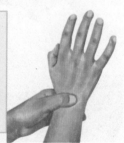

2 拇指按揉手部的心反射区3~5分钟，以局部发热感觉酸痛为宜。此法具有补脾益肾、散寒通络的功效，因而对畏寒症有很好的改善作用。

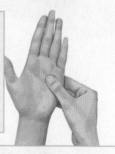

3 拇指按揉手部肾反射区1~3分钟，以透热为宜。此法可补益肾气，强壮身体，对畏寒症有很好的改善作用。

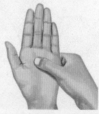

足部按摩

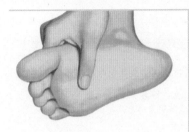
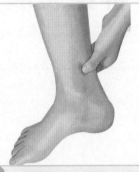
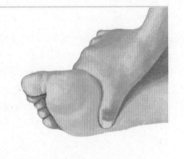

1 拇指点按涌泉穴3~5分钟，以足心发热为宜。足底与全身各脏腑、组织、器官都有密切关系。尤其是刺激涌泉穴，有益于补肾壮阳、强筋壮骨。坚持按摩此穴会促使手脚冰凉症状减轻。

2 拇指按压复溜穴3~5分钟，以感觉酸胀为宜。复溜穴是足少阴肾经上的重要穴位，按摩此穴具有滋阴补肾、疏经活血、消炎止痛、健脾除湿的功效，对小腿寒冷有明显改善效果。

3 拇指按揉足部肝反射区3~5分钟，以皮肤发热为宜。此法可调节肾脏机能，补充阳气，使肌肉的血液循环良好，促进新陈代谢，加速代谢废物的排出，暖和身体。

耳部按摩

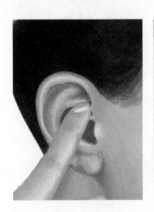

1 食指揉压耳部肾反射区1~3分钟，以感觉酸胀为宜。经常按摩这个反射区可达到补益肾阳、强壮身体的功效，对畏寒症有很好的改善作用。

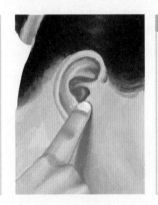

2 食指指腹按压耳部肾上腺反射区1~3分钟，以感觉酸胀为宜。经常按摩这个反射区可达到清热解毒、祛风化湿的功效，对畏寒症有改善作用。

➕ Tips 畏寒症患者穿衣原则

　　畏寒症患者应遵循"上装薄下装厚"的基本穿衣原则。因为人体的腰部周围有许多大血管，如果下半身保暖得好，上半身也就不会感觉太冷。另外，还应避免穿过紧的上衣和裤子，以免影响脏器和皮肤的血液循环。在寒冷的季节，尤其要注意保暖，内衣一定要贴身，因为贴身的内衣比较保暖。对脚底的保暖也要给予足够的重视，否则就会加重寒冷的感觉，最好穿上保暖效果好的羊毛袜。

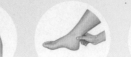

神经衰弱

SHEN JING SHUAI RUO

◎神经衰弱是指一种由精神长期过度紧张导致脑的兴奋和抑制功能失调的症状，多见于脑力工作者或用脑过度的人。它不仅会影响患者的学习、工作、前途，还可能会影响家庭和睦，甚至还会导致身体出现严重疾病，堪称当代社会威胁人们身心健康的"隐形杀手"。

症状提示

此病症状可分为两大类：一是身体症状，包括头痛、头晕、耳鸣、乏力、心慌、气短、多汗、失眠、多梦、易惊醒、性功能减退等；二是精神症状，包括记忆力减退、注意力不集中、思维迟钝、情绪不稳定、易激动、精神萎靡等。

按摩原理

中医认为，神经衰弱是由劳心过度导致气机阻塞、脾胃运化无力，以致气血不足、无法安神养心所致。因此，在采用按摩疗法时，应以养血安神、补益心脾、开窍醒脑、解郁除烦为主。通过按摩，反射性地影响神经中枢的功能，使神经中枢的兴奋和抑制过程恢复平衡，改善人体微循环，在短期内消除人体疲劳、使人精神愉快，从而恢复健康。

手足耳奇效穴位

- 手部：●内关穴 ●神门穴 ●大陵穴 ●大脑反射区
- 足部：●涌泉穴 ●厉兑穴 ●三阴交穴 ●大脑反射区
- 耳部：●神门穴 ●皮质下反射区 ●心反射区

手部按摩

1 拇指按揉内关穴5分钟，以感觉酸胀为宜。内关穴对神经衰弱、失眠、癫痫等神经系统方面的疾病均有改善作用。

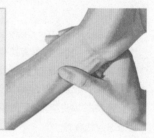

2 拇指按揉神门穴5分钟。神门穴可改善心烦、惊悸、怔忡、健忘、失眠等神经系统疾病，有效缓解神经衰弱症状。

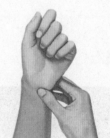

3 屈食指点按大陵穴5分钟。大陵穴对心悸、惊悸、癫狂、悲恐等神经系统疾病有改善作用，可缓解神经衰弱症状。

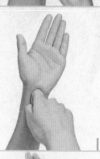

4 捏拿大脑反射区3~5分钟。按摩大脑反射区可改善头痛、头晕、失眠、脑血管病变、神经衰弱等头部疾病。

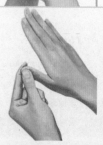

足部按摩

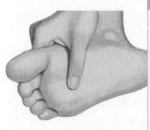

1 拇指点按涌泉穴1～2分钟，以足心发热为宜。此法可使人精力旺盛，体质增强，提高机体免疫力，缓解紧张的神经，有效改善神经衰弱。

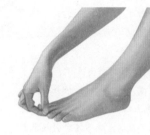

2 拇指掐按厉兑穴3～5分钟，以感觉酸胀为宜。厉兑穴对神经有调节作用，具有静心宁神的功效，经常按摩此穴可缓解神经衰弱症状。

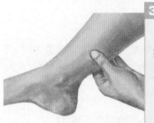

3 拇指按揉三阴交穴2～3分钟，以感觉酸胀为宜。三阴交是足太阴脾经、足少阴肾经和足厥阴肝经的交会处，常按可缓解神经衰弱症状。

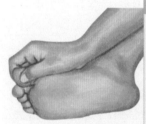

4 拇指按揉足部大脑反射区3～5分钟，以有压痛感为宜。经常按揉此反射区可达到提神醒脑的功效，缓解神经衰弱症状。

 耳部按摩

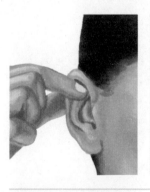

1 拇食指捏揉耳部神门穴2～3分钟，以感觉酸胀为宜。神门穴有调节大脑皮质兴奋与抑制的作用，对精神分裂症状也有改善作用，亦可缓解神经衰弱症状。

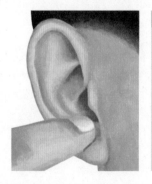

2 食指按揉耳部皮质下反射区2～3分钟，以感觉酸胀为宜。此处有调节大脑皮质兴奋与抑制的作用，常用于改善失眠、嗜睡等神经系统疾患，也可用于缓解神经衰弱症状。

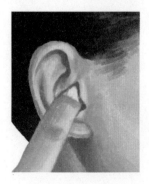

3 食指按压耳部心反射区2～3分钟，以微感酸痛为宜。中医认为心藏神，耳部的心反射区是改善各种精神系统疾病的特效穴位，可缓解神经衰弱症状。

Tips 手足耳诊病

❶ 若拇指缺乏韧性，出现弯曲的状况，多提示其人可能患有神经衰弱。

❷ 若食指苍白瘦弱，多提示其人容易疲劳，精神常萎靡不振；若食指上出现白环，预示其人常会出现睡眠障碍、身体不适、头昏头痛、疲劳等症状，且白环的大小和病情的轻重有密切的关系。

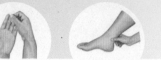

失眠
SHI MIAN

◎大脑兴奋和抑制过程的平衡失调，破坏了高级神经活动的正常规律，以致人白天该兴奋的时候不能很好地兴奋，晚上该抑制的时候不能很好地抑制，就形成了失眠。长期失眠不仅会引起眼圈发黑、眼袋明显、皮肤松弛、面色晦暗，还会带来一系列的机体损害，如智力减退、警觉性和判断力下降、免疫功能低下、内分泌紊乱等，严重危害人体健康。

症状提示

现代医学认为，失眠是指睡眠时间不足或睡得不深、不熟，可分为起始失眠、间断失眠、终点失眠三种。失眠主要表现为难以入睡或多梦，容易惊醒，醒后不能再入睡，甚至彻夜无法入眠等。

手足耳奇效穴位

手部：●内关穴　●神门穴　●合谷穴
●大陵穴　●劳宫穴　●阴郄穴
●额窦反射区　●甲状腺反射区
●大脑反射区　●腹腔神经丛反射区

足部：●三阴交穴　●太溪穴　●涌泉穴
●足三里穴　●肾反射区　●大脑反射区

耳部：●神门穴　●皮质下反射区
●枕反射区　●肾反射区　●交感反射区
●耳背心反射区

按摩原理

中医将失眠归入"不寐""不得眠""目不瞑"范围，认为此症多由七情所伤，即恼怒、忧思、悲恐、惊吓而致气血、阴阳失和，脏腑功能失调，以致心神被扰，神不守舍而不寐。因此，在采用按摩疗法时，多以安神定志、调和脏腑、养心宁神为主，通过按摩穴位和反射区，调整大脑中枢神经系统，缓解精神紧张，放松身心，从而保证睡眠质量。

手部按摩

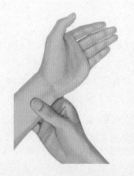

1 拇指按揉内关穴100次，以有酸胀感为宜。此穴为心包经上的要穴，适当加以刺激能改善心脏功能，起到宁心通络、镇静安神的作用，从而有效缓解失眠症状。

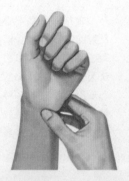

2 拇指按揉神门穴1~3分钟，以感觉酸胀为宜。经常按摩此穴位能改善心脏功能，起到镇静安神、宁心通络的作用，从而有效缓解失眠。

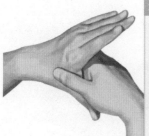

3 拇指按揉合谷穴1～3分钟，以感觉酸胀为宜。此法可疏风解表，通经活络，平肝息风，镇静安神，有效缓解失眠。

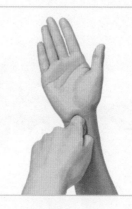

4 屈食指点按大陵穴1～3分钟，以感觉微胀为宜。经常按摩此穴，可缓解心肾不交引起的失眠。

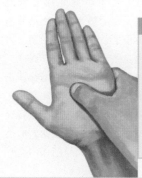

5 拇指按揉劳宫穴1～3分钟，以感觉酸胀为宜。经常按摩劳宫穴可起到清心安神的功效，可有效缓解失眠。

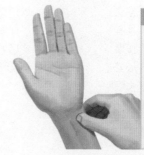

6 拇指按压阴郄穴50次，以感觉酸胀为宜。经常按摩此穴可调整体液循环，强健心脏功能，对于缓解心脾两虚导致的失眠有显著效果。

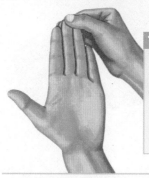

7 拇指按揉手部额窦反射区1～2分钟，按揉额窦反射区有调节神经系统、安神镇静的作用，可有效缓解失眠。

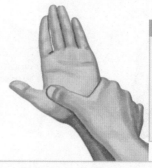

8 拇指按揉手部甲状腺反射区1～2分钟。此法可平衡内分泌，促进头部血液循环，有效缓解失眠。

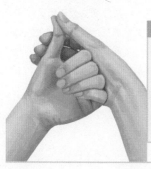

9 拇指推手部大脑反射区1～2分钟。此法对头痛、头晕、失眠、神经衰弱等头部疾病均有改善作用。

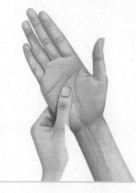

10 拇指推手部腹腔神经丛反射区3～5分钟，以局部发热为宜。经常按摩这个反射区能改善睡眠质量，缓解失眠。

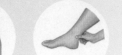

足部按摩

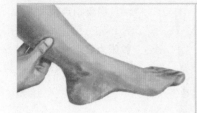

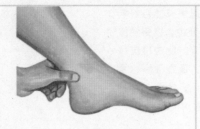

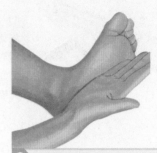

1 拇指按揉三阴交穴1～3分钟，以感觉微胀为宜。三阴交穴是人体的养生大穴，具有调节全身气血的作用。按摩此穴，具有交通心肾、宁心安神的功效，可有效缓解失眠症状，帮助提高睡眠质量。

2 拇指按揉太溪穴2～3分钟，以感觉微胀为宜。太溪穴是"回阳九穴"之一，是滋养肾阴的要穴，对于缓解心肾不交所致的失眠有较好的效果。

3 右手小鱼际擦左脚脚底，以温热为宜，之后叩击位于足心的涌泉穴2分钟。再用左手小鱼际擦右脚脚底，以温热为宜，之后同样叩击涌泉穴2分钟。涌泉穴是人体最下部位的穴位，是肾经的发源之地，刺激此穴有清心、安神、镇静的作用，可有效缓解失眠。

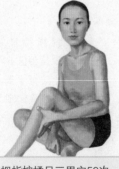

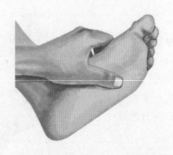

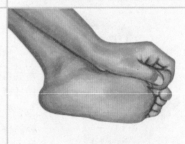

4 拇指按揉足三里穴50次，以感觉酸胀为宜。经常按摩此穴位，具有调和气血、增强体质、补肾健脾、镇静安神的作用，可有效缓解失眠。

5 拇指按压足底肾反射区3～5分钟，力度可稍大，以感觉胀痛为宜。经常按摩这个反射区能起到疏通气血的功效，可改善组织供氧、供血，抑制神经的过度兴奋，产生镇静、催眠等作用，有效缓解失眠。

6 拇指按揉足部大脑反射区1～3分钟，以感觉胀痛为宜。经常按摩这个反射区可降低大脑皮层所受不良刺激的影响，改善脑部血液微循环，对缓解失眠有显著的效果。

耳部按摩

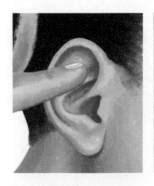

1 食指按揉耳部神门穴1~3分钟，以感觉酸胀为宜。经常按揉神门穴可调节大脑皮质的兴奋或者抑制，有镇静作用，可有效缓解失眠。

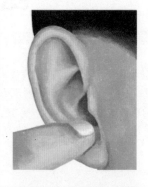

2 食指按揉耳部皮质下反射区1~3分钟，以感觉酸胀为宜。皮质下反射区有调节大脑皮质兴奋与抑制的作用，常用于缓解失眠、嗜睡等各种神经系统疾患。

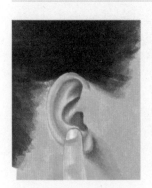

3 食指揉按枕反射区1~3分钟，以感觉酸胀为宜。枕反射区对改善神经系统疾病和脑膜刺激症有较好的效果，有镇静的功效，失眠患者应经常按摩此处。

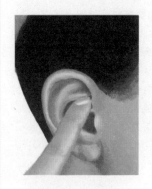

4 食指揉压耳部肾反射区1~3分钟，以感觉酸胀为宜。此反射区具有强壮身体的作用，按摩它对大脑、肾、造血系统均有补益作用，适宜缓解失眠。

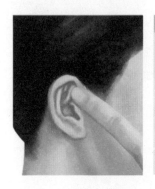

5 食指指腹按压耳部交感反射区1~2分钟，以感觉酸胀为宜。按摩交感反射区可调节人体自主神经系统，对缓解精神因素所致失眠有显著的效果。

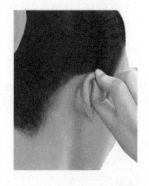

6 拇指、食指挤按耳背心反射区1~2分钟，以感觉透热为宜。经常按摩这个反射区可起到调补心脏、宁心安神的功效，从而改善睡眠质量，缓解失眠。

日常养生

① 治疗失眠不应单纯依赖药物，应注意消除引起失眠的原因，结合锻炼改善体质，效果将会更好。

② 改变不良生活习惯，戒烟、酒，忌食辛辣食品，少喝咖啡、浓茶，晚餐不要过饱。

③ 睡前喝一杯牛奶，其中的色氨酸可以起到安眠作用，饮用牛奶的温饱感也能增加催眠效果。

④ 上床前用温水泡脚，水温在40℃~50℃即可。这样能减少恶梦、改善睡眠。泡脚后最好擦足心片刻，冬天时应将足心搓至温热。

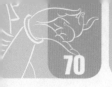

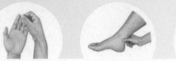

眩晕
XUAN YUN

◎眩晕的"眩"指的是目眩,眩晕的"晕"指的是头晕,因为目眩和头晕常同时出现,故统称"眩晕"。现代医学认为,眩晕是对于空间的定向感觉出现障碍或平衡感觉出现障碍。眩晕可并发于其他疾病之中,耳朵、眼睛、神经、颈椎等部位的疾病以及心血管疾病、血液病、代谢病等全身疾病均可伴发眩晕,眩晕也可单独出现,是临床常见的多发病,常见于老年人,身体虚弱的年轻人亦可患此病症。

按摩原理

中医认为,本病主要属肝,但可涉及肾、心、脾等脏器。忧思过度使肝阴耗伤,肝火偏亢,以致眩晕;肾脏虚亏、或者久病伤及肾阴,亦可引发眩晕;脾胃虚弱,不能健运水谷以生化气血,致使气血两虚,气虚则清阳不开,血虚则不能上荣头目,故导致眩晕;饮食不节,嗜食肥甘,损伤脾胃,以致湿聚生痰,痰湿交阻,导致眩晕。按摩调理本病,可根据病因调理,或清肝火,或补肾阴,或调补气血,或健脾和胃,或祛痰化湿。

手足耳奇效穴位

手部:●神门穴 ●中渚穴 ●关冲穴
●内关穴 ●手三里穴 ●耳反射区
●颈项反射区 ●肝反射区
●肾反射区 ●胃反射区

足部:●厉兑穴 ●涌泉穴 ●丰隆穴
●内耳迷路反射区
●小脑和脑干反射区 ●耳反射区

耳部:●神门穴 ●结节区
●皮质下反射区 ●肾反射区
●内生殖器反射区 ●胃反射区

症状提示

眩晕症患者轻者低头闭目养神片刻即止,重者如坐舟车,旋转不定,以致其不能站立,还常伴有恶心呕吐、心悸、出冷汗等症状。

手部按摩

1 两手交替拇指按揉神门穴3~5分钟,以感觉胀痛为宜。神门穴常被用来调理心脏和各种精神类疾病。经常按摩此穴,能镇静安神、补益心气,有效缓解眩晕。

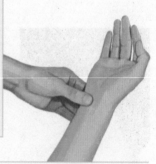

2 拇指按压中渚穴3~5分钟,以感觉酸胀为宜,双手交替按摩。中渚穴所在的经络经过耳朵,故经常按摩中渚穴对耳源性眩晕症有改善作用。

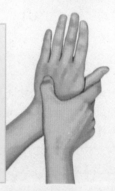

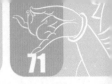

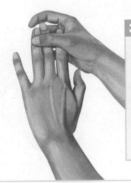

3 拇指掐关冲穴3~5分钟，以感觉酸胀为宜。按摩关冲穴可调补气血，另外关冲穴还有泻火的功效，可用于缓解气血失调所致的眩晕。

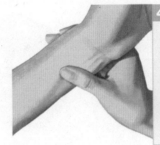

4 拇指按揉内关穴3~5分钟，以感觉酸胀为宜。经常按摩内关穴可调节体内阴阳、脏腑、气血，缓解头晕、呕吐等眩晕症状。

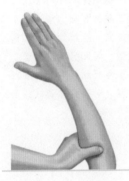

5 拇指点按手三里穴50次，力度适中。手三里穴属大肠经，与胃经相通，此法可调节肠胃功能，健脾和胃，缓解脾胃虚弱引起的眩晕。

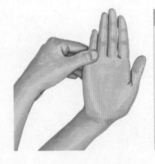

6 拇指点按手部耳反射区5分钟，以透热为宜。此法可调节内耳前庭平衡功能，使平衡器官恢复功能，解除眩晕。

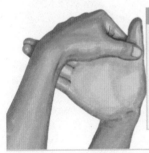

7 拇指按揉手部颈项反射区5分钟。此法可解除颈部疲劳的紧张状态，从而缓解头痛、头晕的症状。

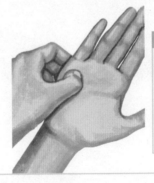

8 拇指按揉肝反射区3~5分钟，以感觉酸胀为宜。按摩此反射区可疏肝解郁、调理肝脏，缓解肝火上升引起的眩晕。

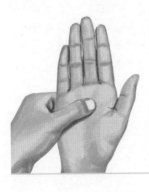

9 拇指按揉手部肾反射区1~3分钟，以感觉胀痛为宜。此法可改善肾脏机能，化瘀通络，有效缓解肾脏虚亏引起的眩晕。

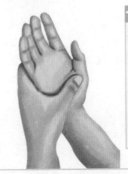

10 拇指按揉手部胃反射区3~5分钟，以透热为宜。此法能健脾和胃，生化气血，缓解脾胃虚弱引起的眩晕。

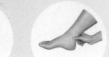

足部按摩

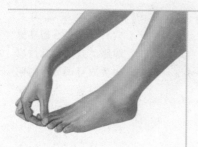

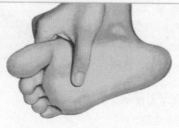

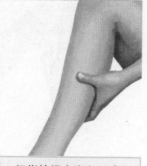

1 拇指掐按厉兑穴1~2分钟，以感觉酸胀为宜。厉兑穴是足阳明胃经的终止穴位，经常按摩此穴可起到醒脾健胃的功效，可促进脾胃升清降浊和运化食物的功能，缓解脾胃虚弱所致眩晕，还可改善恶心、呕吐的症状。

2 拇指点按涌泉穴3~5分钟，以感觉局部发热为宜。经常按摩涌泉穴可补肾气，增强体力，缓解眩晕的症状。

3 拇指按揉丰隆穴50次，力度以略感胀痛为宜。经常按摩此穴，能起到调和脾胃的功效，可加强气血流通，促进水液代谢，降低甘油三酯含量，对缓解耳源性眩晕有显著效果。

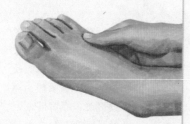

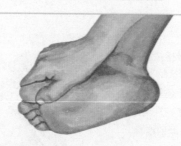

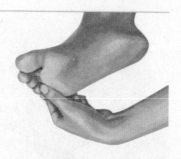

4 拇指平推足部内耳迷路反射区，直至眩晕解除。推揉内耳迷路反射区可调节内耳前庭平衡功能，使平衡器官恢复平衡功能，故对眩晕有缓解作用。

5 拇指捏足部小脑和脑干反射区1~3分钟，以感觉酸胀为宜。经常按摩这两个反射区可起到养心安神、醒脑开窍的功效，对缓解眩晕有非常好的效果。

6 拇指分别按压双脚耳反射区1~3分钟，感觉酸胀为宜。经常按摩这个反射区对缓解眩晕有很好的效果，而且对晕车、晕船以及各种耳疾均有改善作用。

耳部按摩

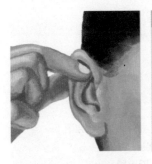

1 拇食指捏揉耳部神门穴1~3分钟，以感觉酸胀为宜。神门穴具有镇静止痛的功效，经常按摩此穴对眩晕症有缓解作用。

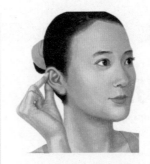

2 拇指、食指捏按耳部结节区1~3分钟。按摩结节区可平肝熄风、清热泻火，对头痛、头晕等眩晕常见症状有缓解作用。

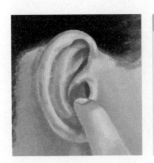

3 食指点压耳部皮质下反射区1~3分钟，以感觉发热为宜。此法可益肾补脑、醒脑开窍、镇静安神，对于缓解眩晕症效果不俗。

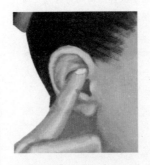

4 食指按压耳部肾反射区1~3分钟，以感觉酸胀为宜。此法可补益肾气、清热解毒，提高机体免疫力，缓解眩晕症。

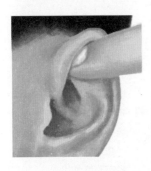

5 食指掐按耳部内生殖器反射区1~3分钟，以局部发热为宜。经常按摩这个反射区能益肾生精、滋补肾阴，缓解因肾气亏耗引起的眩晕。

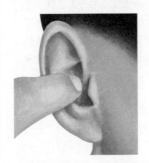

6 食指点按耳部胃反射区3~5分钟，以局部发热为宜。此法可健脾和胃、提升中气，缓解因脾胃虚弱引起的眩晕。

日常养生

❶ 眩晕症每遇疲劳、郁怒等诱因易复发，故本病患者应注意劳逸结合，动静结合，节制房事，戒绝烟酒，养成起居规律的良好习惯。

❷ 眩晕患者不可从事高空作业，尽量避免游泳、观水、乘船和各种旋转度大的动作和游戏，必要时可服用乘晕宁、清眩丸等药物，以预防眩晕发作。

❸ 坚持进行体育锻炼，选择适当的运动方法以达到调节周身气血、恢复脏腑功能、减轻症状的目的。

❹ 定期进行血压检查，早发现异常变化早进行治疗。

❺ 日常饮食应以清淡为主，不宜酗酒、恣食辛辣厚味。

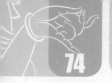
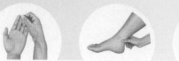

外科疾病
WAI KE JI BING

痔疮
ZHI CHUANG

◎人体直肠末端黏膜下和肛管皮肤下静脉丛发生扩张和屈曲，形成的柔软静脉团即为痔疮。该病与人们久坐、久立、便秘、饮酒、嗜好辛辣饮食等因素有关，是一种常见病、多发病，民间有"十人九痔"的说法。痔疮不仅会给患者的日常生活带来很大痛苦，严重时还会使患者因便血过多导致人体铁元素过量流失，造成缺铁性贫血。

 症状提示

临床上将痔疮分为内痔、外痔、混合痔三种。内痔一般不痛，以便血、痔核脱出为主要症状，可有大便困难、便后肛门处仍有坠胀感等现象。外痔以疼痛、肿块为主要症状，排便时疼痛加重，并有少量分泌物。混合痔有内外痔的双重特征，以直肠黏膜脱出、坠胀、疼痛、反复感染为主要症状。

按摩原理

中医认为，"痔者皆因脏腑本虚，以致气血下坠，结聚肛门，宿滞不散，而冲突为痔。"痔疮的病因即所谓的"血瘀"。因此，调理本病时，针对引起该病的风、热、湿、燥等原因，通过按摩相关穴位和反射区，起到清热凉血、利湿解毒、益气活血的功效，促进体内肠道蠕动和肛门周围的血液循环，缓解静脉曲张，从而达到减轻疼痛，预防痔核脱垂，消除痔核炎症，减少痔核流血等症状的目的。

 手足耳奇效穴位

 手部：●合谷穴　●大肠点　●会阴点
●孔最穴　●膀胱反射区
●肛门反射区　●肾上腺反射区
●输尿管反射区

 足部：●太溪穴　●照海穴
●肛门反射区

 耳部：●三焦反射区　●盆腔反射区

手部按摩

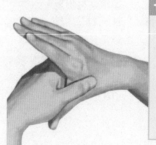

1 拇指按揉合谷穴1～3分钟，以感觉酸胀为宜。按摩合谷穴可使大肠经循行之处组织和器官的疾病减轻或者消除，故对痔疮有改善作用。

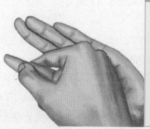

2 拇食指捏拿手部大肠点1～3分钟，以感觉酸胀为宜。经常按摩手部病理反应点大肠点，可调理人体大肠功能，对痔疮有改善作用。

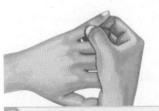

3 拇指点掐会阴点1~3分钟，以感觉酸痛为宜。会阴点是改善痔疮的特效穴位，当机体罹患痔疮时，会阴点就会有压痛，按摩可缓解痔疮症状。

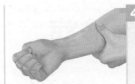

4 拇指点按孔最穴3~5分钟，以感觉酸胀为宜。孔最穴是改善痔疮的特效穴位之一，按摩此穴能调肺理气、清热止血、缓解痔疮出血。

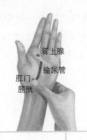

肾上腺
输尿管
肛门
膀胱

5 拇指分别按揉手部膀胱、肛门、肾上腺、输尿管反射区各1~3分钟。经常按摩这几个反射区可促进肛门附近血液循环，软坚散结，有利于痔疮的康复。

足部按摩

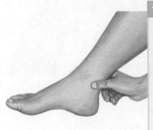

1 拇指按揉太溪穴1~3分钟。太溪穴是足少阴肾经上的重要穴位，按摩此穴可滋肾阴，消肿止痛，对痔疮引起的多种症状均有缓解作用。

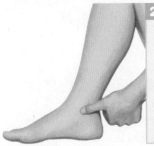

2 拇指按揉照海穴1~3分钟，以感觉酸胀为宜。照海穴是足少阴肾经上的重要穴位，经常按摩有止痛作用，可为痔疮患者减轻病痛。

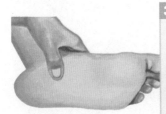

3 拇指推足部肛门反射区3~5分钟，从足跟方向至足趾方向，力度渐渐加重。此法可提肛，助排便，缓解排便时肛门的疼痛。

耳部按摩

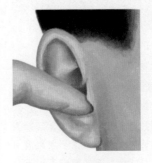

1 食指点按三焦反射区1~3分钟，以感觉酸胀为宜。按摩三焦反射区，有利水消肿的作用，还可抑制肠道内的病变，对痔疮症状有缓解作用。

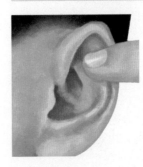

2 食指按耳部盆腔反射区1~3分钟，以感觉酸麻为宜。按摩盆腔反射区，有助于盆腔部位的消炎止痛，适合痔疮患者选择使用。

✚ Tips 手足耳诊病

① 手指根部呈淡黑色提示可能患有痔疮；

② 左手手指根部呈淡黑色，提示左侧肛门部可能患有痔疮；

③ 右手手指根部呈淡黑色，提示右侧肛门部可能患有痔疮。

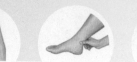

颈椎病

JING ZHUI BING

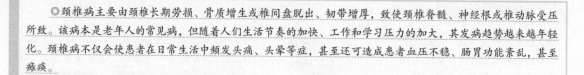

◎颈椎病主要由颈椎长期劳损、骨质增生或椎间盘脱出、韧带增厚，致使颈椎脊髓、神经根或椎动脉受压所致。该病本是老年人的常见病，但随着人们生活节奏的加快、工作和学习压力的加大，其发病趋势越来越年轻化。颈椎病不仅会使患者在日常生活中频发头痛、头晕等症，甚至还可造成患者血压不稳、肠胃功能紊乱，甚至瘫痪。

症状提示

颈椎病的主要症状为颈肩痛、头枕部或上肢的放射性疼痛麻木，或一侧面部发热、出汗，少数患者会眩晕、猝倒；症状严重者，会下肢痉挛、行走困难，甚至瘫痪。

按摩原理

中医认为，颈椎病由年老体虚或长期劳累导致肾气不足、气血失和，再加上外感风寒、经络受阻以致筋骨不利所致。按摩相关穴位和反射区，可补益脏腑、增强体质、调和气血、祛风散寒、疏经通络，从而解痉止痛，有效缓解各种不适症状，延缓或逆转其病程。

手足耳奇效穴位

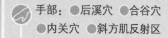

手部：●后溪穴　●合谷穴
●内关穴　●斜方肌反射区

足部：●隐白穴　●至阴穴
●颈椎反射区

耳部：●颈反射区　●颈椎反射区
●交感反射区　●神门穴

手部按摩

1 拇指指端按压后溪穴3~5分钟，以感觉酸胀为宜。此法通督脉、调颈椎、正脊柱，长期伏案的人经常按摩可改善颈椎和腰椎疾病。

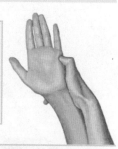

2 拇指按揉合谷穴1~3分钟，以感觉酸胀为宜。合谷穴对四肢等处镇痛作用明显。故按揉此穴，可缓解颈椎病患者的病痛。

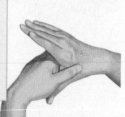

3 拇指按揉内关穴1~3分钟，以局部有压痛为宜。此法可益气行血、化瘀通络，对于缓解颈椎病引起的胸闷不适、呕吐效果显著。

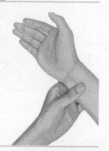

4 拇指推压手部斜方肌反射区1~3分钟，以局部有压痛为宜。此法可缓解相应部位的疼痛。

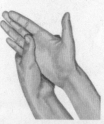

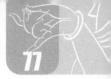

足部按摩

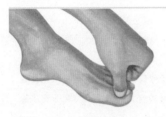

1 拇指掐按隐白穴1~3分钟，以感觉酸胀为宜。刺激隐白穴可健脾通血，补中益气，改善血液循环，舒缓肩颈部位的肌肉，减少颈椎病患者的病痛。

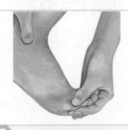

2 拇指按揉至阴穴1~3分钟。至阴穴是足太阳膀胱经上的重要穴位，按摩此穴可改善血液循环，加速体内废弃物的排泄，有效缓解肩颈部位的酸痛。

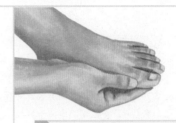

3 用拇指推法推足部颈椎反射区3~5分钟，力度均匀，速度缓慢。按摩此反射区可以消除颈部肌肉酸疼，促进颈部血液循环，改善颈椎病。

耳部按摩

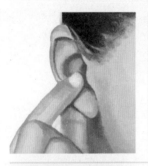

1 按压颈反射区1~3分钟，以感觉酸胀为宜。经常按摩颈反射区可缓解各种原因所致的颈痛和活动障碍。

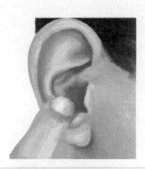

2 食指按揉耳部颈椎反射区1~3分钟，以透热为宜。经常按揉颈椎反射区可缓解颈椎疾病所引起的疼痛和活动障碍。

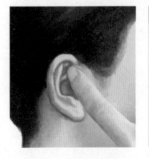

3 食指按揉耳部交感反射区1~3分钟，以感觉酸胀为宜。此法可调节自主神经系统，有较强的镇痛作用，可缓解颈椎病引起的病痛。

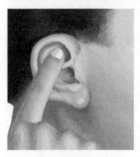

4 食指点按神门穴1~3分钟，以感觉酸胀为宜。按摩神门穴有镇静、镇痛的作用，可用于缓解各种原因导致的疼痛。

Tips 日常养生

① 睡觉时，枕头不可以过高或过硬。

② 伏案工作者或学生，每低头1小时后，可站起来做做举臂转身运动或提肩缩颈数次。

③ 洗澡、洗头后要注意保暖。风寒可使颈部血管收缩、血流降低，不利于颈部气血的畅通。

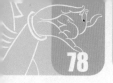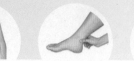

肩周炎

JIAN ZHOU YAN

◎肩周炎是肩关节周围炎的简称，又称"五十肩"，主要是指肩关节周围的软组织和关节囊发生慢性无菌性炎症，使肩关节周围疼痛并最终导致关节粘连、肩袖撕裂等，造成肩部功能性障碍的一种外科病症。其易发年龄在50岁左右，女性发病率高于男性。

症状提示

肩周炎早期，患者肩关节会阵发性疼痛。这种疼痛常因天气变化或过度劳累而诱发，以后会逐渐发展为持续性疼痛，并越来越重，甚至可放射至后头部、手指、胸部，导致患者夜不能寐，肩关节活动受限。病程较长的患者可能会出现三角肌轻度萎缩、斜方肌痉挛等现象。

按摩原理

中医认为，随着年龄的增长，人体气血渐衰，肾气不足，易感外邪、遭遇外伤或积劳成疾，以致经络阻滞、气血不和，出现局部疼痛和关节活动受限等症状，进而引发关节炎等疾病的发生。因此，在按摩调理本病时，主要从解决肩关节周围炎症和肩关节组织粘连、增强体质三个方面入手，通过对穴位和反射区的按摩，达到松解粘连、通经活血，改善局部微循环的目的，防止肩关节及周围组织发生退行性病变，缓解疼痛，从而改善肩周炎。

手足耳奇效穴位

 手部：●太渊穴 ●后溪穴 ●合谷穴 ●肩关节反射区

 足部：●太溪穴 ●肩反射区

耳部：●神门穴 ●皮质下反射区 ●肩反射区

手部按摩

1 拇指按揉太渊穴1~3分钟，以感觉酸胀为宜。按摩太渊穴对肺经或肺脏病变所致的关节酸痛有良好效果，可缓解肩周炎引起的肩膀疼痛。

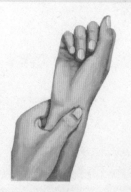

2 拇指按压后溪穴1~3分钟，以局部透热为宜。适当刺激此穴，可起到解除痉挛、利气止痛的功效，对缓解肩周炎症状有显著效果。

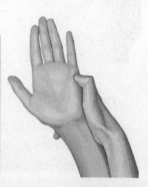

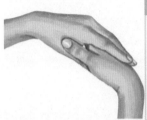

3 拇食指捏拿合谷穴1~3分钟，以感觉麻胀为宜。按摩合谷穴有镇痛功效，可帮助肩周炎患者的双臂自然举起。

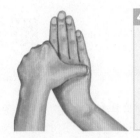

4 拇指点揉手部肩关节反射区3~5分钟，以皮肤发热为宜。此法可通经活血，改善肩部微循环环境，改善肩周炎。

 足部按摩

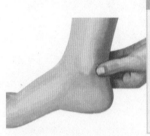

1 拇指按揉太溪穴1~3分钟，以感觉酸胀为宜。太溪穴属足少阴肾经，有滋阴补肾的功效，经常按摩可强壮骨骼，对肩周炎有改善作用。

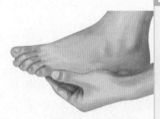

2 拇食指捏足部肩反射区1~3分钟，以感觉酸胀为宜。此法可缓解肩部肌肉酸痛，松解粘连关节，活血化瘀，改善肩周炎。

 耳部按摩

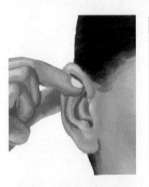

1 拇食指捏揉耳部神门穴1~3分钟，以感觉酸胀为宜。按摩耳部神门穴有镇静、镇痛的作用，可用于缓解各种原因导致的疼痛，对肩周炎有改善的作用。

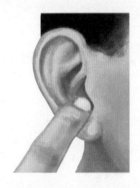

2 食指推皮质下反射区1~3分钟，以微感酸痛为宜。经常按摩皮质下反射区，具有镇痛、消炎的作用，可缓解肩周炎给患者造成的痛苦。

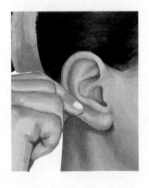

3 食指推耳部肩反射区1~3分钟，以局部发热为宜。常按摩这个反射区可缓解各种原因引起的肩痛和活动障碍，对肩周炎有改善作用。

✚ Tips 维生素C可预防关节炎

维生素C不仅能防治坏血病，预防心脏病，而且还被誉为"免疫力保护神""美白天使"。据路透社报道，英国曼彻斯特大学的科学家们对2万多人进行了研究，把他们的饮食都一一做了记录。在研究记录中，维生素C食物吃得最少的人患关节炎的可能性，竟然比吃得最多的人高出三倍。

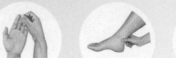

膝关节炎

XI GUAN JIE YAN

◎膝关节炎又叫骨性关节炎、增生性关节炎，是指膝关节的关节软骨变性，软骨深层及关节周围出现骨质增生，刺激关节周围组织而产生的疾病。它是一种老年退行性、增生性骨关节病，与年龄、创伤、肥胖、膝关节畸形、寒冷或潮湿有密切关系，多见于中老年人，特别是50～60岁的老年人，且女性多于男性。

按摩原理

现代医学认为，膝关节炎是由于膝关节的退行性改变和慢性积累性关节磨损而造成的。中医认为，膝关节炎的发生一是因慢性劳损、受寒或轻微外伤，二是由于年老体弱、肝肾亏损、气血不足致使筋骨失养，日久则使关节发生退变及骨质增生从而发病。按摩疗法吸收了中西医的观点，通过按摩特效穴位和反射区，舒筋活血、松解粘连、行气止痛，从而有效消除膝关节关节软骨及周围组织炎症，防止膝关节退行性改变，缓解关节疼痛。

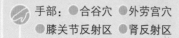

手足耳奇效穴位

手部：●合谷穴 ●外劳宫穴
●膝关节反射区 ●肾反射区

足部：●三阴交穴 ●涌泉穴
●膝反射区 ●肾反射区

耳部：●耳尖 ●膝反射区
●肾反射区

症状提示

膝关节炎的主要症状有：膝关节肿大、疼痛、活动受限，X线片显示膝关节骨质增生或出现骨刺。天气变化或长久站立、上下楼梯时膝关节疼痛明显；关节活动时可有弹响摩擦音，部分患者可出现关节肿胀，股四头肌萎缩；膝关节周围有压痛，活动髌骨时关节有疼痛感。

手部按摩

1 拇食指捏拿合谷穴3～5分钟，以感觉麻胀为宜。合谷穴有解表退热、理气止痛的作用，此法对缓解各关节疼痛均有效果。

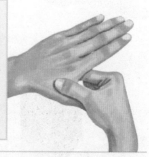

2 食指点按外劳宫穴3～5分钟，以感觉酸胀为宜。外劳宫有健脾理气、舒筋活血的功效，按摩此穴可缓解膝关节炎的症状。

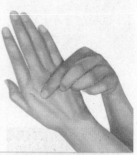

3 拇指推手部膝关节反射区1～3分钟，以透热为宜。此法对膝关节病变、肘关节病变以及下肢瘫痪等症均有改善作用。

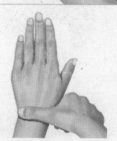

4 拇指按揉手部肾反射区1~3分钟，以透热为宜。按揉肾反射区可补益肾气，强腰膝；加按揉肾上腺反射区可消炎、消肿和抗风湿。二者配合按摩，对膝关节炎有改善作用。

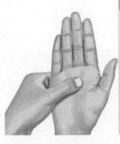

足部按摩

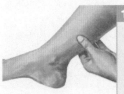

1 拇指按揉三阴交穴3~5分钟，以局部感觉酸胀为宜。此法可令下肢有力，健步强身，对于消除膝关节肿大、疼痛有一定效果。

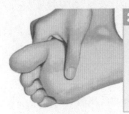

2 拇指点按涌泉穴3~5分钟，以感觉酸痛为宜。此法可补益肾气，强腰膝，对各类关节炎均有改善作用。

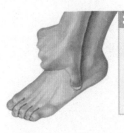

3 拇指指端点按膝反射区5~10分钟，以透热为宜。经常按摩这个反射区对膝关节病变有缓解作用。

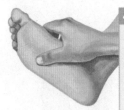

4 拇指按压足部肾反射区1~3分钟。经常按摩这个反射区可强骨、消炎、消肿，对膝关节炎有改善作用。

耳部按摩

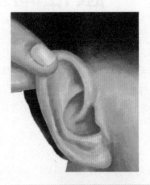

1 双手食指、拇指捏耳尖向上提揪、捏揉、摩擦，使局部发红发热。此举可疏通经络、运行气血、调理脏腑，达到改善膝关节炎的目的。

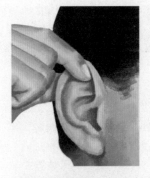

2 食指指腹按压膝反射区1~3分钟，以感觉酸胀为宜。经常按摩这个反射区可行气通络、活血止痛，对膝关节疾病有改善作用。

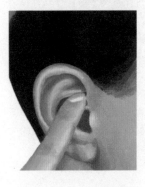

3 食指揉压耳部肾反射区1~3分钟，以感觉酸胀为宜。经常按摩这个反射区可补肾益精，强骨填髓，对骨骼系统疾病有普遍改善作用。

日常养生

① 肥胖者应注意节食，以减轻膝关节承受的负担。

② 膝关节肿痛严重者应卧床休息，避免超负荷的活动与劳动，以减轻膝关节的负担。

③ 膝关节炎患者可适当进行膝关节功能锻炼，如膝关节屈伸活动等，以改善膝关节活动范围和加强股四头肌的力量。

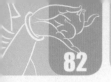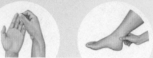

腰椎间盘突出症

YAO ZHUI JIAN PAN TU CHU

◎腰椎间盘突出症是指突出的椎间盘压迫坐骨神经或马尾神经，使神经产生粘连、水肿变性而导致的一系列症状，多由人体衰老和外伤、劳损引起的腰椎间盘退行性变所致。该病多发于20～40岁的青壮年，以劳动强度较大的产业工人、长期伏案的工作人员等多见，为现代社会的常见病。

症状提示

腰椎间盘突出症的患者90%以上都有腰痛症状。疼痛主要分布于下腰部及腰骶部，也可放射至下肢。患者下肢感觉和运动功能减弱，常有皮肤麻木、发凉等症状，严重时还可能会出现肌肉萎缩甚至瘫痪的现象。此外，少数患者也可兼有会阴部麻木刺痛、排尿无力、排便失禁等症状。

按摩原理

腰椎间盘突出症属中医"腰痛""腰腿痛"的范畴。中医认为，腰为肾之府，肾主骨生髓，因此本病多发于腰脊，病因在肾。先天体质虚弱、后天失养以及劳损可使肾精亏损，导致骨髓筋脉失养而发病。这与西医腰椎间盘退行性病变的理论相吻合。至于该病导致的臀及下肢的不适症状，中医认为，病本在腰，病位在经络。内外因素导致经络不通，气血不畅，"不通则痛"，于是便引起经脉循行部位的疼痛。因此，按摩时，当以补肾固精为根本，通过加强局部气血循环和新陈代谢，改变腰部僵紧状态，恢复受损的组织和神经根功能，达到缓解不适症状的目的。

手足耳奇效穴位

 手部：●后溪穴 ●腰椎反射区

 足部：●太冲穴 ●腰椎反射区
●骶骨反射区

 耳部：●臀反射区 ●腰椎反射区
●交感反射区 ●肾反射区

手部按摩

1 拇指按压后溪穴3～5分钟，以感觉酸胀为宜。后溪穴能调颈椎、正脊柱，此法对长期伏案的人十分有益，可改善颈椎与腰椎病。

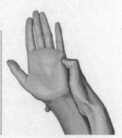

2 拇指按揉手部腰椎反射区3～5分钟，以透热为宜。此法可舒筋活络、行气止血，对改善腰椎间盘突出症效果显著。

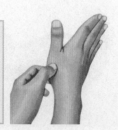

足部按摩

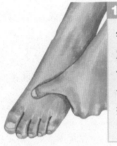

1 拇指按揉太冲穴1~3分钟,以感觉酸麻为宜。太冲穴是足厥阴肝经上的重要穴位,按摩此穴可疏经调肝、化湿散瘀,对腰椎间盘突出症亦有改善作用。

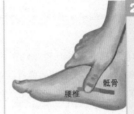

2 拇指按揉足部腰椎反射区和骶骨反射区各3~5分钟,力度较重,以皮肤微热发红为宜。按摩这两个反射区有舒筋活络、活血止痛的效果,对于缓解腰椎间盘突出引起的腰腿疼痛效果明显。

耳部按摩

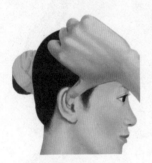

1 拇指点按耳部臀反射区1~3分钟,以感觉酸胀为宜。按摩臀反射区可缓解髋关节、骶髂关节痛和臀部肌肉萎缩,对腰椎间盘突出症有改善作用。

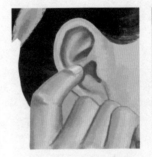

2 食指推挤耳部腰椎反射区1~3分钟,以局部发热为宜。按摩腰椎反射区可缓解腰椎部位病变所致的疼痛和各种活动障碍。

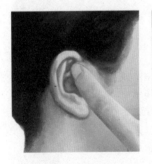

3 食指按揉耳部交感反射区1~3分钟,以感觉酸胀为宜。按揉交感反射区,可调节人体自主神经系统,促使腰椎部损伤的神经根恢复功能。

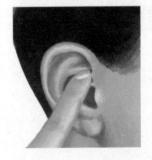

4 食指揉压耳部肾反射区1~3分钟。按摩肾反射区,可补益大脑、肾和造血系统,对骨骼也有强壮作用,可用于改善腰椎间盘突出症。

日常养生

① 每日用手掌擦腰部,至腰部发热为止,可有效改善腰椎间盘突出。

② 腰椎间盘突出症的患者可利用门框或单杠进行悬垂锻炼。悬垂锻炼是借助人体自身重力进行的牵引练习,能放松腰部,增强局部血液循环和新陈代谢。锻炼时切不可猛跳,以免加重病情。

③ 患者每日双手叉腰倒走20分钟,能使腰部肌肉的血循环加快,改善腰部肌肉的营养供应。

④ 患者在治疗期间,宜卧硬板床休息,注意锻炼腰部肌肉,可做仰卧挺腹等运动,同时注意腰部保暖。

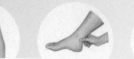

腰肌劳损

YAO JI LAO SUN

◎慢性腰肌劳损又称功能性腰痛或慢性腰背肌膜炎，是因腰部肌肉、筋膜、韧带等软组织慢性损伤而导致局部无菌性炎症，从而引起腰骶部一侧或两侧的弥漫性疼痛，是慢性腰腿痛中常见的疾病之一。慢性腰肌劳损是多发病，起病缓慢，病情不重，迁延日久，积劳成疾，多见于体力劳动者或以固定姿势工作者。

🔍 症状提示

主要症状为患者在腰骶部一侧或两侧出现弥漫性疼痛，部分患者压痛范围广或没有固定痛点。腰肌劳损形成的腰部酸痛往往在劳累时加剧，休息后减轻，而且还与天气变化有关。

按摩原理

中医认为，腰为肾之府，腰肌劳损由于劳损于肾，或平素体虚，肾气虚弱，肾的精气不能充养筋骨、经络，所以患部多为瘀血滞留于经络处，由于血不养筋，筋脉不畅，而导致腰部肌肉痉挛疼痛。因此，在采取按摩疗法时，主要以补益肝肾、疏利筋骨、通络止痛为原则，从而消除腰部肌肉疲劳，缓解肌肉痉挛，改善本症病情。

手足耳奇效穴位

手部：●后溪穴 ●合谷穴 ●腰痛点
●腰椎反射区

足部：●太冲穴 ●昆仑穴 ●涌泉穴
●腰椎反射区 ●骶骨反射区

耳部：●腰椎反射区 ●骶椎反射区
●交感反射区 ●肾反射区

👋 手部按摩

1 拇指按压后溪穴1~3分钟，以感觉酸胀为宜。此法可通经活络、舒筋止痛，对于腰扭伤、腰肌劳损等症可起到缓解疼痛的作用。

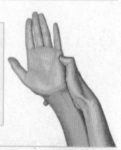

2 拇食指捏拿合谷穴1~3分钟，以感觉疼痛为宜。此法可提高人体的痛阈和耐痛阈，其镇痛作用比其他穴位大而且快。

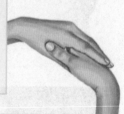

3 拇指按揉腰痛点1~3分钟，以感觉酸麻为宜。腰痛点是缓解腰椎、腰部肌肉疼痛的特效穴位，刺激腰痛点可缓解腰肌劳损患者的疼痛。

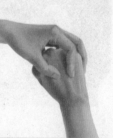

4 拇指推手部腰椎反射区3~5分钟，以皮肤发热为宜。此法可疏利筋骨、通络止痛，有效缓解慢性腰肌劳损症状。

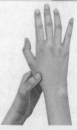

足部按摩

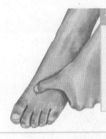

1 拇指强烈按揉太冲穴1~3分钟，以感觉酸痛为宜。按摩太冲穴作用范围极为广泛，可缓解腰肌劳损患者的病痛。

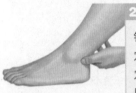

2 拇指按揉昆仑穴1~3分钟，以感觉酸痛为宜。昆仑穴是足太阳膀胱经上的主要穴位之一，经常按摩可缓解腰背疼痛。

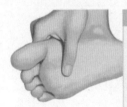

3 拇指点按涌泉穴1~3分钟，以足心发热为宜。此法可促进血液、淋巴液循环，调整代谢过程，可缓解慢性腰肌劳损患者的病痛。

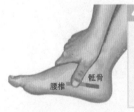

腰椎 骶骨

4 拇指按揉足部腰椎、骶骨反射区各3~5分钟，力度稍重。此法可疏通腰背部的气血，加强血液循环，迅速缓解腰背部的病痛。

耳部按摩

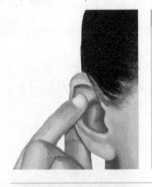

1 食指挤按腰椎、骶椎反射区各1~3分钟。经常按摩腰椎、骶椎反射区可有效缓解腰椎、骶椎部位病变所致的疼痛和各种活动障碍。

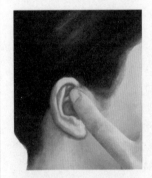

2 食指按揉耳部交感反射区1~3分钟。经常按揉交感反射区，可调节人体植物性神经系统，促使腰椎部损伤的神经根恢复功能。

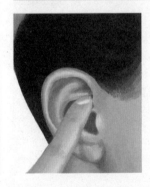

3 食指揉压耳部肾反射区1~3分钟。经常按摩肾反射区，可补益大脑、肾和造血系统，促进腰部血液循环，经常按摩有助于腰肌劳损的康复。

日常养生

① 不宜睡在潮湿、寒冷的地方，还应在出汗、雨淋之后及时更换湿衣，以预防腰肌劳损。

② 在参与剧烈的体育运动之前，应做充分的准备活动，以免引发或者加重病情。

③ 避免过度劳累。腰是人体运动的中心，过度劳累会使人出现腰痛的症状，因而在各项工作和运动中要注意劳逸结合。

④ 宜睡硬板床。床的合适与否直接影响人的健康，过软的床垫不能保持脊柱的正常生理曲度，睡眠宜选择硬板床。

⑤ 注意减肥。身体过于肥胖必然会给腰部带来额外的负担，因此过于肥胖的人应节制饮食，加强锻炼。

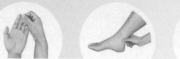

骨质增生

GU ZHI ZENG SHENG

◎骨质增生是人体衰老的自然现象，又称增生性、肥大性或退行性关节病。据调查显示，45岁以上的中老年人，患骨质增生的概率极高。此外，一些长期伏案工作者、睡眠姿势不良者也是骨质增生的易患人群。目前尚无去除骨质增生的特效方法，仅能够缓解症状，恢复患者正常的工作、学习和生活。

症状提示

骨质增生可分为多种，其中以颈椎、腰椎和膝关节骨质增生最为常见。

颈椎骨质增生：颈项疼痛、僵硬，活动受限。疼痛从轻微到严重，并从颈项向肩部和上肢扩展。患者活动后疼痛减轻，负重或劳累后加重，有的患者夜间疼痛剧烈。该病还可造成患者面部麻木、头晕头痛、手关节活动受限、上肢酸沉无力等症状。

腰椎骨质增生：腰部酸痛、胀痛、僵硬，患者弯腰受限。

膝关节骨质增生：初期，患者膝关节疼痛不严重，仅上下楼时微感不适，以后会逐渐加重，出现膝关节疼痛、僵硬，甚至畸形。

按摩原理

中医认为，骨质增生症属中医的"痹证"范畴，亦称"骨痹"，该病与外伤、劳损、瘀血阻络、感受风寒湿邪、痰湿内阻、肝肾亏虚等有关。采用按摩疗法时，主要是通过按摩相关穴位和反射区，调补肝肾、疏通经络、行气止痛，从而起到通畅气血、平衡阴阳，防止软组织变形、退化的作用，达到预防和缓解骨质增生的目的。

手足耳奇效穴位

手部：●外关穴 ●合谷穴 ●肾反射区 ●肝反射区

足部：●太溪穴 ●三阴交穴 ●肾反射区 ●肾上腺反射区 ●腰椎反射区 ●骶骨反射区

手部按摩

1 拇指指端点按外关穴1~3分钟，以感觉酸痛为宜。外关穴是手少阳三焦经上的穴位，此穴常用来调理外伤，可清热止痛、平衡气血，经常按摩此穴对骨质增生症状有缓解作用。
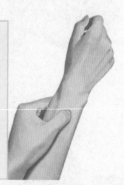

2 拇食指捏拿合谷穴1~3分钟，以感觉酸胀为宜。合谷穴是人体养生主要穴位之一，经常按摩此穴可使人一身气血充盈、通畅，阴阳平衡，对骨质增生症状有缓解作用。
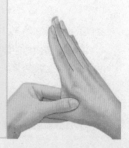

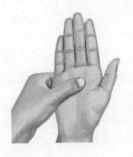

3 拇指按揉手部肾反射区3~5分钟，以透热为宜。此法可调补肾脏，肾主骨，故对骨骼系统疾病有改善作用。

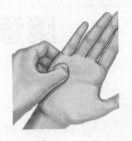

4 拇指指甲掐按手部肝反射区3~5分钟，以感觉酸麻为宜。此法可调补肝肾，对骨质增生症状有缓解作用。

 足部按摩

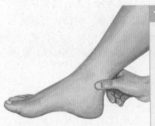

1 拇指按揉太溪穴3~5分钟，以感觉胀痛为宜。太溪穴是滋养肾阴的要穴，经常按揉此穴有固肾强腰膝的作用，可增强人体免疫力，对骨质增生症状有缓解作用。

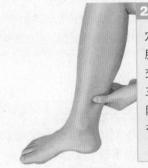

2 拇指按压三阴交穴3~5分钟，以感觉酸胀为宜。经常按摩三阴交穴可调补脾、肝、肾三脏，通畅气血，平衡阴阳，对骨质增生症状有缓解作用。

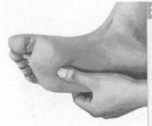

3 拇指指腹推按肾、肾上腺反射区各1~3分钟，以感觉酸胀为宜。二者配合按摩，可消炎、消肿、祛湿，调补肾脏，强腰膝，对骨质增生症状有缓解作用。

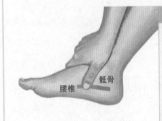

腰椎　骶骨

4 拇指按揉足部腰椎、骶骨反射区各3~5分钟，以皮肤发热为宜。此法可活血通络、疏经散寒、提高人体免疫功能，对骨质增生症状有缓解作用。

➕ **Tips** 适当体育锻炼预防骨质增生

　　专家建议，预防骨质增生应适当进行体育锻炼，但要避免长时间的剧烈运动。长期剧烈的运动可使骨骼及周围软组织受力不均、负荷过重，从而导致骨质增生。而适当的体育锻炼则是预防骨质增生的最好的方法，特别是关节的必要运动。适当的体育锻炼可增加关节腔内的压力，有利于关节液向软骨渗透，促进骨骼的新陈代谢，减轻关节软骨的退行性改变，从而达到减轻或预防骨质增生的作用。

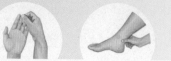

腕管综合征

WAN GUAN ZONG HE ZHENG

◎腕管综合征又称腕管狭窄症，是指由腕部外伤或者劳损等原因引起的腕横韧带增厚、管内肌腱肿胀、瘀血机化使组织变性，或者腕骨退变增生，使管腔内周径缩小，从而压迫正中神经，引起手指麻木无力的一种病症。本病好发于搬运工、钳工、电脑工作者、按摩师等频繁使用手工作的人。

症状提示

腕管综合征患者的症状有：手部桡侧的三个半手指麻木或者刺痛，夜间疼痛加剧，常常会使人在睡梦中痛醒。温度高时，疼痛加剧，活动或者甩手可减轻疼痛。寒冷季节患指发凉、发绀、活动不灵敏，拇指外展肌力差。病情严重者还会出现大小鱼际萎缩、皮肤发亮、指甲增厚，甚至出现患指溃疡等症状。

按摩原理

中医认为，本病多因手腕部气血隔绝，不能周荣，伤及经脉，气血凝滞引起。因此，按摩调理腕管综合征时，多从疏通经络、行气活血、祛风散瘀、镇痛消肿着手，通过按摩，使得腕部经络通达，气血畅通无阻，瘀滞尽散，从而缓解疼痛，逐步恢复受损组织。

手足耳奇效穴位

手部：●合谷穴 ●太渊穴 ●大陵穴

足部：●光明穴 ●肾反射区 ●上下身淋巴结反射区

耳部：●神门穴 ●腕反射区

手部按摩

1 拇指按揉合谷穴50次，以感觉酸胀为宜。适当按摩此穴，具有通经活络、镇静安神的功效，可提高人体的痛阈和耐痛阈，迅速止痛。

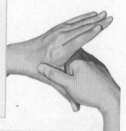

2 拇指按揉太渊穴50次，以感觉压痛为宜。按摩此穴，具有疏风解表、祛瘀通脉的作用，配上禅推列缺穴，能疏通腕部气血，缓解腕关节损伤带来的疼痛。

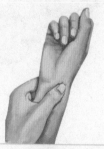

3 屈食指点按大陵穴1~3分钟，以感觉酸胀为宜。大陵穴位于手腕之上，是缓解手腕痛、手指麻木的常用穴位。配合外关穴、阳溪穴按摩，效果更佳。

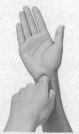

足部按摩

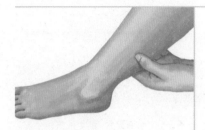
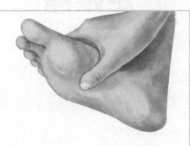
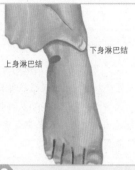

上身淋巴结　下身淋巴结

1 拇指按揉下肢部光明穴50次，以感觉压痛为宜。此法可消炎退热、镇静镇痛、调节神经、疏通经络，适合腕关节软组织损伤、腕关节扭伤、腕关节腱鞘炎患者使用。

2 拇指按压足部肾反射区1~3分钟，以感觉酸胀为宜。经常按摩这个反射区有消炎、消肿、补益气血的功效，对腕管综合征有改善作用。

3 拇指点按足部上、下身淋巴结反射区各3~5分钟，以透热为宜。经常按摩这两个反射区能够促进淋巴循环，促进细胞组织更新，缓解腕部疼痛。

耳部按摩

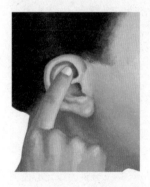
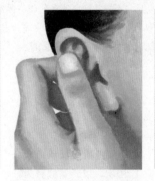

1 食指点按耳部神门穴1~3分钟，以感觉酸胀为宜。此法可调节神经系统，有镇静止痛的功效，可缓解腕管综合征患者的病痛。

2 拇指指甲推耳部腕反射区1~3分钟，以感觉酸胀为宜。此反射区直接作用于腕部，可促进腕部血液循环、消除肿胀，缓解腕管综合征患者的疼痛。

日常养生

① 对于急性发作期病情较为严重者，应将患臂用纸质板托住，呈功能位，用三角巾悬吊于胸前，松弛压迫，减少运动。

② 患者每天应自行活动手部数次，以促进血液循环。

③ 急性发作期后，疼痛减缓，患者应练习腕屈伸、臂旋转、伸指握拳等动作，促进肌肉及肌腱的活动，防止废用性萎缩和粘连。

④ 患者还应注意患处保暖，防止受凉，避免用冷水擦洗，以避免加重病情。

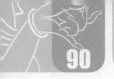

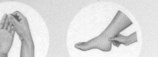

足跟痛
ZU GEN TONG

◎足跟痛是由足跟的骨质、关节、滑囊、筋膜等处病变引起的足跟底部局限性疼痛，是一种常见病痛，多见于40~60岁的中老年人。足跟痛的直接诱因是中老年人长期负重行走导致足部各组织挤压受损。

手足耳奇效穴位

足部：●承山穴 ●涌泉穴 ●复溜穴 ●昆仑穴 ●肾反射区

耳部：●跟反射区 ●踝反射区 ●肾反射区 ●肝反射区

症状提示

足跟痛的起病较为缓慢，多为一侧疼痛。晨起站立时，多感觉足跟凝重、胀痛，稍做活动后可缓解疼痛，但行走过久将会加剧疼痛。足跟部不红不肿，遇冷疼痛加剧。

按摩原理

足跟痛，属中医"骨痹"的范畴，发病原因多与中老年肾亏劳损、外伤和感受寒湿有关。肾亏导致身体屏弱，外伤致使气血不行、经络不舒，加之寒湿外侵，由此致病。因此，在采用按摩疗法缓解足跟痛时，应以固本培元、祛风除湿、温经散寒、软坚消肿、活血镇痛为主，通过按摩相关穴位和反射区，补益肾气，畅通足部气血，疏经通络，消肿止痛，达到缓解足跟痛的目的。

足部按摩

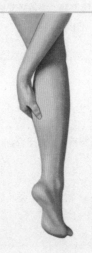

1 拇指按揉承山穴50次，以感觉酸胀为宜。承山穴是祛除人体湿气的最佳穴位。按摩此穴，不仅可以通过振奋膀胱经的阳气，将体内湿气排出，还可以促进腿部血液循环，快速缓解肿胀、麻木、疼痛等足跟痛症状。

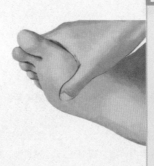

2 拇指按揉涌泉穴3~5分钟，以足心发热为宜。按摩此穴，可改善局部毛细血管、毛细淋巴管的通透性，促进血液、淋巴液在体内的循环，调整人体的代谢过程，具有持续而强有力的镇痛利尿作用，有效缓解足跟痛。

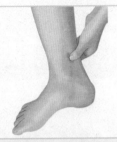
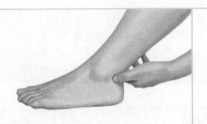
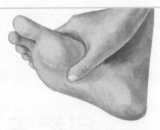

3 拇指按压复溜穴50次，以感觉酸胀为宜。复溜穴是足少阴肾经上的重要穴位，此法可滋阴补肾、疏经活血、消炎止痛、健脾除湿，有效缓解足跟痛。

4 拇指指腹按揉昆仑穴1~3分钟，以感觉酸胀为宜。昆仑穴位于脚跟处，古文献有记载："踝跟骨痛灸昆仑。"即此穴是缓解脚踝、脚跟部位疼痛的特效穴位。

5 拇指按压足部肾反射区1~3分钟，以感觉酸胀为宜。此法有消肿、消炎、调补肾脏、通经活络的功效，可有效缓解足跟痛。加按肾上腺反射区，效果更佳。

耳部按摩

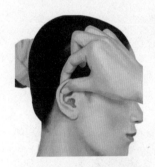
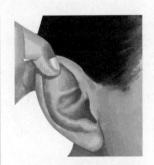

1 拇指、食指捏耳部跟反射区1~2分钟，以感觉酸胀为宜。此法有行气通络、活血止痛的功效，可用于缓解足跟肿胀、疼痛等症。

2 食指按压耳部踝反射区1~2分钟，以感觉酸胀为宜。经常按摩这个反射区可活血通络，对足跟部的肿胀、发炎有缓解作用。

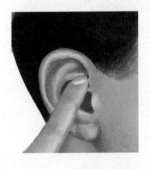
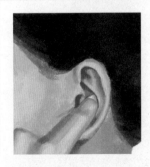

3 食指揉压耳部肾反射区1~2分钟，以感觉酸胀为宜。经常按摩这个反射区可调补肾脏，对肾亏所致的足跟痛有缓解作用。

4 食指指腹按揉肝反射区1~2分钟。经常按摩这个反射区可疏肝解郁、活血镇痛，配合以上反射区按摩，可有效缓解足跟痛。

日常养生

❶ 要保护好足跟，首先要选择一双舒适的鞋子，还可以将鞋子的后跟垫高，使脚后跟受到的压力减轻。
❷ 不宜站立时间过长，如因工作需要不能避免，可采取改变站姿的方法，以免脚后跟过长时间承受压力。
❸ 如果脚后跟出现疼痛发炎的现象，应立即停止运动，让韧带充分休息。

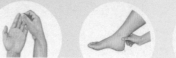

▶ 妇科、儿科疾病
FU KE ER KE JI BING

▶ 月经不调
YUE JING BU TIAO

◎月经不调是指女性月经的周期、经期、经色、经质等发生异常并伴有其他症状的一种疾病，是妇科最常见的疾病之一。据统计，我国90%的女性都有月经不调的症状，但极少有人对其给予足够的重视。据临床验证，月经不调可导致阴道炎、子宫内膜炎、子宫肌瘤等多种妇科疾病。

症状提示

月经不调主要表现为经期延长，月经提前或推后，月经先后不定期，月经过多、过少，经色不正常等。患者还可能会出现全身乏力、面色苍白、痛经、头昏、腰酸、怕冷喜暖等症状。

手足耳奇效穴位

手部：●合谷穴 ●后溪穴 ●神门穴 ●曲池穴 ●内关穴 ●脑垂体反射区 ●肾上腺反射区 ●腰椎反射区 ●骶骨反射区 ●生殖腺反射区

足部：●三阴交穴 ●太溪穴 ●太冲穴 ●照海穴 ●然谷穴 ●生殖腺反射区

耳部：●缘中反射区 ●神门穴 ●肾反射区 ●内分泌反射区 ●内生殖器反射区 ●肝反射区

按摩原理

月经不调的原因分为神经内分泌功能失调和器质病变或药物引起两类。按摩疗法主要是针对神经内分泌异常导致的月经不调。该病多由先天肾气不足，或劳倦过度使脏气受损，肾肝脾功能失常，气血失调，以致冲任二脉损伤所致。通过按摩特定的穴位和反射区，可加强肝脏疏泄功能，脾脏统血功能和肾脏温煦功能，调节人体中枢神经系统和内分泌系统，从而使月经恢复正常。

手部按摩

1 一指禅推合谷穴1~3分钟，以感觉酸胀为宜。适当刺激合谷穴，有助于改善冠状动脉血液循环。对于月经不调患者来说，此法可疏经通络，活血止痛，有较好的改善效果。

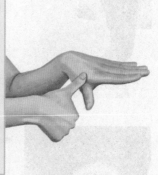

2 拇指指腹按压后溪穴1~3分钟，以感觉胀痛为宜。后溪穴是奇经八脉的交会穴，按摩此穴有调节人体气血的功效，对月经不调有调理作用。

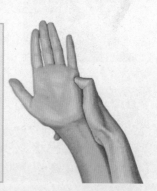

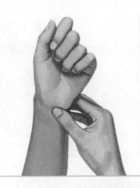

3 拇指按揉神门穴1~3分钟，以感觉酸胀为宜。神门穴可调节人体中枢神经系统。此法可益肾安神，有效调理月经不调。

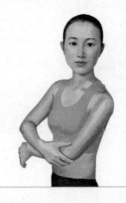

4 拇指点按曲池穴50次，以有压痛感为宜。经常刺激曲池穴可疏风、清热、泻火，促进日常排泄，并对月经不调有调理作用。

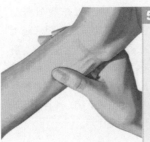

5 拇指按揉内关穴50次，以感觉压痛为宜。按摩此穴，能够宁心安神、益气行血、化瘀通络，有效缓解痛经等月经不调症状。

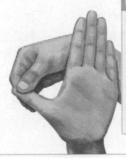

6 拇指按揉手部脑垂体反射区1~3分钟，力度要大，以有酸痛感为宜。此法可调和脏腑，理气顺血，调节人体内分泌系统，改善月经不调症状。

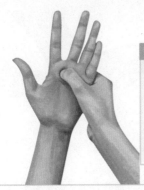

7 拇指点按手部肾上腺反射区5分钟。经常按摩肾上腺反射区可调节人体内分泌系统，有助于月经恢复正常。

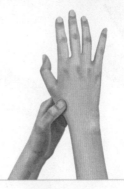

8 拇指推手部腰椎反射区3~5分钟，以皮肤发热为宜。此法可通络止痛、行气止血，调理月经不调。

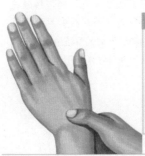

9 拇指按揉手部骶骨反射区3分钟，以透热为宜。月经不调患者常感腰部疼痛，按揉骶骨反射区可减轻患者腰部疼痛。

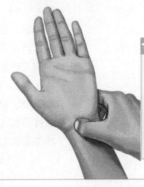

10 拇指点按手部生殖腺反射区5分钟，动作连续而有规律。此法可对控制月经周期的神经反射系统进行调节，使月经规律。

足部按摩

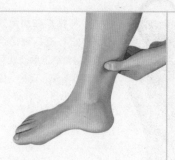
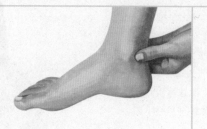
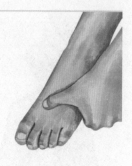

1 拇指按压三阴交穴50次，以感觉酸胀为宜。三阴交穴是人体下肢的大穴，是妇科著名的调血和气之穴。按摩此穴，有疏肝理气、活血化瘀的作用，可调理月经不调。经期严禁按摩此穴。

2 拇指按揉双脚太溪穴1~3分钟，以感觉胀痛为宜。经常刺激太溪穴，能起到活血止血、滋阴利湿的功效，可以活化肝肾功能，调理女性月经不调等症。

3 拇指指腹按揉太冲穴3~5分钟，以感觉酸胀为宜。太冲穴是足厥阴肝经上的重要穴位，不管是肝火、肝阳，还是肝气、肝风，都可按其泻之，因而可以调理各种体内气血所致之病，对月经不调具有调理作用。

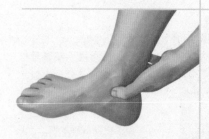
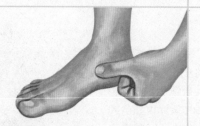
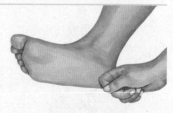

4 拇指点按双脚照海穴1~3分钟，以局部胀痛为宜。经常刺激照海穴，能调节神经内分泌功能，从而达到调节月经的目的。

5 取坐位，双手拇指推压然谷穴1~3分钟，以感觉胀痛为宜。现代研究表明，阴虚血热会引起月经提前以及手脚发热等症状。经常刺激然谷穴，可以祛除虚热，调和阴阳，对调理月经不调和改善手脚发热有显著效果。加按涌泉穴，效果更佳。

6 屈食指推足部生殖腺反射区3~5分钟，力度适中，以感觉酸胀为宜。经常按摩这个反射区可对控制月经周期的神经反射区系统进行调节，从而使月经恢复正常。

耳部按摩

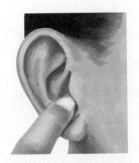

1 食指按揉耳部缘中反射区1~2分钟，以感觉酸胀为宜。缘中反射区对脑垂体有调节功能，可通过调节神经内分泌达到规律月经的目的。

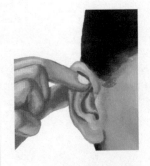

2 拇指、食指捏揉耳部神门穴1~3分钟，以感到胀痛为宜。神门穴可调节人体神经系统，具有镇静止痛的功效，可缓解月经不调症状。

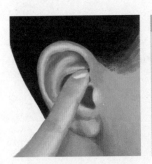

3 食指揉压耳部肾反射区1~2分钟。此法可壮阳气、益精液、强腰脊、补脑髓、聪耳明目，常用于改善肾盂肾炎、腰痛、月经不调。

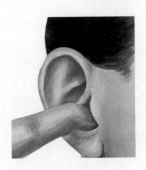

4 食指推按耳部内分泌反射区1~2分钟。此法可调节全身内分泌、抗过敏，常用于调理痛经、月经不调、更年期综合征、痤疮等症。

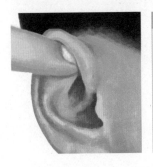

5 食指指端点掐耳部内生殖器反射区1~2分钟，以感觉酸痛为宜。此法可调理女子痛经、月经不调、白带过多、功能失调性子宫出血等症。

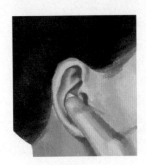

6 食指点掐耳部肝反射区1~3分钟，以局部发热为宜。此法能够调节中枢神经系统和内分泌系统，具有良好的调经作用。

✚ Tips 手足耳诊病

① 有"青筋"穿过手腕，直达大鱼际区域，多提示月经不调。

② 手掌颜色呈暗青色或者鲜红色，有红、黄、青斑点，多提示月经不调。

③ 脚趾甲有一条或者数条纵行黑线，多提示内分泌失调、痛经或者月经紊乱。

④ 大脚趾腹侧有网状粗纹呈现，且有针孔状损害者，男性多有性功能减退、阳痿、早泄等症状，女性多有内分泌紊乱、月经不调、不孕等症状。

⑤ 耳部的子宫反射区呈红色，多提示月经不调。

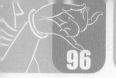

痛经
TONG JING

◎痛经是指女性在经前或行经期间发生难以忍受的下腹疼痛，常表现为阵发性或持续性小腹疼痛，且有阵发加剧的现象，常伴有腰酸不适或腰骶疼痛，严重者甚至出现昏厥的一种妇科病症。多见于未婚青年女性和已婚尚未生育的女性。

症状提示

原发性痛经按程度可划分为3种：

轻度：经期及其前后小腹疼痛，腰部酸痛，无全身症状。

中度：经期及其前后小腹疼痛难忍，腰部酸痛，恶心呕吐，手脚冰凉，须施用止痛措施。

重度：经期及其前后小腹疼痛难忍，需卧床休息，腰部酸痛，面色苍白，冷汗，手脚冰凉，呕吐，腹泻，止痛措施无法明显缓解。

按摩原理

中医认为，"不通则痛"，经血流通不畅、气滞血瘀是痛经发生的根本原因。因此，在采用按摩疗法时，应以调经养血、行气活血为原则，消除气滞血瘀，促进全身血液循环，缓解并最终消除痛经。值得注意的是，按摩疗法一般在月经开始前一周开始，至行经时止，经期不宜按摩，坚持3个月即可见效。

手足耳奇效穴位

 手部：●合谷穴　●内关穴　●阳池穴　●骶骨反射区

 足部：●三阴交穴　●涌泉穴　●大敦穴

耳部：●神门穴　●内生殖器反射区　●内分泌反射区

手部按摩

1 拇指点按合谷穴1~3分钟，以感觉酸麻为宜。此法可起到很好的止痛效果，按摩时手法宜重，刺激要强，以增强其行气止痛的作用。

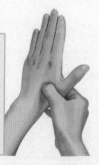

2 拇指按揉内关穴1~3分钟，以感觉酸胀为宜。内关穴对循环系统、消化系统、神经系统、内分泌系统等均有调节作用，按摩此穴有益于调理痛经。

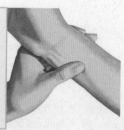

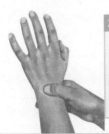

3 点按阳池穴1~3分钟，以感觉胀痛为宜。此法可迅速畅通血液循环，平衡激素分泌，暖和身体，进而消除手足发冷，缓解痛经。

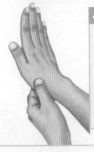

4 拇指推压手部骶骨反射区1~3分钟，以感到胀痛为宜。经常按摩这个反射区可以有效缓解痛经给患者带来的腰痛等病症。

足部按摩

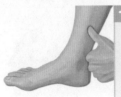

1 拇指按揉小腿内侧三阴交穴1~3分钟，以感觉酸胀为宜。三阴交穴是妇科著名的调血和气之穴。此法可疏肝理气、活血化瘀，可缓解痛经。经期严禁按摩此穴。

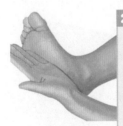

2 小鱼际擦涌泉穴3~5分钟，以有热感向小腿部放散为宜。经常按摩此穴能够改善整个下肢部的微循环，促进血液流动，暖和身体。缓解痛经。

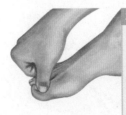

3 拇指以掐法掐按大敦穴2~3分钟，以感觉胀痛为宜。大敦穴是肝经的起始点，与子宫的关系最为密切。按摩此穴，对于缓解痛经、月经不调效果显著。

耳部按摩

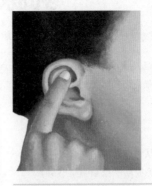

1 食指点按耳部神门穴1~3分钟，以感觉胀痛为宜。经常按摩神门穴可调节人体神经系统，有镇静止痛的作用，可缓解痛经患者的疼痛。

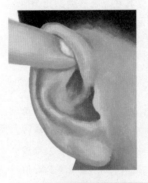

2 食指点掐耳部内生殖器反射区1~3分钟，以感觉胀痛为宜。此法适用于女子痛经、月经不调、白带过多、功能失调性子宫出血，男子遗精、早泄等症。

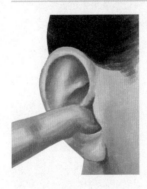

3 食指推按耳部内分泌反射区1~3分钟，以有灼热感为宜。此法可调节全身内分泌、抗过敏，常用于改善痛经、月经不调、更年期综合征、痤疮等症。

⊕ Tips 手足耳诊病

❶ 手部的生殖腺反射区出现青色，常见痛经、闭经等疾患。

❷ 耳部有糠皮不易擦去者，多提示有妇科疾病，相应反射区有压痛。

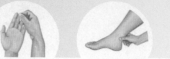

乳腺增生

RU XIAN ZENG SHENG

◎乳腺增生是女性最常见的乳房疾病，发病率居乳腺疾病的首位，多由人体内分泌紊乱所致。据调查显示，当前有70%至80%的女性有不同程度的乳腺增生现象。

症状提示

乳腺增生的常见症状为患者的一侧或者两侧乳房可扪及圆形、大小不等的易于推动的结节肿物。患者常感隐痛或刺痛，尤其在月经前痛感更为明显。乳房表面正常，大多无触痛感和压痛感，极少数患者有乳头溢液。常兼有头眩、口苦咽干的症状。

按摩原理

乳腺增生属中医"乳癖""乳核""乳栗"等范畴。中医认为，恼怒伤肝可使肝郁气滞，思虑伤脾可使脾失健运。肝脾两伤、痰气互结、瘀滞成块，则发为乳腺增生。按摩调理乳腺增生以疏肝理气、化痰散结为关键，通过恢复肝脏的正常疏泄功能，从而调节人体内分泌，达到缓解乳腺增生症状的目的。

手足耳奇效穴位

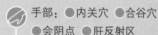
手部：●内关穴　●合谷穴
　　　●会阴点　●肝反射区

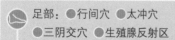
足部：●行间穴　●太冲穴
　　　●三阴交穴　●生殖腺反射区

耳部：●胸椎反射区　●内分泌反射区
　　　●内生殖器反射区

手部按摩

1 拇指按揉内关穴1~3分钟，以感觉酸胀为宜。内关有平衡阴阳、脏腑、气血的功效，还能调节人体内分泌，达到缓解乳腺增生症状的目的。

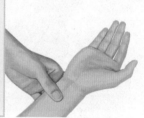

2 拇指按揉合谷穴1~3分钟。合谷穴是人体最为重要的养生穴位之一，它能调理的疾病多不胜数，与其他穴位配合使用，对缓解乳腺增生的症状亦有助益。

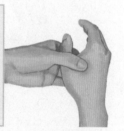

3 拇指点掐小手指上的会阴点1~3分钟，以感觉刺痛为宜。经常按摩此穴，能调节整个生殖系统，对缓解乳腺增生及消除乳房肿块有一定作用。

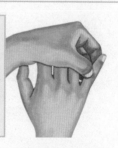

4 拇指按揉手部肝反射区3~5分钟，以局部发热为宜。此法能够加强肝脏的疏泄功能和脾脏的统血功能，调节内分泌，缓解乳腺增生的症状。

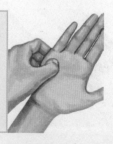

足部按摩

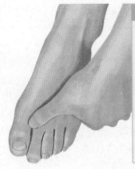

1 拇指按揉行间穴3~5分钟，以感觉酸胀为宜。行间穴能泻肝火、疏气滞，经常按摩此穴可对因肝脾失调、瘀滞成块而致的乳腺增生有较好的改善作用。

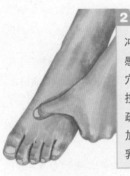

2 拇指按揉双脚太冲穴各3~5分钟，以感觉酸胀为宜。太冲穴是肝经要穴，经常按摩此穴，能够起到疏肝理气的功效，可加速消除肿块，缓解乳腺增生的症状。

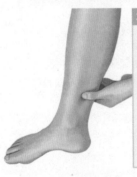

3 拇指按压三阴交穴3~5分钟，以感觉酸胀为宜。经常按摩此穴可同时调补脾、肝、肾三脏，对乳腺增生及女性泌尿生殖系统疾病均有较好的改善效果。

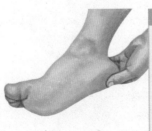

4 拇指向心方向推足部生殖腺反射区3~5分钟，以感觉酸胀为宜。经常按摩这个反射区，可充分调节女性体内激素分泌，缓解乳腺增生的症状。

耳部按摩

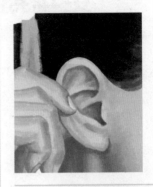

1 拇指指甲推耳部胸椎反射区3~5分钟，以感觉酸胀为宜。胸椎反射区对应人体胸椎，经常按摩此处可用来缓解胸胁疼痛和乳腺增生等乳房疾病。

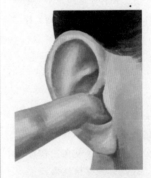

2 食指推压耳部内分泌反射区3~5分钟，以感觉酸胀为宜。经常按摩内分泌反射区可调节全身内分泌，与胸椎反射区联合使用，改善乳房疾病效果显著。

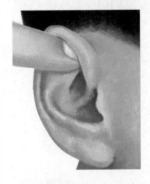

3 食指点掐耳部内生殖器反射区3~5分钟。此法可调理多种女性生殖系统疾病，此穴为以上两穴的辅助穴位，对缓解乳腺增生症状能起到一定的辅助作用。

日常养生

① 不良情绪可加重内分泌失调，使乳腺增生更加严重。因此患者应少生气，保持情绪稳定。

② 乳腺增生患者生活要有规律，要劳逸结合，同时保持性生活和谐。这样可调节内分泌，减轻乳房胀痛症状。

③ 乳腺增生患者禁止滥用避孕药及含雌激素的美容产品。

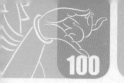
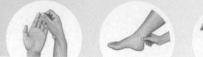

更年期综合征

GENG NIAN QI ZONG HE ZHENG

◎更年期综合征是指更年期妇女由于卵巢功能减退，垂体功能亢进，分泌过多的促性腺激素，引起植物神经功能紊乱，从而出现的一系列症状，多发生在45~55岁之间。更年期是每个人必然要经历的阶段，但每个人表现的症状却轻重不同，轻的无碍，重的可以影响工作及日常生活；时间长短也不一样，短的可持续几个月，长的可延续几年。更年期妇女应注意调理身体，勿让各种症状影响工作和日常生活。

 症状提示

更年期综合征主要表现为女性月经紊乱渐至绝经，伴有心悸、耳鸣、失眠、头痛、发烧、性趣减低、烦躁不安、多疑、焦虑、易怒、抑郁、易疲劳、记忆力减退、注意力不集中等症状。

 按摩原理

更年期综合征是因妇女性激素分泌减少，垂体反馈性地分泌更多量的激素，引起甲状腺和肾上腺皮质功能亢进，内分泌失调，致使自主神经功能紊乱而产生的症状。因此，在采用按摩疗法时，调节脑垂体激素分泌、调整内分泌系统、纠正自主神经功能紊乱便显得尤为重要。通过对穴位和反射区按摩，调整身体机能，促进全身血液循环，补益气血，可缓解更年期综合征，帮女性顺利度过这段人生必经之路。

 手足耳奇效穴位

手部：●关冲穴 ●内关穴 ●神门穴 ●合谷穴 ●阳池穴 ●肾点 ●命门点 ●脑垂体反射区 ●心反射区 ●生殖腺反射区

足部：●至阴穴 ●太溪穴 ●太冲穴 ●涌泉穴 ●三阴交穴 ●子宫反射区

耳部：●内分泌反射区 ●内生殖器反射区 ●交感反射区 ●肾反射区 ●肝反射区 ●心反射区

手部按摩

1 拇指掐关冲穴5~8分钟，以感觉酸麻为宜。阴阳气血通过关冲穴而相通。按摩此穴可使经脉畅通，阴阳气血互相流通，达到人体气血平衡，对调节更年期女性的身体机能，缓解更年期综合征有一定作用。

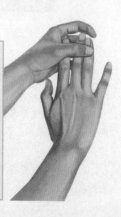

2 拇指按揉腕部内关穴3~5分钟，以感觉酸胀为宜。按揉内关穴可舒畅情志、缓解精神郁闷和情绪烦躁等精神和心理异常，而这正是更年期综合征患者的主要症状之一，因而内关穴对更年期综合征有缓解作用。

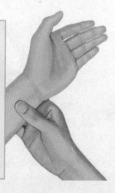

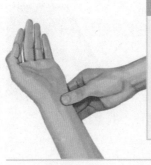

3 拇指按揉神门穴3～5分钟，以感觉酸胀为宜。神门穴可镇静安神、补益心气、疏通经络，对更年期综合征的症状均有缓解作用。

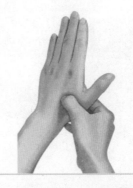

4 拇指指端点按合谷穴1～3分钟，以感觉酸胀为宜。适当刺激合谷穴，可疏经通络，活血止痛，对更年期综合征有较好的改善效果。

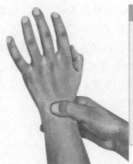

5 拇指按揉阳池穴1～3分钟，以感觉酸胀为宜。刺激这一穴位，可畅通血液循环，暖和身体，缓解更年期综合征。

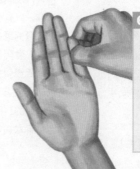

6 拇指点揉手部肾点50次，以感觉酸胀为宜。按摩此穴，可以强肾培元，增强肾活力，消除性趣低下，有效缓解更年期症状。

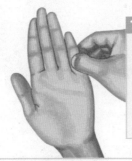

7 拇指点揉命门点2～3分钟，以感觉酸胀为宜。此法可补益肾气，强壮身体，可有效缓解有气无力等更年期症状。

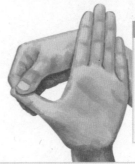

8 拇指按揉脑垂体反射区1～3分钟，以感觉酸胀为宜。此法可理气顺血，调节内分泌系统，缓解更年期症状。

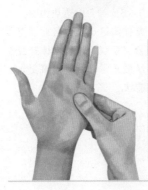

9 拇指按揉手部心反射区3～5分钟，以感觉酸胀为宜。此法可调节内分泌，减轻更年期症状，缓解不良情绪。

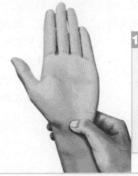

10 拇指平推手部生殖腺反射区3～5分钟，以局部发热为宜。此法可温肾和血，调节内分泌，有效缓解更年期症状。

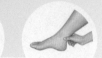

足部按摩

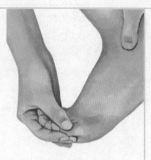

1 拇指按揉至阴穴1~3分钟，以感觉酸胀为宜。至阴穴是一个妇科要穴。经常按摩此穴，可以调节肾上腺皮质激素分泌，改善自主神经功能紊乱的情况，缓解更年期症状。

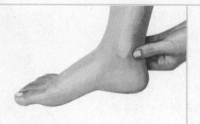

2 拇指按揉太溪穴1~3分钟，以有胀痛感为宜。太溪穴是肾的原穴，起着向外输送精气、滋阴补肾的作用，擅长调理肾虚引起的各种病症。中医认为更年期综合征是由肾虚引起的，因此按摩此穴，对于缓解本病效果显著。

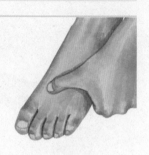

3 拇指揉按太冲穴1~3分钟，以感觉酸胀为宜。经常按摩此穴，能调节人体内分泌，协调这个特殊时期身体各个器官的功能，缓解心烦、急躁、失眠、盗汗等更年期症状。

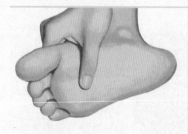

4 拇指点按足底涌泉穴1~3分钟，以透热为宜。经常按摩此穴，能调节失调的激素，促进身体血液循环，缓解更年期症状。

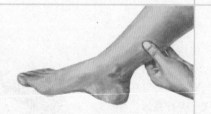

5 拇指按揉小腿内侧三阴交穴50次，以感觉酸胀为宜。刺激三阴交，对人体生殖机能有明显影响，可促使女性子宫收缩，提高卵巢功能，调整内分泌系统，有效缓解更年期症状。

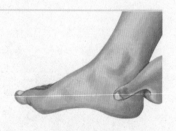

6 拇指按揉足部子宫反射区3~5分钟，以透热为宜。经常按摩这个反射区能调整内分泌系统，恢复自律神经系统的正常功能，缓解更年期症状。

耳部按摩

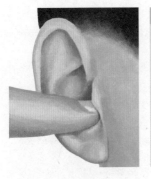

1 食指指端点按内分泌反射区3~5分钟。内分泌紊乱是更年期综合征的主要病因，按摩内分泌反射区可调节全身内分泌，故对更年期综合征有缓解作用。

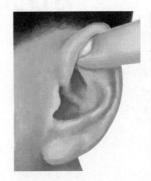

2 食指点掐耳部内生殖器反射区1~3分钟，以感觉酸胀为宜。此法可调节女性体内激素水平，经常按摩这个反射区对更年期综合征可起到较好的缓解作用。

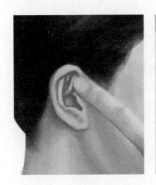

3 食指指腹按压交感反射区1~3分钟，以感觉酸胀为宜。按摩交感反射区可调节机体自主神经系统，对神经功能紊乱起到调节作用，故对缓解更年期综合征有显著效果。

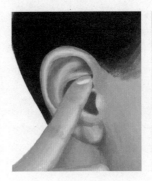

4 食指指腹按揉肾反射区1~3分钟，以感觉酸胀为宜。经常按揉肾反射区可强壮身体机能，亦有宁神镇静的功效，对更年期综合征有缓解作用。

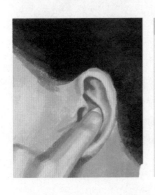

5 食指指腹按揉肝反射区1~3分钟，以局部发热发红为宜。按揉肝反射区，可起到疏肝化瘀、清热泻火的作用，使人心静神宁，故对更年期综合征有缓解作用。

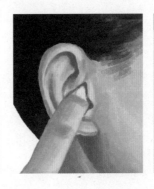

6 食指按压耳部心反射区1~3分钟，以感觉酸胀为宜。经常按摩这个反射区可起到宁心安神、清泄心火、强心通脉的功效，对更年期综合征有缓解作用。

日常养生

① 更年期的女性一定要以积极乐观的心态对待自身生理变化，主动配合医生，以顺利度过这个重要的转折时期。

② 更年期女性更应注意生活规律，注意劳逸结合，保证充足的睡眠，在身体允许的条件下，积极从事户外运动，以丰富精神生活，增强身体素质。保持和谐的性生活对本病治疗亦有帮助。

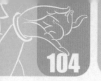

 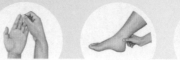

小儿厌食症

XIAO ER YAN SHI ZHENG

◎小儿厌食症是指因消化功能障碍引起的一种慢性消化性疾病，表现为小儿见食不贪、食欲不振甚至是拒食，日久可衍变成小儿营养不良症，影响患者生长发育。

 症状提示

小儿厌食症患者常不思饮食，无论何种美味均食之如同嚼蜡，继而见食产生抗拒心理，同时伴有面色暗黄、形体消瘦、呕吐、泄泻等症状。

按摩原理

中医认为，小儿厌食症源于脾胃功能异常。按摩调理本病，重点在于调和脾胃，扶助运化，以恢复脾胃的正常纳运功能。亦可通过按摩起到行气、开胃的功效，以帮助实现脾胃的纳运功能正常。

手足耳奇效穴位

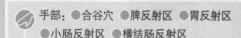

手部：●合谷穴　●脾反射区　●胃反射区
●小肠反射区　●横结肠反射区

足部：●公孙穴　●太白穴　●胃反射区
●十二指肠反射区　●横结肠反射区
●升结肠反射区　●降结肠反射区
●乙状结肠反射区

耳部：●胃反射区　●十二指肠反射区
●脾反射区

手部按摩

1 一指禅推合谷穴1~3分钟，以微有酸麻感为宜。此法可调理胃肠疾病，有健脾和胃的功效，故对小儿厌食症有改善作用。

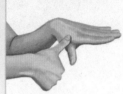

2 拇指按揉手部脾反射区1分钟，以感觉酸胀为宜。此法可调理脾脏，有健脾功效，对食欲不振、消化不良等症有改善作用。

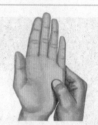

3 捏拿手部胃反射区1分钟。经常按摩这个反射区可调理胃腑，有和胃、开胃的功效，可促进食欲，对小儿厌食症有治疗作用。

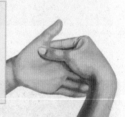

4 拇指推手部小肠反射区1分钟。此法可调理肠道，缓解腹泻、消化不良、肠功能紊乱等症，可改善小儿厌食症。

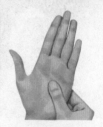

5 拇指推手部横结肠反射区1分钟。此法可改善小儿厌食症。

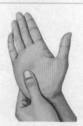

足部按摩

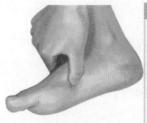

1 拇指点压公孙穴1~3分钟，以感觉酸胀为宜。按摩此穴可健脾开胃，对消化不良、食欲不振、呕吐泄泻等症均有缓解作用。

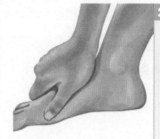

2 拇指指端点按太白穴1~3分钟。按摩此穴有助于恢复脾的运化功能，故对呕吐、消化不良、食欲不振、腹痛、肠鸣等症均有缓解作用。

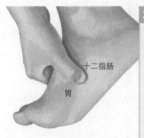

十二指肠

胃

3 拇指按压足部胃、十二指肠反射区各3~5分钟。经常按摩这两个反射区可消食化积，促进胃肠蠕动，增进食欲，对小儿厌食症有改善作用。

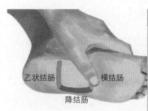

乙状结肠　　横结肠

降结肠

4 拇指推横结肠、升结肠、降结肠、乙状结肠反射区各1~3分钟。此法可提高消化吸收功能，改善小儿厌食症。（升、降结肠反射区分别位于右、左足）

耳部按摩

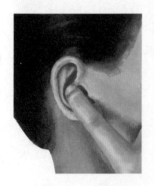

1 食指按揉耳部胃、十二指肠反射区各1~3分钟，此法可和胃宜脾，增进食欲，促进消化吸收，对小儿厌食症有改善作用。

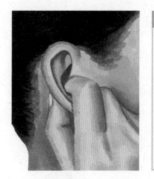

2 食指掐按耳部脾反射区1~3分钟。此法有健脾功效，经常按摩这个反射区可恢复脾的运化功能，增进食欲，对小儿厌食症有改善作用。

日常养生

① 给宝宝制定用餐表，保证其进食的多样化，以引起宝宝对进食的期待。

② 不要一次给宝宝喂食过多，更不可强行给宝宝加餐，以免引起宝宝逆反心理。

③ 严格控制宝宝的零食量。宝宝吃了过多的零食，不仅难以补充全面的营养，还会影响正餐。

④ 宝宝皮肤娇嫩，在按摩的时候，要注意手法要轻柔，以免伤到宝宝。

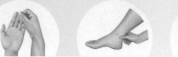

小儿多动症

XIAO ER DUO DONG ZHENG

◎小儿多动症是一种常见的儿童行为异常问题。患儿的智力正常或基本正常，但无意识的小动作多，注意力不易集中。据资料显示，我国学龄儿童发病者相当不少，约占全体小学生的1%，且男孩多于女孩。

症状提示

小儿多动症的临床症状常被分成3类：

活动过度： 手足不停不止、难以安静坐立，上课时小动作不断，常与同学斗殴。

注意力不集中： 容易受外界干扰而分散注意力，上课不专心听讲，情绪不稳，冲动任性，无故叫喊，无耐心做事。

学习困难： 病童智力正常，由于多动带来学习上的困难；部分病童存在认识活动障碍和综合分析障碍。

手足耳奇效穴位

手部：●内关穴　●少冲穴　●心反射区
●脑垂体反射区

足部：●太冲穴　●涌泉穴
●大脑反射区

耳部：●心反射区　●脑干反射区
●枕反射区

按摩原理

中医认为，患儿先天体质虚弱，后天失养，导致心肾不交、神志失控，于是出现心神不宁、神魂不安、意志不坚的症状，其最终病位在心。因此，按摩疗法应通过调节脏腑来消除根本病因，以养心安神、活血化瘀、化痰醒脑等为主要原则，通过按摩相关穴位和反射区，改善脑部血液循环，促进脑啡肽等生化物质的释放，增加脑内核糖核酸的含量，从而提高大脑机能，达到有效缓解小儿多动症的目的。

手部按摩

1 　两手拇指交替点按患儿内关穴1~3分钟，力度不要过大。内关穴是人体手厥阴心包经上的重要穴道之一。按摩此穴，能显著改善心脏机能，宁心安神。加拇指推按全身安神养心最好的穴位神门穴，效果更佳。

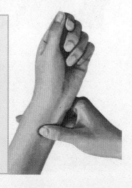

2 　拇指掐少冲穴1~3分钟，以感觉刺痛为宜。少冲穴是手少阴心经上的重要穴位，故一切由心所主管的而神经、精神功能出现异常时均可选择此穴进行调理，从而刺激大脑皮质，阻断恶劣情绪的蔓延与发展。

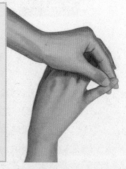

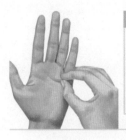

3 捏拿患儿手部心反射区3~5分钟，以患儿皮肤透热为宜。此法能安心宁神，缓解多动症状。加按足部心反射区，能增强效果。

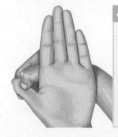

4 拇指点按手部脑垂体反射区1~3分钟，力度不宜重，以患儿能接受为度。此法可提神醒脑，调节内分泌和神经系统，对缓解小儿多动症颇有助益。

 足部按摩

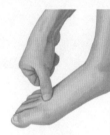

1 拇指按揉患儿太冲穴1~3分钟，力度不要过重，以患儿能接受为度。按摩此穴可以给心脏供血，补养心神，可有效调节情绪，提高注意力，缓解小儿多动症。

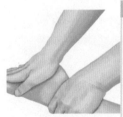

2 以手心擦足心涌泉穴3~5分钟。手心的劳宫穴属于手厥阴心包经，涌泉穴对应足少阴肾经，故此法可促进心肾相通，宁神镇静，对本病有一定的帮助。

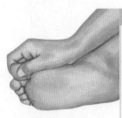

3 拇指用轻度手法按揉足部大脑反射区，时间以患儿年龄和症状而定。此法可增强脑功能、提高注意力、控制冲动行为，缓解小儿多动症。

耳部按摩

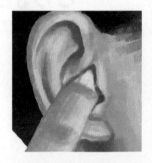

1 食指按压耳部心反射区1~3分钟。经常按摩这个反射区可起到宁心安神、强心通脉的功效，对小儿多动症有缓解作用。

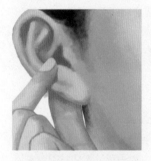

2 拇食指捏耳部脑干反射区1~3分钟。经常按摩这个反射区可起到醒脑开窍、养心安神的功效，适宜用来缓解小儿多动症。

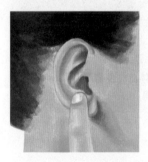

3 食指揉按耳部枕反射区1~3分钟。经常按摩这个反射区可起到清热安神、清肝醒脑的功效，适宜用来缓解小儿多动症。

日常养生

① 小儿多动症的发生具有一定的心理与社会因素，治疗本病当以疏导为主，配合心理辅导，耐心诱导患儿做自己感兴趣的事情，集中注意力。切不可打骂患儿，这往往会起到相反效果。

② 在饮食上，可给患儿多吃高蛋白、高磷脂的食物，注意维生素A、B族维生素、维生素C以及钙、磷等元素的摄入，这样可促进大脑发育。忌多食甜食和含铅高的食物，如皮蛋、爆米花等。

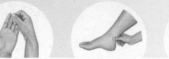

小儿百日咳

XIAO ER BAI RI KE

◎百日咳是一种由百日咳杆菌感染引起的急性呼吸道传染病，因其病程较久，甚至长达100天，所以叫百日咳，多发于儿童。此病除了咳嗽外，还可能伴有高烧、气急等症，并可产生多种并发症，如肺炎、肺气肿和支气管扩张等，对儿童健康影响很大。

症状提示

百日咳的初期症状与普通感冒类似，如流鼻涕、干咳和轻微发热。二者不同的是，百日咳经过数日后，咳嗽会逐渐加重，有时患者会咳得面红耳赤、涕泪交流、眼睑浮肿、舌向外伸，甚至大小便失禁、无法入睡。每次持续性强咳后，病童会张大嘴吸气，口中产生特有的高强声音。此外，百日咳患者的呼吸道还会因炎症而堵塞，出现鼻子不通气现象，鼻涕也会愈来愈浓稠。

按摩原理

中医认为，可传染的疫邪，从口鼻侵入人体，侵袭肺卫，使得肺失清肃、痰涎内阻、气机不畅，这是导致本病的重要原因，因此按摩时多取与肺脏相关的穴位和反射区。通过按摩特定穴位和反射区，可调节神经系统，对咳嗽中枢产生抑制，从而有效镇咳。此外，刺激特定穴位和反射区还可提高人体的免疫力，特别是使体内对百日咳杆菌有杀菌活性的体液免疫物质IgG、IgA含量增加，起到杀菌的作用。

手足耳奇效穴位

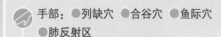

- 手部：●列缺穴 ●合谷穴 ●鱼际穴 ●肺反射区

- 足部：●太溪穴 ●肺反射区 ●支气管反射区 ●膀胱反射区

- 耳部：●肺反射区 ●咽喉反射区 ●肾上腺反射区

手部按摩

1 拇指一指禅推列缺穴1分钟，以感觉微胀为宜。此法能疏风解表、宣肺理气、利咽消肿，缓解小儿百日咳。

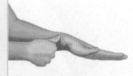

2 拇食指捏拿合谷穴1~2分钟，力度以患儿能承受为宜。此法可止咳退热，缓解小儿百日咳症状。

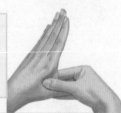

3 拇指按揉鱼际穴1~2分钟，以患儿感觉微痛为宜。此法可宣肺解表、利咽化痰，缓解小儿百日咳。

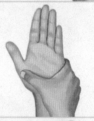

4 拇指指腹按揉手部肺反射区1~2分钟，以透热为宜。此法可宣肺止咳，对百日咳有缓解作用。

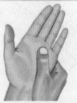

足部按摩

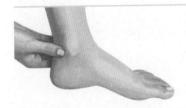 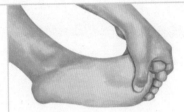 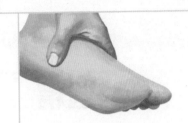

1 拇指按揉太溪穴1分钟，力度以患儿能够承受为宜。太溪穴是足少阴肾经上的重要穴位。刺激太溪穴可调节人体神经活动，达到止咳的作用。

2 拇指推肺及支气管反射区3~5分钟，力度以患儿能够承受为宜。此法可调节肺功能，对小儿百日咳有良好的缓解效果，长期坚持对上呼吸道炎症、肺结核、肺气肿等病症也很有效。

3 拇指推按足部膀胱反射区1~3分钟。经常按摩这个反射区可增强泌尿系统功能，加速代谢废物的滤出、分泌和排泄，有助于减轻咳嗽的症状。

耳部按摩

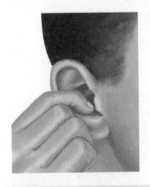

1 食指按揉耳部肺反射区1~2分钟，以患儿感觉微痛为宜。经常按摩这个反射区可宣肺止咳，有效缓解百日咳给患儿带来的不适。

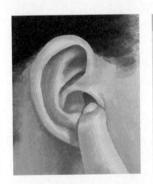

2 食指点掐耳部咽喉反射区1~2分钟，以感觉酸胀为宜。此法可起到清热解毒、消炎退肿的功效，可有效缓解因长期咳嗽导致的咽喉肿痛。

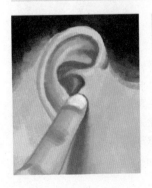

3 食指按压耳部肾上腺反射区1~2分钟，力度不宜过猛，以双耳屏发红充血为宜。按摩此处可清热解毒，调节内分泌，提高人体免疫力，对百日咳有缓解作用。

日常养生

❶ 患儿痰液黏稠不易咳出时，可使用化痰剂，但不能使用镇咳药，因为镇咳会妨碍黏痰的咳出。

❷ 患儿需避免一切不良刺激，尤其是烟雾刺激。

❸ 患儿应尽量避免接触其他儿童，同时也要保护病童不与有其他疾病的病人接触，以免引起并发症。

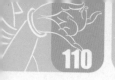

 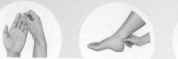

男科疾病
NAN KE JI BING

遗精
YI JING

◎遗精是指成年男性不因性活动而精液外泄的一种生殖系统疾病，有生理性遗精和病理性遗精之分。中医将精液自遗现象称遗精或失精。有梦而遗精者，称为梦遗；无梦而遗精，甚至清醒时精液流出者，称为滑精。梦遗和滑精都是遗精，只是轻重不同而已，前者较轻，后者较重。正常未婚男子每月发生2～3次遗精现象，为正常生理反应，若经常发生，一周数次或一夜数次，并伴有全身不适，即属病态。

手足耳奇效穴位

手部：●神门穴 ●少府穴 ●命门点
●肾点 ●前列腺反射区
●甲状腺反射区 ●肺反射区
●肾上腺反射区

足部：●太溪穴 ●复溜穴 ●然谷穴
●曲泉穴 ●胃反射区 ●十二指肠反射区
●膀胱反射区 ●输尿管反射区
●肾反射区 ●肾上腺反射区

耳部：●神门穴 ●肾反射区
●心反射区 ●内生殖器反射区
●耳廓 ●内分泌反射区

症状提示

遗精的主要症状为：一周或一夜出现数次遗精，且伴有神疲乏力、头晕耳鸣、腰酸腿软、多梦、盗汗、烦热等症状。

按摩原理

中医认为，此病多因精神衰弱、劳伤心脾、纵欲过度、肾虚不固所致。因此，采用按摩疗法时，多从补肾固精入手，通过对穴位和反射区的按摩，补肾益气，固本培元，调节神经系统及内分泌系统的功能，通过神经—体液调节，平衡性激素，达到保健养身的目的。注意，生理性遗精无需调理，按摩主要针对病理性遗精。

手部按摩

1 拇指按揉神门穴3～5分钟，以感觉酸胀为宜。按揉手少阴心经上的神门穴有调畅情志的作用，故对遗精有改善作用，加按劳宫穴效果更佳。

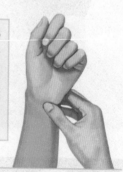

2 拇指推按少府穴1～3分钟，以感觉酸胀为宜。少府穴是手少阴心经上的重要穴位，与心脏和肾脏的功能密切相关，按摩此穴可调节肾脏功能，对遗精有改善作用。

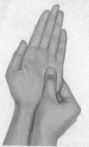

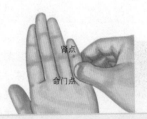

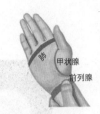

4 拇指分别推手部前列腺、甲状腺、肺反射区各1~3分钟。此法能够很好地发挥滋阴的作用，改善体液循环，调理纵欲过度造成的生殖系统疾病。

3 拇指点揉手小指的命门点、肾点各1~2分钟，以感觉胀痛为宜。此法可补肾益气，对缓解阳痿、遗精、腰痛有很好的效果。

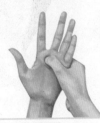

5 拇指点按法点按手部肾上腺反射区2分钟左右，以感觉胀痛为宜。经常按摩这个反射区可促进肾上腺激素的分泌，增强性功能，对遗精有一定的缓解作用。

 足部按摩

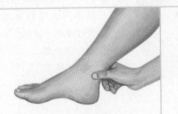

1 拇指按揉双足太溪穴各50次，以感觉压痛为宜。太溪穴常用于改善肾虚引起的各种病症，如遗精、手脚冰冷等。经常按摩此穴，具有固肾强腰膝的功效。

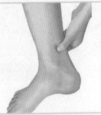

2 拇指按压复溜穴50次。按摩此穴，具有滋阴补肾、固表通利的双重作用，对于缓解阳痿、遗精、手足多汗等生殖系统疾病效果显著。

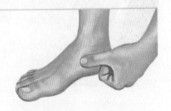

3 拇指推压然谷穴1~2分钟，以感觉酸胀为宜。经常按摩这个穴位具有疏经泄热、调理下焦、益肾利水的功效，可有效改善遗精。

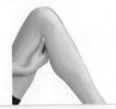

4 拇指按压曲泉穴1~2分钟，以感觉酸胀为宜。经常按摩这个穴位可疏经泄热、补肾利湿，对缓解遗精、尿频、尿急、尿痛等症状有显著效果。

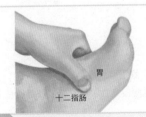

5 拇指按压足部胃、十二指肠反射区各3~5分钟，力度可稍重。经常按摩这两个反射区对于缓解遗精有很好的作用。

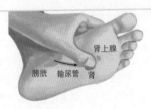

6 拇指推法向心方向推足部膀胱、输尿管、肾、肾上腺反射区各3分钟左右，以足心发热为宜。此法可补肾益气、固本培元，有效改善病理性遗精。

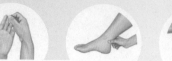

耳部按摩

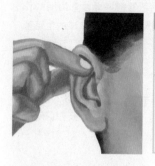

1 拇指和食指捏揉耳部神门穴1~3分钟，以局部发热发胀为宜。按摩神门穴可调节人体神经系统，有镇静宁神的功效，对改善遗精有一定的作用。

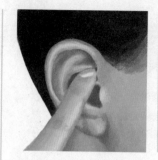

2 食指揉压耳部肾反射区1~3分钟，以局部发热发胀为宜。按摩肾反射区有壮阳气、益精液、强腰脊的功效，对改善本病有一定的效果。

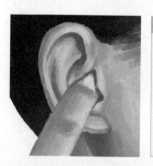

3 食指按压耳部心反射区1~3分钟，以感觉酸胀为宜。按摩心反射区有宁心安神、清泻心火的功效，对改善本病有一定的效果。

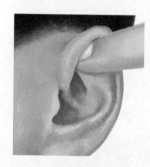

4 食指点掐耳部内生殖器反射区1~3分钟，以感觉胀痛为宜。按摩内生殖器反射区对改善男子遗精、早泄有一定效果。

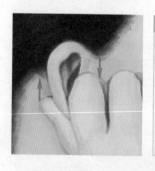

5 搓耳廓1~3分钟，以局部发热为宜。此法具有调和肾阴、肾阳，疏通气血，健肾固精的功效，能有效提高性能力，充沛精力，有效改善遗精。

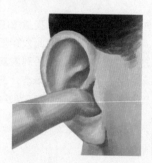

6 食指推按耳部内分泌反射区2~3分钟，以局部发热为宜。此法有益气活血、补肾通络的功效，可有效改善遗精等男科疾病。

➕ Tips 养肾好手——黑色食物

据研究发现，黑色食物个个都是养肾的"好手"。

❶ 黑米。黑米含有丰富的蛋白质、氨基酸以及铁、钙、锰、锌等微量元素，有开胃益中、滑涩补精、健脾暖肝、舒筋活血等功效。

❷ 黑豆。黑豆被古人誉为肾之谷，有补肾强身、活血利水、解毒、润肤的功效，特别适合肾虚患者。

❸ 黑枣。有"营养仓库"之称的黑枣性温味甘，有补中益气、补肾、养胃、补血的功效。

❹ 核桃。核桃则有补肾固精、利尿消石、润肠通便、温肺定喘的作用，常用于改善肾虚腰痛、尿路结石等症。

❺ 黑芝麻。有补肝肾、润五脏的作用，对因肝肾精血不足引起的眩晕、白发、脱发、腰膝酸软、肠燥便秘等症有较好的食疗保健作用。

此外，还有黑木耳、李子、乌鸡、乌梅、紫菜、海带、黑葡萄等，也都是补肾的好食物。

阳痿

YANG WEI

◎阳痿是指男子阴茎无法勃起或勃起无力，不能完成性交的现象，是最常见的男子性功能障碍性疾病。精神因素、神经系统病变、内分泌病变、泌尿生殖器官病变以及慢性疲劳等因素，均可能引发该病。据统计，成年男性中约有11.4%的人有不同程度的阳痿症状。阳痿不仅会给夫妻关系带来障碍，还可导致男性不育。

症状提示

阳痿一般可分为3个阶段。

早期：患者阴茎可自主勃起，但勃起不坚。

中期：患者阴茎无法自主勃起，缺乏性欲、性冲动，性交过程中发生痿软。

晚期：患者阴茎萎缩，完全无性欲，阴茎无法勃起。

手足耳奇效穴位

手部：●神门穴 ●少府穴 ●阳池穴 ●命门点 ●肾点 ●生殖腺反射区

足部：●涌泉穴 ●复溜穴 ●太溪穴 ●前列腺反射区 ●大脑反射区 ●生殖腺反射区

耳部：●神门穴 ●肾上腺反射区 ●肾反射区 ●内生殖器反射区 ●内分泌反射区 ●交感反射区

按摩原理

肾为人体先天之本，由各种原因导致的肾阳衰微、命门火衰是引起阳痿的主要原因。此外，心脾双虚、气血不足，也可使阴茎血液循环不畅、充血不足，以致勃起无力。而过度疲劳、情志不畅会造成人体经气不通、肝气郁结、脉络受阻，引起内分泌障碍和神经功能紊乱，从而引发阳痿。因此调理阳痿的按摩疗法，当以固肾壮阳、补益心脾、疏肝理气为关键，通过促进局部血液循环、调节内分泌、改善神经功能，达到调整目的。

手部按摩

1 拇指按揉神门穴3~5分钟，以感觉酸胀为宜。经常按摩此穴可起到镇静安神、补益心气的功效，对过度疲劳、情志不畅均有调节作用，故对阳痿有改善的作用。

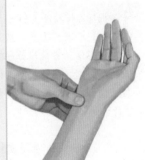

2 拇指推按少府穴3~5分钟。少府穴是手少阴心经上的重要穴位，而手、足少阴经心肾相连，故少府穴有养心护肾的功效，肾主生殖，生殖器病患可取少府穴而改善。

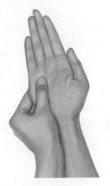

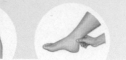

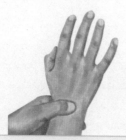

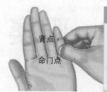

肾点

命门点

4 拇指点揉命门点、肾点各1~2分钟，以感觉胀痛为宜，双手交替进行。经常按摩肾点、命门点这两个病理反应点对阳痿、遗精、腰痛都有很好的改善作用。

3 拇指按压手部阳池穴1~3分钟，以感觉酸胀为宜。经常按摩此穴有平衡阴阳，通畅血液循环的功效，对改善本病有一定的效果。

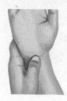

5 拇指点揉手部生殖腺反射区3~5分钟，以局部发热为宜。该反射区对缓解阳痿十分重要，每天坚持按摩20分钟，可不断充沛精力，最终消除阳痿。

 足部按摩

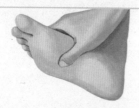

1 拇指点按涌泉穴3~5分钟，以足心发热为宜。按摩涌泉穴可保持肾气和肾经的通畅，可增强体质，使人精力旺盛，对阳痿有一定辅助治疗作用。

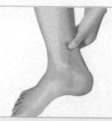

2 拇指按压复溜穴3~5分钟，以感觉酸胀为宜。复溜穴补肾作用强，经常刺激能强化肾脏功能，使人精力充沛，是改善阳痿常用的穴位之一。

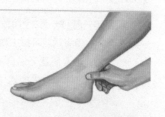

3 拇指指腹按揉太溪穴3~5分钟，以摩擦部位有热感为宜。按摩太溪穴可调理肾虚引发的病症，如遗精、阳痿、手脚冰冷等，有固肾强腰膝的作用。

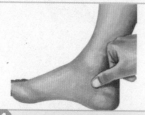

4 用拇指推法向心方向推足部前列腺反射区3~5分钟，力度稍重，双脚交替进行。推按此反射区，能调节人体内分泌，逐步改善阳痿症状。

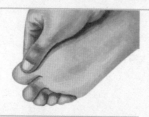

5 拇指按揉大脑反射区3~5分钟，力度稍重。此法能调整中枢神经系统，调节体液和性激素的分泌，减轻大脑皮层兴奋度，对阳痿有一定的治疗作用。

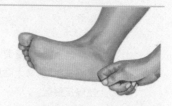

6 屈食指推足部生殖腺反射区3~5分钟，顶压时力度均匀，由轻到重。此法可补肾益精，调节性功能，可调理因甲亢引起的阳痿等症。

耳部按摩

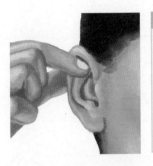

1 拇食指捏揉耳部神门穴1~3分钟，以感觉酸胀为宜。患者受到精神因素影响可导致生殖器官功能紊乱。此法可调节神经系统，对本病有辅助治疗作用。

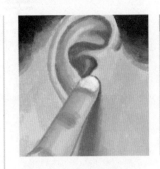

2 食指按压耳部肾上腺反射区1~3分钟，以感觉酸胀为宜。经常按摩肾上腺反射区可促进激素分泌，对阳痿有辅助治疗作用。

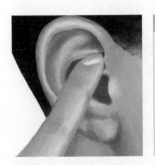

3 食指揉压耳部肾反射区1~3分钟，以局部发热发红为宜。经常按摩肾反射区有壮阳气、益精液、强腰脊的功效，对阳痿有辅助治疗作用。

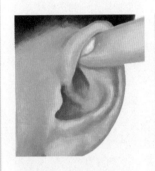

4 食指指端点掐耳部内生殖器反射区1~3分钟，以感觉胀痛为宜。经常按摩内生殖器反射区可以调理的病症包括男子遗精、早泄、阳痿等。

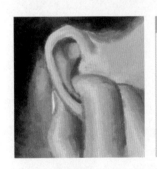

5 食指和拇指捏揉耳部内分泌反射区3~5分钟，以感觉压痛为宜。经常按摩此处可益气活血、补肾通络，调节内分泌系统，从而改善阳痿。

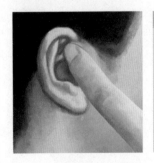

6 食指按揉耳部交感反射区1~3分钟，以感觉胀痛为宜。此法能够补肾壮阳，调节性激素分泌，有效改善阳痿，增强性功能。

Tips 用戒指保健

五指中，无名指与全身的内分泌关系最为密切。将戒指戴在无名指上，有意识地用戒指对无名指进行按压，对调节激素水平以及促进血液循环均很有帮助。具体方法为：首先，将戒指推到无名指的第二关节处，然后从旁边按压戒指，坚持3秒左右，把手放开，再反复进行7次。照此方法，每日早晚坚持按压，对强化生殖系统功能会有一定帮助。

日常养生

❶ 适量运动可促进血液循环，能提高高密度脂蛋白胆固醇水平，从而增强阴茎的勃起能力。

❷ 性生活前可以饮少量白酒，提高大脑性中枢的兴奋，从而增强阴茎勃起功能。

❸ 宜常吃富含精氨酸的食物，如山药、银杏、鳝鱼等，因为精氨酸是形成精子的必要成分，人的性欲降低就与此种物质缺乏有关。

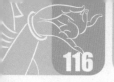

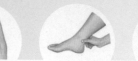

早泄

ZAO XIE

◎早泄是指男子在阴茎勃起后，未进入阴道之前，或正当纳入以及刚刚进入而尚未抽动时便已射精，或能进入阴道进行性交，但时间短于1分钟的现象。早泄属临床常见男科病症，一般30%的男性均有此情况发生，该病严重影响了性生活的愉快、和谐。

症状提示

早泄的主要症状为：性交时间极短即行射精，甚至性交前即射精。

按摩原理

早泄多为心理原因，多半是由于大脑皮质对脊髓初级射精中枢的抑制能力减弱，以及骶髓射精中枢兴奋性过高所引起。此外，泌尿系统感染也可能诱发早泄。因此，在采用按摩疗法时，主要以调节中枢神经系统，降低大脑皮质兴奋度，放松身体，缓解精神紧张，强肾益精为主。按摩疗法对于由心理原因引起的早泄效果非常好。

手足耳奇效穴位

手部：●神门穴　●大陵穴　●肾反射区　●生殖腺反射区

足部：●复溜穴　●大敦穴　●膀胱反射区　●输尿管反射区　●肾反射区　●肾上腺反射区　●前列腺反射区

耳部：●神门穴　●肾反射区

手部按摩

1 两手拇指交替按揉神门穴3~5分钟，以感觉胀痛为宜。按摩此穴，能够调节中枢神经，缓解精神紧张，对早泄有调理作用。

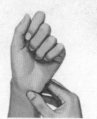

2 屈食指点按腕部大陵穴50次，力度要大。经常刺激大陵穴有清心宁神的作用，对早泄有调理作用。

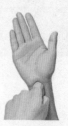

3 拇指按揉手部肾反射区2~3分钟，以透热为宜。经常按摩这个反射区可补益肾气，宁心安神，适宜用于调理早泄。

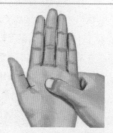

4 拇指点揉手部生殖腺反射区3~5分钟，以局部发热为宜。此法可调节内分泌，强化肾动力，提高射精阈值，延长性交时间。

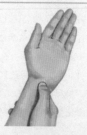

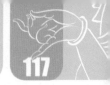

 足部按摩

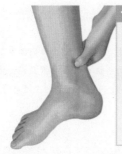

1 拇指按压复溜穴3~5分钟，以感觉酸麻为宜。经常刺激此穴可强化肾脏功能，使人精力充沛，对早泄有调理作用。

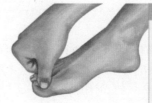

2 拇指掐按大敦穴3~5分钟，以感觉掐痛为宜。刺激大敦穴可改善多种生殖器官疾病，还可缓解精神紧张，对早泄有调理作用。

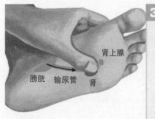

肾上腺

膀胱　输尿管　肾

3 拇指推足部膀胱、输尿管、肾、肾上腺反射区3分钟左右，以患者有得气感为宜。此法可调节神经系统及内分泌系统的功能，调理早泄。

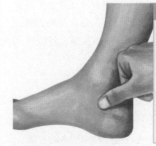

4 用拇指推法向心方向推足部前列腺反射区3~5分钟，力度稍重。推按此反射区，能调节人体内分泌，强肾益精，延长性交时间。

耳部按摩

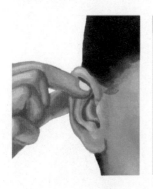

1 拇指和食指捏揉耳部神门穴1~3分钟，以感觉酸胀为宜。此法可起到宁心镇静、缓解精神紧张的功效，对早泄有调理作用。

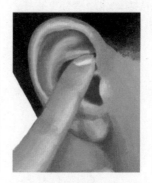

2 食指揉压耳部肾反射区1~3分钟，以感觉酸胀为宜。经常按摩此反射区可达到补肾益精的功效，对早泄有显著地调理作用。

日常养生

① 初次性交或夫妻久别重逢所出现的早泄，不可以病态视之。一般来说，等性生活正常后，早泄现象便会消失。

② 由阴茎包皮系带过短等原因造成的早泄，应去医院做手术治疗。

③ 调节情绪，性生活时要放松。

④ 不要纵欲，不要过于劳倦后行房。

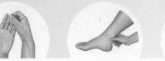

慢性前列腺炎
MAN XING QIAN LIE XIAN YAN

◎前列腺炎是指前列腺特异性和非特异感染所致的炎症，可分为急性和慢性两种。急性者常由体内其他器官的炎症蔓延而来，自从广泛使用抗生素，急性前列腺炎已经不多见。慢性前列腺炎为男性青壮年的常见病，将近50%的男性在其一生中会受到该病的侵扰。该病对男子的性功能和生育能力有一定影响，可降低患者的生活质量。

症状提示

慢性前列腺炎的主要症状包括尿频、尿急、尿痛、排尿不尽、排尿困难等排尿异常现象，可伴有会阴、下腹、腰骶、睾丸等部位疼痛。此外，患者还可能会出现头痛、头晕、乏力、失眠、性欲减退、射精痛、早泄、血精等症状。

按摩原理

由于前列腺炎多是由于泌尿系统或淋巴系统感染所致，因此，在按摩时主要以调整膀胱气机、抗炎利尿、清热消肿为目的，通过疏通经络、温肾益气、清热利湿、排出瘀滞，达到激发和增强前列腺功能、促进排尿、防止炎症扩散，最终缓解前列腺炎症状的目的。

手足耳奇效穴位

手部：●前列腺反射区　●生殖腺反射区

足部：●复溜穴　●丰隆穴
●前列腺反射区

耳部：●神门穴　●皮质下反射区
●膀胱反射区　●内生殖器反射区

手部按摩

1 单手拿揉手部前列腺反射区3～5分钟，以感觉发热为宜。按摩此反射区，可以激发和增强前列腺功能，加强排尿作用，长期坚持对缓解前列腺疾病症状效果显著。

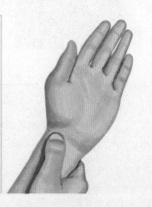

2 拇指点揉手部生殖腺反射区3～5分钟，以皮肤潮红发热为宜。经常刺激此反射区，可以疏通经脉，温肾益气，缓解排尿不适等慢性前列腺炎症状。

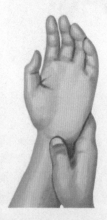

足部按摩

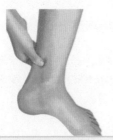

1 拇指按压复溜穴50次，力度可稍重。此法可强化肾脏功能，使人精力充沛，对改善前列腺炎有显著效果。

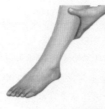

2 拇指按揉丰隆穴50次，以感觉压痛为宜。按摩此穴，可调和脾胃，加强气血流通，促进水液代谢，缓解由前列腺炎引起的下腹疼痛、尿浊等症状。

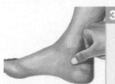

3 拇指指腹推按足部前列腺反射区3～5分钟，以感觉发热为宜。此法能活血化瘀，有利于气血运行，缓解前列腺充血等慢性前列腺炎症状。

耳部按摩

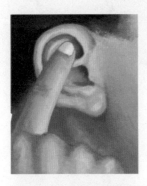

1 食指点按耳部神门穴1～3分钟。慢性前列腺炎患者常伴有头痛、头晕、失眠等症状，按摩神门穴具有镇静宁神的功效，可有效缓解这些症状。

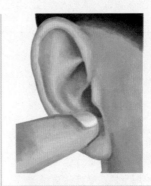

2 食指按揉耳部皮质下反射区1～3分钟，以感觉酸胀为宜。经常按摩这个反射区可起到益肾补脑、镇定安神、消炎止痛的功效，可缓解慢性前列腺炎症状。

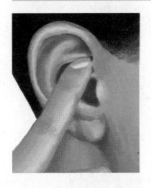

3 食指压揉耳部膀胱反射区1～3分钟。经常按摩膀胱反射区可起到清热利湿、通利下焦的功效，可缓解前列腺炎的诸多症状。

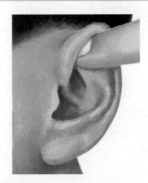

4 食指指端点掐耳部内生殖器反射区3分钟左右，以感觉胀痛为宜。经常按摩这个反射区可调节男性激素水平，缓解慢性前列腺炎症状。

➕ Tips 长期骑自行车易患前列腺疾病

长期骑自行车易诱发前列腺疾病。因为骑车时，自行车的车座正好处在人体会阴部，使后尿道、前列腺、精囊等器官受到压迫，造成这些器官充血。久而久之，容易诱发前列腺疾病，甚至导致不育。

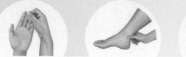

前列腺肥大

QIAN LIE XIAN FEI DA

◎前列腺肥大也称良性前列腺增生，是精阜以上的前列腺部尿道周围腺体的增生，是老年男性的常见病和多发病。前列腺肥大是长期逐渐发展形成的，经临床验证，男性55岁以后均有不同程度的前列腺肥大。前列腺肥大是大多数男子都会患的疾患，应该了解它，并在青年时期开始防治，使自己免受其困扰。

症状提示

前列腺肥大的症状可分成两类，一类是因增生的前列腺阻塞尿路产生的梗阻性症状，如尿频、排尿无力、尿线变细、血尿、尿潴留等；一类是梗阻的并发症，如肾盂积水、尿毒症、性欲异常等，主要表现为食欲减退、恶心、呕吐、贫血、头痛、昏迷、血精、性欲减弱或旺盛。

按摩原理

现代医学认为，前列腺增生由内分泌紊乱所致，与性激素代谢异常有关。在中医里，代谢功能是以五脏为中心来论述的。该病属中医"癃闭"的范畴，肺失肃降、脾失转输、肾的气化功能失常都可导致癃闭。此外前列腺是肝经的循行处，肝气郁结，使瘀血败精阻塞尿道，也可引起癃闭。可见，调理前列腺增生的按摩疗法当以调和脏腑，恢复人体全身代谢功能为关键。

手足耳奇效穴位

手部：●生殖腺反射区　●前列腺反射区
●肾反射区　●下身淋巴结反射区
●腹腔神经丛反射区

足部：●复溜穴　●涌泉穴
●前列腺反射区　●胸腺淋巴结反射区

手部按摩

1 拇指点按手部生殖腺反射区1~3分钟。经常按摩这个反射区，可调整内分泌系统，使性激素代谢规律，故对前列腺肥大有改善作用。

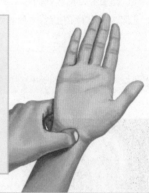

2 单手拿揉手部前列腺反射区3~5分钟，推行方向一般沿着手部的骨骼方向施行。此法能够激发和增强前列腺功能，加强排尿作用，对前列腺肥大有改善作用。

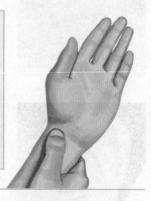

3 拇指按揉肾反射区1~3分钟。经常按揉肾反射区有壮阳气、强腰脊的功效，可调整肾脏功能，对前列腺肥大有改善作用。

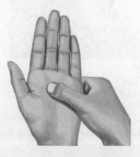

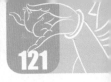

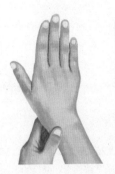

4 拇指按揉下身淋巴结反射区3~5分钟。按揉下身淋巴结反射区可促进淋巴循环，促进机体排毒功能，对前列腺肥大有改善作用。

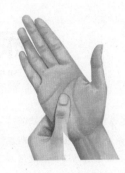

5 拇指推手部腹腔神经丛反射区3~5分钟，以局部发热为宜。此法能够加速腹部气血循环和水分代谢，对前列腺肥大症有改善作用。

 足部按摩

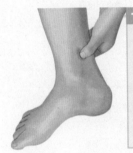

1 拇指按压复溜穴50次，力度可稍重。按摩此穴，具有滋阴补肾、固表通利的双重作用，对于改善尿路感染及生殖系统疾病效果显著。

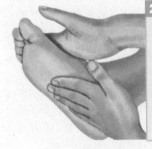

2 两手掌搓热后，以左手掌搓右脚涌泉穴，左右脚各50次。此法能够改善全身血液循环，调节人体代谢系统，改善前列腺肥大。

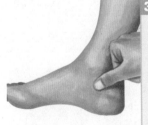

3 拇指推按足部前列腺反射区3~5分钟，以感觉发热为宜。此法能活血化瘀，有利于气血运行，缓解前列腺充血，改善前列腺肥大。

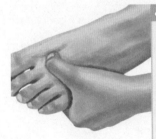

4 拇指点按足部胸腺淋巴反射区1~3分钟，以感觉发热为宜。此法可调节体内内分泌系统，促进淋巴循环，对前列腺肥大有改善作用。

日常养生

① 前列腺肥大患者一定要注意防寒，寒冷往往会加重病情，同时也要预防感冒和上呼吸道感染，这亦可使病情加重。

② 饮酒可使前列腺以及膀胱颈充血水肿而诱发尿潴留，所以不可过量饮酒。

③ 辛辣刺激性食品可使性器官充血，又会使痔疮、便秘症状加重，压迫前列腺，造成排尿困难，故应忌食。

④ 过度劳累耗伤中气，中气不足也易引起尿潴留，故应注意休息。

⑤ 避免久坐，积极参加文体活动，保持愉快的心情，有助于减轻症状。

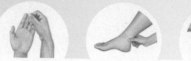

泌尿系结石

MI NIAO XI JIE SHI

◎泌尿系结石是泌尿系统各部位结石病的总称，是最常见的泌尿外科疾病之一。根据结石所在部位的不同，分为肾结石、输尿管结石、膀胱结石和尿道结石。男性多于女性，比例为（4～5）:1。

症状提示

泌尿系结石临床症状为：腰腹绞痛、血尿，或伴有尿频、尿急、尿痛等泌尿系统梗阻和感染的症状。

按摩原理

泌尿系结石属中医"石淋"范畴，《诸病源候论·诸淋病候》中云："石淋者，淋而出石也，肾主水，水结则化为石，故肾客砂石。"腰为肾之府，所以改善泌尿系结石宜从腰部着手，只有肾气强健，才能充分发挥其输导水液、排除瘀积的功能，从而达到改善结石的目的。因此，采用按摩疗法改善泌尿系结石时，多以清热利湿、通淋排石为主，通过对相关穴位和反射区的按摩，补养肾脏、利尿祛湿、活血化瘀，最终疏通人体代谢系统，达到排出细小结石的目的。

手足耳奇效穴位

手部：●合谷穴　●三间穴
●膀胱反射区　●尿道反射区

足部：●复溜穴　●大敦穴　●涌泉穴
●膀胱反射区　●输尿管反射区
●肾反射区　●肾上腺反射区

耳部：●肾反射区　●尿道反射区

手部按摩

1 拇食指捏拿合谷穴1～3分钟，以感觉酸胀为宜。按摩此穴可调节人体代谢系统，促进排泄，对缓解泌尿系结石的症状有助益。

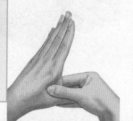

2 拇指点按三间穴1～3分钟，以感觉酸胀为宜。三间穴有清热解毒、促进排泄的功效，按摩此穴对泌尿系结石的症状有缓解作用。

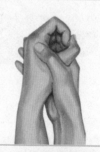

3 单手捏手部膀胱反射区2～3分钟，以局部发热为宜。此法可补益肾气，利尿祛湿，缓解泌尿系结石的症状。

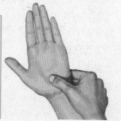

4 他人拇指按压尿道反射区2～3分钟。经常按摩尿道反射区对尿道疾病有改善作用，通利小便，可促进尿道结石排出。

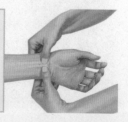

足部按摩

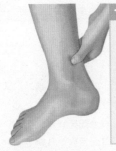

1 拇指按压复溜穴50次，以透热为宜。经常按摩此穴具有滋阴补肾、固表通利的双重作用，对于改善尿路结石及生殖系统疾病效果显著。

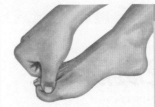

2 拇指指甲掐按大敦穴3~5分钟，以感觉掐痛为宜。刺激大敦穴可用于改善多种生殖器官疾病，可消炎消肿、利尿，缓解泌尿系结石的症状。

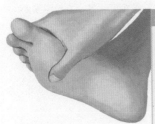

3 拇指按揉涌泉穴3~5分钟，以感觉局部发热为宜。经常按摩此穴可补益肾气，提高免疫力，对泌尿系结石有改善作用。

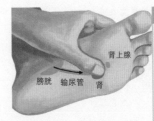

4 拇指推膀胱、输尿管、肾、肾上腺反射区各3分钟左右。此法可疏经通络，利尿祛湿，对于排出细小结石效果不错。

耳部按摩

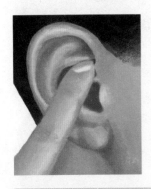

1 食指揉压耳部肾反射区1~3分钟，以感觉酸胀为宜。经常按摩这个反射区可起到补益肾脏的功效，对缓解泌尿系结石症状有一定的作用。

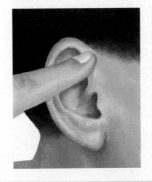

2 食指按压耳部尿道反射区2~3分钟，以感觉局部发热为宜。经常按摩这个反射区可通利小便，促进尿路结石排出，有效缓解泌尿系结石的症状。

日常养生

① 可适量增加饮水，以控制尿路感染，防治泌尿系结石。

② 饮食上应多吃富含维生素A的食物，因为维生素A有利于维持尿路上皮组织的完整性；不宜食用高嘌呤食物，如沙丁鱼、鱼卵、淡菜、鹅、酵母等，因为嘌呤经代谢后可产生尿酸，增加血液、尿液中的尿酸量，加重尿酸结石。

③ 宜进行适度运动，运动可以维持输尿管的蠕动，减少沉淀结晶的产生。

④ 宜保持良好的心情，不要有过大的心理压力。

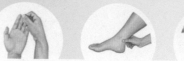

五官科疾病

WU GUAN KE JI BING

▶ 口腔溃疡

KOU QIANG KUI YANG

◎口腔溃疡是口腔黏膜最容易罹患的疾病，在口腔疾病中，其发病率仅次于龋齿和牙周病，位居第三位。口腔溃疡一般发生在春秋季节交换的时期，由于体内环境不能及时调整，免疫力低下导致病毒乘虚而入，造成溃疡。通常，溃疡在1~2周内可自愈，若超过3周仍然不愈，则可能是免疫系统疾病的信号，应查明原因，积极进行治疗。

症状提示

口腔溃疡的症状为：口腔黏膜上有浅表如豆大小的小水疱和小溃疡，多出现在唇、舌、颊、牙龈等部，常伴有灼痛，使人说话、进食困难。

手足耳奇效穴位

 手部：●少商穴　●合谷穴
●上下颌反射区

 足部：●涌泉穴　●厉兑穴
●上下颌反射区

耳部：●口反射区　●舌反射区
●心反射区　●肾上腺反射区

按摩原理

中医称口腔溃疡为"口疮""口疡"，认为本病多因七情内伤，素体虚弱，外感六淫之邪，致使肝郁气滞，郁热化火，心火炽盛，胃火上攻，心肾不交，虚火上炎熏蒸于口而发病。从辨证角度看，病邪可分为寒、热、湿、瘀血等，治疗当采取正邪兼顾的治法，一方面要祛除病邪，另一方面要扶助正气，调整气血阴阳的偏盛偏衰，使机体内环境达到平衡，从而有利于病症的减轻和消除。按摩疗法能调和阴阳，扶正祛邪，从根本上调整人体内分泌系统，提高人体免疫机能，缓解口腔溃疡。

手部按摩

1 拇指指腹按揉少商穴3~5分钟，以感觉酸胀为宜。此法有清热、利咽、开窍的功效，对"上火"所致口腔溃疡有"灭火"功效。

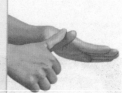

2 拇指按揉合谷穴50次，以感觉压痛为宜。此法能疏风解表，平肝息风，清热凉血，对于肝火旺盛型口腔溃疡患者有特效。

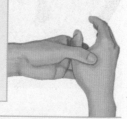

3 拇指掐按手部上下颌反射区1~3分钟，以感觉压痛为宜。经常按摩此反射区能清热除毒，缓解口腔溃疡症状。

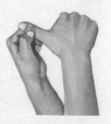

足部按摩

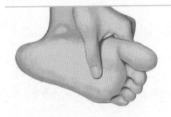

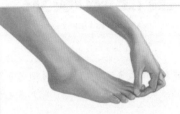

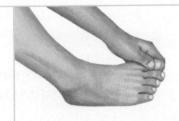

1 拇指点按涌泉穴1～3分钟，力度较重。经常按摩此穴能够调整人体内分泌系统，提高人体免疫机能，缓解口腔溃疡。

2 拇指掐按厉兑穴1～3分钟。厉兑穴是足阳明胃经上的重要穴位，按摩此穴可以健脾和胃，清热除毒，对口腔溃疡有缓解作用。

3 拇指按揉足部上下颌反射区各3～5分钟，以皮肤发红发热为宜，方法为由内向外。此法对于促进口腔溃疡愈合效果明显。

耳部按摩

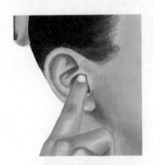

1 食指点按耳部口反射区1～3分钟，以感觉酸胀为宜。口反射区有祛风散毒、消炎止痛的功效，按摩此处对口腔溃疡的缓解大有助益。

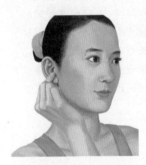

2 拇指、食指捏按耳部舌反射区1～3分钟，以感觉局部发热为宜。经常按摩舌反射区可起到清热解毒的功效，对口腔溃疡有缓解作用。

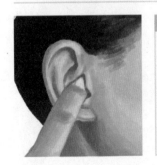

3 食指按压耳部心反射区1～3分钟，以局部发热为宜。经常按摩心反射区可起到清心火、镇静安神的功效，对口腔溃疡有缓解作用。

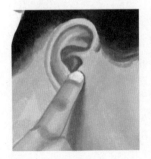

4 食指按压肾上腺反射区1～3分钟，以感觉酸胀为宜。按摩肾上腺反射区，能起到清热解毒、祛风化湿的作用，对口腔溃疡有缓解作用。

➕ Tips 口腔溃疡患者不宜多吃西瓜

夏季，口腔溃疡患者不宜多吃西瓜。中医认为，口腔溃疡的主要原因是阴虚内热所致。西瓜有利尿作用，口腔溃疡患者若多吃西瓜，会排出体内所需的正常水分，这样会加重阴液偏虚的状态。阴虚则内热益盛，这样口腔溃疡则会更加严重。

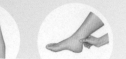

慢性咽喉炎

MAN XING YAN HOU YAN

◎慢性咽喉炎为慢性感染所导致的弥漫性咽喉部病变，主要是咽喉部黏膜炎症。慢性咽喉炎是一种常见咽喉疾病，在各个年龄段的人群中均可发生，尤其以中年患者居多。此病多见于冬季和春季，其他季节也可散见。

症状提示

慢性咽喉炎的主要症状有：咽部有各种不适感觉，如异物感、干燥、灼热、微痛、发痒等，遇到天气变化时症状会加重。咽部分泌物增多、黏稠，故常有清嗓动作。严重者可有刺激性咳嗽及恶心、呕吐等。咽部检查可见咽部黏膜弥漫充血，血管扩张，色暗红，有少量分泌物附着。

按摩原理

中医认为，本病是由脏腑功能紊乱而引起热毒郁积上浮咽喉以致经脉阻滞，咽喉红肿或阴虚津枯，咽窍失养，咽喉黏膜干燥所致。按摩调理本病，重点在于通过按摩相关穴位和反射区，起到清热、利咽润肺、活血化瘀的作用，消除咽喉黏膜炎症，调整腺体的分泌功能，达到缓解不适症状的目的。

手足耳奇效穴位

手部：●少商穴 ●鱼际穴
●列缺穴 ●鼻反射区

足部：●照海穴 ●喉反射区
●肺及支气管反射区

耳部：●咽喉反射区 ●肺反射区
●肾反射区

手部按摩

1 拇指先后按揉两侧少商穴各1～3分钟。此法能清肺逆、利咽喉，缓解慢性咽喉炎引起的咽喉肿痛。

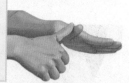

2 拇指按揉手部掌侧鱼际穴1～3分钟。此法能散风化痰、清肺利咽，缓解咳嗽等慢性咽喉炎症状。

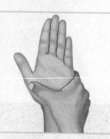

3 食指推列缺穴2～3分钟。此法能宣肺祛风、疏经通络，缓解慢性咽喉炎的不适症状。

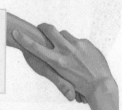

4 拇指按揉手部鼻反射区1～3分钟。按揉拇指端的鼻反射区，对咽喉部位的各种疾病均有调理作用。

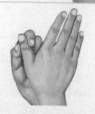

足部按摩

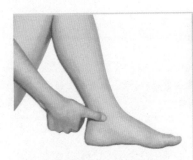
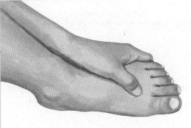
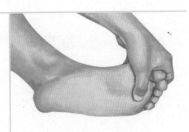

1 拇指指腹按揉照海穴1～3分钟，以局部胀痛为宜。照海穴是足少阴肾经上的重要穴位，又是奇经八脉交会穴之一，按摩此穴有清热滋阴的功效，可缓解咽喉肿痛。

2 拇指点按足部喉反射区3～5分钟，力度由小到大，以感觉舒适为宜。按摩此反射区，具有调理气血、泻火清咽的作用，对于缓解慢性咽喉炎症状效果显著。

3 拇指推按足底肺、支气管反射区1～3分钟，以皮肤发热为宜。经常按摩这两个反射区有改善肺部血液循环的作用，可清热润肺，缓解慢性咽喉炎症状。

耳部按摩

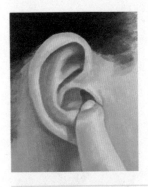
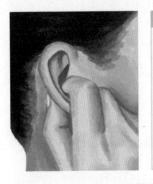
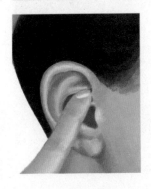

1 食指点掐耳部咽喉反射区1～3分钟，以感觉酸胀为宜。按摩咽喉反射区可起到清热解毒、消炎退肿的作用，对缓解急慢性咽喉炎症状有一定作用。

2 食指点掐压耳部肺反射区1～3分钟，以感觉酸胀为宜。经常按摩肺反射区可起到清热利肺、止咳平喘的作用，对缓解慢性咽喉炎症状有一定作用。

3 食指揉压耳部肾反射区1～3分钟，以感觉酸胀为宜。经常按摩此处可增强体质，提高机体免疫力，对慢性咽喉炎等各类炎症引起的不适均有很好的缓解作用。

日常养生

❶ 经常接触粉尘或者化学气体者，应戴口罩、面罩等防护设备。

❷ 饮食上要少食煎炒的和刺激性的食物，多食富有营养以及清润作用的食物，如萝卜、马蹄等。

❸ 注意口腔卫生，养成饭后漱口的习惯。

❹ 保持室内空气流通。

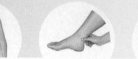

牙痛

YA TONG

◎牙痛大多由龋齿、急性牙周炎、急性牙髓炎、急性智齿冠周炎、牙齿重度磨损所引起；此外，上颌窦炎、三叉神经痛、流行性感冒等也可引发牙痛。用自我按摩的手法，可缓解牙痛症状。

症状提示

牙痛以牙齿疼痛为主要症状，同时往往伴有牙龈肿胀、不能咀嚼、腮肿、口渴、口臭等症状。一般遇到冷、热、酸、甜等刺激尤为明显。

按摩原理

牙痛属中医的"牙宣""骨槽风"范畴。中医认为，"肾主骨"，"齿为骨之余"，因此牙与肾关系最为密切；足阳明胃经络入于牙龈中，因此牙龈与胃关系最为密切。一般而言，急性牙痛、牙龈红肿者多从胃治；而慢性牙痛、脸颊肿胀者多从肾治。按摩特定的穴位和反射区，可调和脾胃、补益肾脏、消炎化肿，通过刺激肌肉内的神经，使其向中枢神经系统传导冲动，引起某些抑制痛觉的化学物质的释放，从而有效缓解牙痛症状。

手足耳奇效穴位

手部：●合谷穴 ●肾点 ●少海穴 ●阳溪穴 ●手三里穴 ●内关穴 ●牙痛点 ●上下颌反射区 ●肺、支气管反射区 ●肾反射区

足部：●太溪穴 ●冲阳穴 ●内庭穴 ●行间穴 ●足三里穴 ●上下颌反射区

耳部：●口反射区 ●胃反射区 ●肾反射区 ●交感反射区 ●枕反射区 ●面颊反射区

手部按摩

1 拇指按揉合谷穴3~5分钟，以感觉酸胀为宜。此法可解表退热、理气止痛、活血调肠，可缓解牙龈炎、牙周炎引起的牙痛。

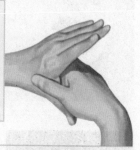

2 拇指点揉手部肾点1~3分钟，以感觉酸胀为宜，双手交替进行。牙齿疼痛与肾脏密切相关，经常按摩肾点可缓解牙痛。

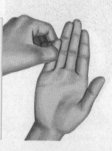

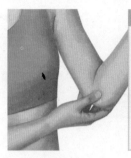

3 拇指点按少海穴1~3分钟，以有酸胀感为宜。刺激此穴，具有祛风散寒、清腑泄热、通络止痛的作用，可有效缓解牙痛。

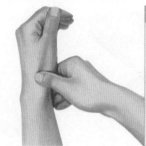

4 拇指按揉阳溪穴1~3分钟，以有酸胀感为宜。经常按摩此穴可起到清热散风、祛风散寒、通络止痛的功效，能有效缓解牙痛症状。

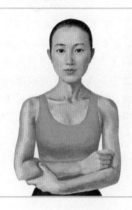

5 拇指按揉手三里穴50次，以感觉胀痛为宜。按摩手三里穴临床常用于缓解胃肠积热或风邪瘀积所致的牙痛、颔痛等病症。

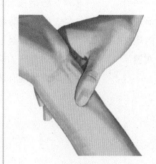

6 拇指按揉内关穴2~3分钟，以感觉酸胀为宜。内关穴是手厥阴心包经上的重要穴位，有宁心安神、理气止痛的功效，可缓解牙痛症状。

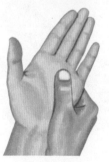

7 拇指掐牙痛点1~3分钟，以感觉掐痛为宜。此穴为缓解牙痛的特效穴位，刺激它有活血止痛、通络解痉的功效。

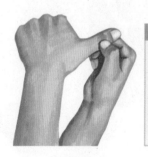

8 拇指掐手部上下颌反射区1~3分钟，以感觉压痛为宜。此法可起到清热除毒的功效，可有效缓解牙痛的症状。

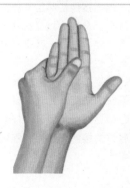

9 拇指平推手部肺、支气管反射区1~3分钟，对缓解各种原因引起的牙痛均能起到立竿见影的效果。

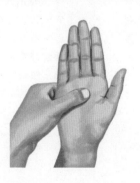

10 拇指按揉手部肾反射区3~5分钟，以感觉局部皮肤发热为宜。按摩此处可直接刺激肾脏，补益肾气，缓解牙痛症状。

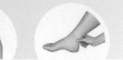

足部按摩

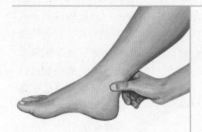

1 拇指按揉太溪穴1~3分钟，以感觉酸胀为宜。太溪穴是肾之元气停留和经过的地方，有固肾强腰的功效，对慢性牙痛有缓解作用。

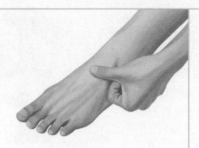

2 拇指按揉冲阳穴1~3分钟，以感觉酸胀为宜。冲阳穴是足阳明胃经上的重要穴位，该穴对胃肠功能有调整作用，对急性牙痛有缓解作用。

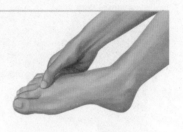

3 拇指按压内庭穴1~3分钟，以感觉酸胀为宜。内庭穴归属于胃经，有清泻胃肠湿热的功效，由于胃经循行入齿，所以此穴对缓解牙痛效果奇佳。

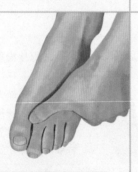

4 拇指按揉行间穴1~3分钟，以感觉酸胀为宜。经常刺激此穴可起到滋补肝肾、通经活络、消肿止痛的功效，可有效缓解牙痛的症状。

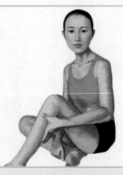

5 拇指按揉腿部足三里穴50次，以感觉酸胀为宜。经常按摩此穴不仅可以有效缓解牙痛，还可用于缓解胃痛、腹胀、呕吐、噎嗝、泄泻、便秘等症状。

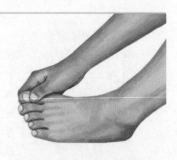

6 拇指按揉足部上下颌反射区3~5分钟，以皮肤透热为宜。经常按摩这两个反射区可促进血液循环，清除胃火，消炎止痛，并能加强泌尿系统的功能，补肾排毒。通过对这两个反射区的按摩可很好的缓解牙痛等各种牙齿疾病。

耳部按摩

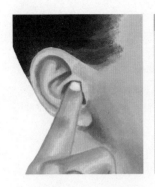

1 食指点按耳部口反射区1~3分钟，以感觉局部皮肤发热为宜。此法有调理气血、开九窍、益五脏的作用，故连续对这个反射区做急性刺激，可缓解牙痛。

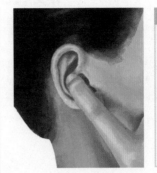

2 食指按揉耳部胃反射区1~3分钟，经常按摩这个反射区可起到和胃益脾、解痉止痛的功效，可有效缓解牙痛症状。

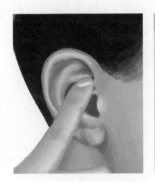

3 食指揉压耳部肾反射区1~3分钟，以感觉局部皮肤发热为宜。经常按摩这个反射区可起到补肾强骨的功效，对缓解慢性牙痛有显著作用。

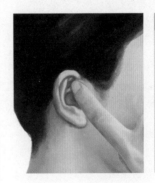

4 食指按揉耳部交感反射区1~3分钟，以感觉局部皮肤发热为宜。经常按摩这个反射区可起到止痉镇痛的功效，能有效缓解牙痛症状。

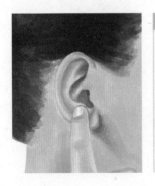

5 食指按揉耳部枕反射区1~3分钟，以感觉局部皮肤发热为宜。经常按摩这个反射区可起到清热安神的功效，能有效缓解牙痛症状。

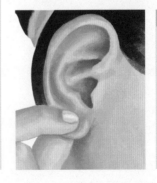

6 食指揉压耳部面颊反射区1~3分钟，以感觉局部皮肤发热为宜。经常按摩这个反射区有活血化瘀、消炎止痛的功效，对牙痛有缓解作用。

Tips 止住牙痛两妙招

❶ 牙痛发作时，取一小片生姜咬住在牙痛处可有效止痛。因为生姜中含有姜醇、姜酚、龙脑、柠檬醛等成分，这些物质有良好的杀菌、消炎和止痛作用。

❷ 取白酒100克放入杯中，再加食盐10克，搅拌，等食盐溶化后烧开。含上一口在疼痛的地方（不要咽下去），牙痛会立即止住。

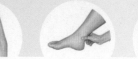

假性近视

JIA XING JIN SHI

◎假性近视是指长期用眼不正确，如用眼环境照明不良、工作时间过长或平时阅读习惯不良等导致睫状肌持续收缩，引起调节痉挛，使眼睛看不清远处物体的现象，常见于青少年。假性近视是近视的初期阶段、可逆阶段，通过有效治疗，可使患者恢复正常视力。但如果患者在假性近视阶段不及时纠正和治疗，久而久之就会使眼轴长度改变，发展成真性近视。

症状提示

假性近视患者看远物时可能会有视物模糊、头晕、眼胀等症状，有的患者还会出现视力不稳定的情况。

按摩原理

中医认为目为肝之窍，肝受血而能视，长期近距离地看电视、用电脑、做作业等可劳心伤神，使体内气血耗损，导致肝受血不足。肝血不足，无法荣养眼睛，则人易患近视。按摩改善本病主要通过补益肝肾、疏经活络、调和气血的方法，缓解眼部睫状肌痉挛，增加眼区营养，达到改善假性近视的目的。

手足耳奇效穴位

手部：●商阳穴 ●劳宫穴 ●眼反射区 ●肝反射区

足部：●光明穴 ●太冲穴 ●厉兑穴 ●行间穴 ●肝反射区 ●眼反射区

耳部：●眼反射区 ●肝反射区

手部按摩

1 拇指、食指捏按商阳穴3～5分钟，以感觉酸胀为宜。此法有开窍、泄热、利咽喉的作用，经常刺激此穴对假性近视有改善作用。

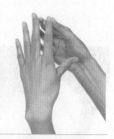

2 拇指按压双手劳宫穴50次，以感觉压痛为宜。按摩此穴有清心泻火、缓解疲劳的作用，可有效改善假性近视。

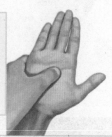

3 拇指点按眼反射区3～5分钟，以透热为宜。此法可明目定志、养血安神，能缓解眼调节器官的痉挛，有效缓解视疲劳。

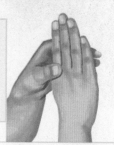

4 拇指按揉肝反射区3～5分钟，以感觉透热为宜。此法可起到疏肝理气的功效，可有效缓解眼部疲劳，改善假性近视。

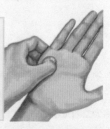

足部按摩

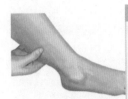

1 拇指按揉腿外侧光明穴1~3分钟，以感觉酸胀为宜。光明穴调肝养目的功效很强，可缓解眼疲劳，有效改善假性近视。

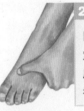

2 拇指按揉太冲穴50次，以感觉刺痛为宜。按摩太冲穴，可以调理各种体内气血所致之病，对青少年假性近视有较好的改善作用。

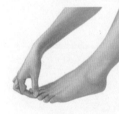

3 拇指掐按足第二趾厉兑穴3~5分钟，以感觉酸胀为宜。厉兑穴可促进脾胃之升清降浊，缓解视疲劳，经常按摩可改善假性近视。

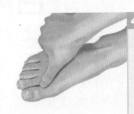

4 拇指按行间穴30次。行间穴为肝经要穴，可有效调节肝脏机能，增强肝血流量，为眼睛补充养分，改善假性近视。

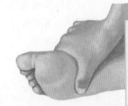

5 拇指按揉足部肝反射区3~5分钟，以感觉酸胀为宜。经常按摩这个反射区可起到行肝利胆、补益肝血的作用，可改善假性近视。

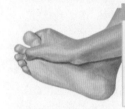

6 拇指捏揉足部眼反射区3~5分钟，以皮肤有热感为宜。按摩这个反射区可以疏通眼部气血，解除睫状体痉挛，改善假性近视。

耳部按摩

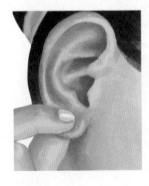

1 拇指、食指捏揉耳部眼反射区1~3分钟，以感觉酸胀为宜。此法可清肝明目、消炎化痰，改善假性近视、急性角膜炎、麦粒肿等症。

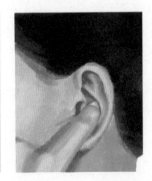

2 食指按揉耳部肝反射区1~3分钟，以感觉酸胀为宜。经常按摩这个反射区可起到疏肝解郁、和胃健脾的功效，对假性近视有改善作用。

Tips 多吃甜食影响视力

　　糖分在人体的新陈代谢中，需要很多维生素B_1的帮助，吃过多的甜食会消耗很多的维生素B_1，从而导致维生素B_1的缺乏，而维生素B_1对视神经有益。

　　同时，甜食会使血钙的浓度降低，钙含量降低会使眼球壁的弹性及硬度下降。人的整个眼球有一定的眼压，眼球弹性压力降低会导致整个眼球变长，进而引发近视。所以，平日最好少吃糖，含糖分较多的食品也应少吃。

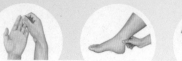

白内障
BAI NEI ZHANG

◎白内障是指内外因素共同作用于眼睛晶状体，使之代谢功能发生改变，出现混浊，导致视力下降的一种病症，多见于老年人。该病是眼科常见病，也是致盲的主要原因之一。当前白内障已成为全世界首要致盲眼病，中国约有500万盲人，其中因白内障致盲者有300余万人，且每年新增约45万人。

症状提示

白内障患者刚开始时视力微昏，眼前常常会看见黑点或黑影随眼球移动；有远望模糊而近望清晰、明亮处视力朦胧而阴暗处视物清晰等症状；患有白内障的眼睛不红肿也不疼痛，视力却日渐下降，甚至失明。

按摩原理

现代医学认为，老年性白内障形成的原因是生理老化，代谢衰退，长期紫外线、红外线辐射。中医认为，老年性白内障是由于肾水匮乏、肝血不足、脾虚、气血生成不足所致。因此，在采用按摩疗法时，主要是通过对相关穴位和反射区的按摩，补肾益肝、疏肝理气、健脾和胃，促进气血生成，调节人体代谢系统，延缓衰老，防止晶状体进一步混浊，缓解并改善白内障症状。

手足耳奇效穴位

手部：●养老穴　●眼反射区
●肝反射区

足部：●太冲穴　●光明穴　●肾反射区
●眼反射区

耳部：●眼反射区　●肝反射区
●肾反射区　●心反射区

手部按摩

1 拇指指腹按揉养老穴2～3分钟，以感觉酸胀为宜。养老穴有延缓衰老的功效，经常按摩这个穴位对缓解眼睛的衰老也很有用处，可用于缓解白内障症状。

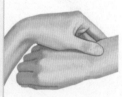

2 拇指按压手部眼反射区3～5分钟，力度要尽量重。经常按摩这个反射区可起到明目定志、养血安神的作用，能消除眼调节器官的痉挛，可用于缓解白内障症状。

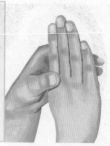

3 拇指按揉肝反射区3～5分钟，以感觉酸胀为宜。经常按摩这个反射区可起到疏肝理气的作用，有效消除眼部疲劳，适用于缓解白内障症状。

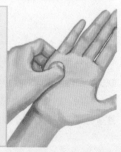

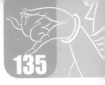

足部按摩

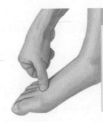

1 拇指按揉足背太冲穴2~3分钟，以感觉酸胀为宜。按摩太冲穴可调节代谢系统，促进气血运行。白内障患者运用此法有调养作用。

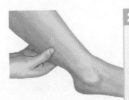

2 拇指指端按揉光明穴2~3分钟，以有压痛感为宜。按摩此穴，可调肝养目，缓解视力模糊等白内障症状。

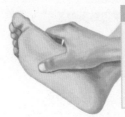

3 拇指按压足部肾反射区3~5分钟，以感觉酸胀为宜。此法可以直接刺激肾脏，提高肾脏机能，补益肾气，缓解白内障症状。

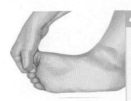

4 拇指揉足部眼反射区3~5分钟，力度较重，每日3次。此法能调节眼压，稳定视力，缓解白内障症状。

耳部按摩

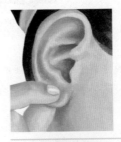

1 以一手拇指和食指相对用力，捏揉耳部眼反射区1~3分钟，以感觉酸胀为宜。此法具有清肝明目、消炎化痰的功效，按摩此处可缓解白内障症状。

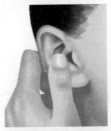

2 以一手拇指和食指相对用力，捏揉耳部肝反射区1~3分钟，以感觉酸胀为宜。此法可疏肝解郁、和胃健脾，经常按摩此反射区可缓解白内障症状。

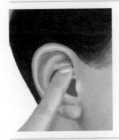

3 食指揉压耳部肾反射区1~3分钟，以感觉酸胀为宜。此法具有补肾益精、强骨填髓的功效，经常按摩此反射区对缓解白内障症状有显著效果。

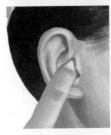

4 食指按压耳部心反射区1~3分钟，以局部发热为宜。此法具有强心通脉、宁心安神、延缓衰老的功效，经常按摩此反射区可缓解白内障症状。

日常养生

① 白内障患者应注意精神的调摄。心胸应宽广，情绪宜舒畅，要控制情绪，最好不要发怒。日常生活中，可培养对花、鸟、鱼的兴趣，以陶冶情操；可多与朋友谈心，分散对不愉快事情的注意力，激起旺盛的生活热情，这也能起到阻止和延缓病情进展的作用。

② 白内障患者宜积极治疗自身慢性病，包括眼部疾患以及全身性疾病，尤其是糖尿病患者最易并发白内障。

③ 吸烟者易患白内障，所以宜尽早戒烟。

④ 忌不注意用眼卫生。平时常用手揉眼，用不洁的手帕、毛巾擦眼，用眼过度，睡眠不足均会对眼睛造成伤害。

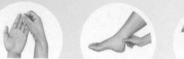

耳鸣耳聋

ER MING ER LONG

◎耳鸣指人们在没有任何外界刺激的情况下所产生的异常声音感觉，是听觉系统的一种错觉。现代医学认为，噪声、过度疲劳、睡眠不足、人体衰老、耳部疾病、血管疾病等因素，可导致人体听神经功能失调、内分泌紊乱、内耳供血异常、内耳炎症等，从而诱发耳鸣。耳鸣严重者可导致耳聋。耳鸣耳聋会使人心烦意乱、坐卧不安，严重影响人们的正常生活和工作。据调查显示，我国大约有1亿人患有不同程度的耳鸣症状，有4千万人受耳鸣的严重困扰，有100万耳鸣患者伴有严重的心理障碍。

症状提示

耳鸣症状为自觉耳内有各种响声（如蜂鸣、放气、潮水声等），声音呈持续性或间断性。耳聋症状为听力减退，甚至丧失。

按摩原理

中医认为，肾开窍于耳，情志不畅或器官衰老等因素可导致肾气不足，引发耳鸣。久病之人，尤其是耳部病变者，耳部经络受阻、气血流行不畅，使耳窍失养也可造成耳鸣。此外，病毒感染、代谢失常，以及素有血管病史导致的肝阳上亢，都是造成耳鸣的重要原因。因此，用按摩疗法缓解耳鸣耳聋，当以调补肾气、畅通经络、调节代谢、平肝潜阳为关键。通过改善耳部微循环，调节听神经和调整中枢神经，达到改善耳鸣症状的目的。

手足耳奇效穴位

手部： ●中渚穴 ●劳宫穴 ●合谷穴 ●前谷穴 ●关冲穴 ●耳反射区 ●肾反射区 ●输尿管反射区 ●膀胱反射区 ●头颈淋巴结反射区

足部： ●至阴穴 ●涌泉穴 ●太溪穴 ●耳反射区 ●肾反射区 ●膀胱反射区

耳部： ●外耳反射区 ●内耳反射区 ●肾反射区 ●肾上腺反射区 ●枕反射区

手部按摩

1 拇指按压中渚穴3～5分钟，以感觉酸胀为宜，双手交替按摩。按摩此穴，可疏经活血，对缓解耳鸣耳聋等病症有效。

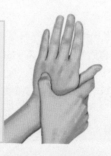

2 拇指按揉双手劳宫穴3～5分钟，以感觉压痛为宜。按摩此穴有清心泻火的功效，对缓解耳鸣有很好的辅助作用。

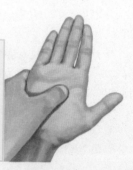

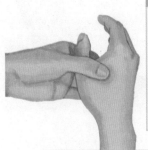

3 拇指点按合谷穴3~5分钟，以有酸胀感为宜，两手交替进行。适当刺激合谷穴可有效缓解因高血压、低血压所引起的耳鸣症状。

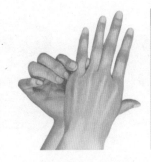

4 拇指和食指对捏按揉前谷穴1~3分钟，以有酸胀感为宜。经常按摩此穴具有升清降浊的功效，可有效改善耳鸣症状。

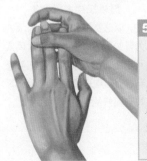

5 拇指掐关冲穴1~3分钟。人体的阴阳气血通过关冲穴而相通，故此法可令经脉畅通，缓解感冒发烧、头痛、耳鸣等症效果显著。

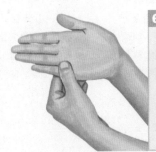

6 拇指点按双手耳反射区3~5分钟，以皮肤发热为宜。按摩此反射区可以使听觉更加灵敏，也有助于失聪耳朵恢复听觉。

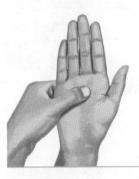

7 拇指按揉手部肾反射区1~3分钟。"耳为肾之窍"，故肾反射区为缓解耳鸣耳聋的特效部位，此法可有效缓解耳鸣症状。

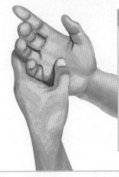

8 拇指按揉手部输尿管反射区1~3分钟，力度较重。此法可固本培元，促进肾部气血运行，增强体质，缓解耳鸣。

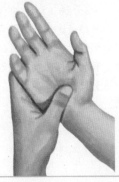

9 拇指按揉手部膀胱反射区1~3分钟，以感觉透热为宜。此法能够调节自主神经系统，调补肾气，改善耳鸣状况。

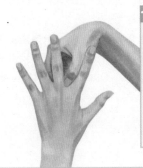

10 拇指点掐手部头颈淋巴结反射区1~3分钟。此法可消炎止痛，促进毒素排出，对耳鸣耳聋等五官疾病均有改善作用。

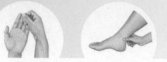

足部按摩

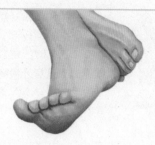

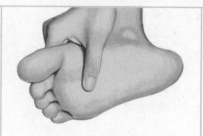

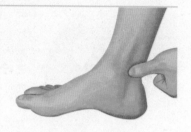

1 　一只脚的脚跟踩另脚至阴穴，力度以感觉舒适为宜。至阴穴可改善血液循环，加速体内废弃物的排泄，是缓解耳鸣的特效穴位。经常按摩此穴能有效消除耳鸣。

2 　拇指点按足底涌泉穴3～5分钟，以足心发热为宜。涌泉穴是人体活力之源，经常按摩此穴可调节人体血液循环、刺激听神经，缓解耳鸣耳聋。

3 　拇指按揉太溪穴3～5分钟，以感觉酸胀为宜。太溪穴为肾经要穴，适当刺激太溪穴可增强肾脏功能，促进血液循环，对因血压变化而导致的耳鸣有很好的缓解作用。

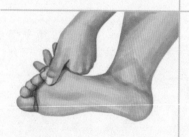

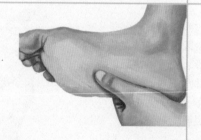

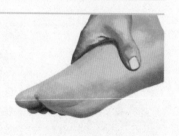

4 　用拇指和食指指侧捏揉足部耳反射区1～3分钟，以感觉胀痛为宜。经常按摩耳反射区对各种耳部疾患均有改善作用，可有效缓解耳鸣耳聋的症状。

5 　拇指推足部肾反射区1～3分钟，以感觉胀痛为宜。经常按摩这个反射区能起到调补肾气、畅通经络、调节代谢的功效，可有效改善耳鸣耳聋症状。

6 　拇指推按足部膀胱反射区1～3分钟，以透热为宜。经常按摩这个反射区可起到清热泻火、护肝养肾的功效，有利于耳部疾病的改善，可有效缓解耳鸣耳聋的症状。

耳部按摩

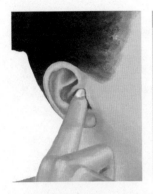

1 食指推外耳反射区1~2分钟，以感觉酸胀为宜。经常按摩外耳反射区可以起到清热解毒、消炎止痛的作用，对缓解耳鸣耳聋有显著的效果。

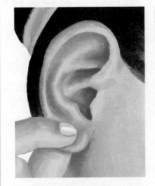

2 捏揉内耳反射区1~2分钟，以感觉酸胀为宜。经常按摩内耳反射区可起到益气活血、补肾聪耳的功效，对缓解耳鸣耳聋有显著的作用。

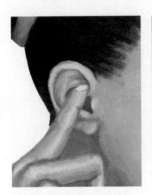

3 食指按压耳部肾反射区1~3分钟，以感觉酸胀为宜。经常按摩肾反射区可起到调补肾气、活血通脉的功效，可以有效改善耳鸣症状。

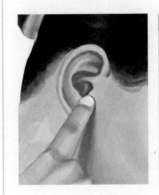

4 食指揉压耳部肾上腺反射区1~3分钟，以感觉酸胀为宜。经常按摩肾上腺反射区可起到清热解毒、祛风化湿的功效，可有效缓解耳鸣耳聋。

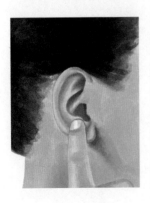

5 食指揉按枕反射区1~3分钟，以感觉掐痛为宜。经常按摩枕反射区可起到清热安神、平肝潜阳的作用，因而对缓解耳鸣耳聋有很好的效果。

日常养生

1 注意休息，尤其是房事不宜过多，不宜过度劳累。
2 经常参加体育锻炼，增强体质。
3 慎用对耳神经有损害的药物，如庆大霉素等，必须用时应控制用药时间，注意听力有无改变，如发现听力受损，要及时换药。
4 适当进行耳部按摩，保持耳道清洁。

Tips 耳鸣重在预防

人处于噪音环境下时间过长，噪声会在不知不觉中对内耳神经造成损害而使人发生耳鸣；机械以及音响振动波也会震伤内耳神经细胞，造成耳鸣。因而，在日常生活中应尽量远离噪声污染，以预防耳鸣。

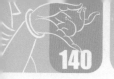
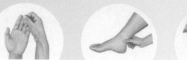

慢性鼻炎

MAN XING BI YAN

◎慢性鼻炎是指鼻腔黏膜和黏膜下组织发炎引起的一种呼吸道病症。长期呼吸不洁净的空气是引起慢性鼻炎的重要原因，而患感冒及贫血、糖尿病、风湿病、便秘等疾病的人，也会因为鼻腔血管长期瘀血扩张而引发慢性鼻炎。慢性鼻炎对人们的健康和生活危害甚大，成年人可因鼻炎引起头痛、反应迟钝等症，导致工作效率低下；青少年可因鼻炎引起鼻塞、头痛等症状，导致精神不集中、记忆力减退等，从而影响学习成绩。

症状提示

慢性鼻炎的主要症状为鼻塞、呼吸困难、流涕、面部有肿胀感、眼球后有受压感，可能伴有发热、头痛、头昏、闭塞性鼻音、耳鸣、听力减退和牙痛等症状。其症状运动时减轻，睡眠和寒冷时加重。继发感染后可有脓涕，且易引发慢性咽炎、失眠、精神萎靡等症。

按摩原理

中医认为，慢性鼻炎是由于肺气虚弱，外邪沿鼻腔侵入肺经，使得肺气不宣、鼻窍不利或鼻部气血阻滞、脾虚而致病。因而采用按摩疗法时，通过局部和全身的穴位及反射区按摩可宣肺清热、健脾，改善鼻部血液循环，达到通利鼻窍，消除鼻黏膜炎症，提高机体免疫力，调养慢性鼻炎的目的。

手足耳奇效穴位

手部：●合谷穴　●中冲穴　●少商穴
●鱼际穴　●列缺穴　●额窦反射区
●鼻反射区　●肺及支气管反射区
●头颈淋巴结反射区　●脾反射区

足部：●涌泉穴　●隐白穴
●额窦反射区　●鼻反射区
●肺及支气管反射区　●上身淋巴结反射区

耳部：●外鼻反射区　●内鼻反射区
●肾上腺反射区　●肺反射区
●内分泌反射区　●脾反射区

手部按摩

1 拇指点按合谷穴1~3分钟，每天3次。合谷穴与呼吸系统密切相关。按摩此穴，可以缓解并治疗鼻塞、呼吸困难等慢性鼻炎症状。

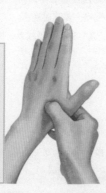

2 拇指掐中冲穴1~3分钟，以感觉刺痛为宜。刺激中冲穴，具有开窍、清心、泄热的功效，对于缓解慢性鼻炎症状有一定作用。

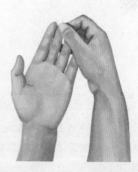

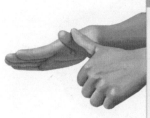

3 拇指先后按揉两侧少商穴各50次。少商穴归属于手太阴肺经，常按此穴能通经气、清肺热、补益肺气，改善慢性鼻炎效果显著。

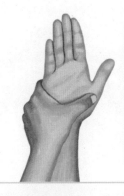

4 拇指按揉鱼际穴50次，以感觉酸胀为宜。适当刺激该穴，能增强肺的呼吸功能，增强机体免疫力，提高预防慢性鼻炎的能力。

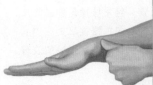

5 拇指一指禅推列缺穴2分钟，以感觉酸胀为宜。经常按摩此穴可使肺的通气量得到改善，改善慢性鼻炎等因肺气不宣引起的疾病。

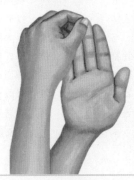

6 拇指端点按额窦反射区2分钟。按摩五指指端的额窦反射区对头部疾病，如头痛、发热、失眠以及眼、耳、鼻、鼻窦等处疾患均有改善作用。

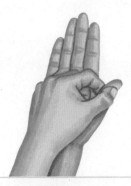

7 拇指端推手部鼻反射区1分钟左右，以感觉酸胀为宜。经常按摩这个反射区对慢性鼻炎等鼻部疾病有显著的改善作用。

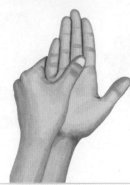

8 拇指指腹推肺及支气管反射区3~5分钟。此法可改善局部血液循环，调节呼吸系统，通利鼻窍，缓解慢性鼻炎症状。

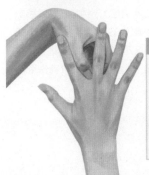

9 拇指点掐手部头颈淋巴结反射区1分钟。此法可消炎止痛，促进毒素排出，对慢性鼻炎等五官疾病均有改善作用。

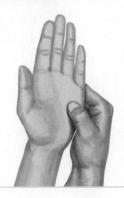

10 拇指按揉手部脾反射区3~5分钟，以透热为宜。此法能改善脾虚的状况，起到健脾作用，从而改善慢性鼻炎。

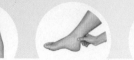

足部按摩

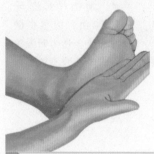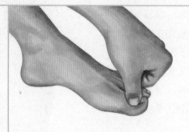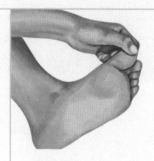

1 小鱼际擦涌泉穴3～5分钟，以足心发热为宜。人体诸多经脉都汇集于足底，与全身各脏腑、组织、器官都有密切关系。涌泉穴是人体最下部位的穴位，是肾经的发源之地，此法可促进血液、淋巴液的循环，有效减轻慢性鼻炎的发作次数以及发作时的严重程度。

2 拇指掐按隐白穴3～5分钟，以有刺痛感为宜。隐白穴是足太阴脾经上的重要穴位之一，经常刺激此穴可起到健脾通血、补中益气的功效，可改善血液循环，有很好的健脾效果，因此对脾虚所致鼻炎有改善作用。

3 拇指端按揉足部额窦反射区2分钟左右，以有压痛感为宜。经常按揉足部额窦反射区对包括慢性鼻炎在内的头面部疾病均有很好的改善作用。

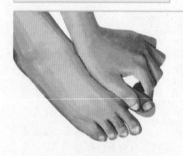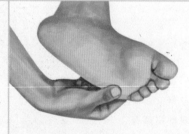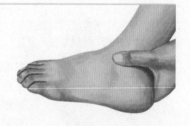

4 拇指、食指捏按足部鼻反射区1分钟左右，以感觉酸胀为宜。此法可直接作用于鼻部，促进鼻部血液循环，改善鼻部充血状况。经常按摩这个反射区对包括慢性鼻炎在内的各种鼻病均有改善作用。

5 拇指推按足部肺、支气管反射区，并在中趾根部敏感点处点按1分钟。此法可改善上呼吸道血液循环，调节呼吸功能，通利鼻窍，缓解慢性鼻炎症状。

6 拇指按揉足部上身淋巴结反射区1分钟左右，以感觉酸胀为宜。经常按摩这个反射区可消炎止痛，促进毒素排出，对慢性鼻炎有改善作用。

耳部按摩

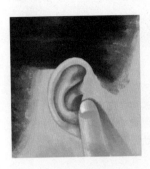

1 食指端点掐耳部外鼻反射区1~2分钟，以局部发热为宜。此法可起到清热解毒、消炎止痛的作用，是改善慢性鼻炎的特效部位。

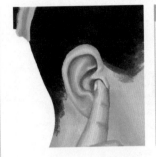

2 食指端点掐耳部内鼻反射区1~2分钟，以局部发热为宜。此法能起到疏风解表、宣肺开窍的功效，可有效改善慢性鼻炎。

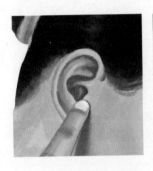

3 食指揉压耳部肾上腺反射区1~2分钟，以透热为宜。此法可清热解毒、祛风化湿，配合以上反射区使用，对慢性鼻炎有改善作用。

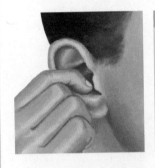

4 食指按揉耳部肺反射区1~2分钟，以感觉酸胀为宜。经常按摩肺反射区可起到清热宣肺的功效，对慢性鼻炎有很好的改善作用。

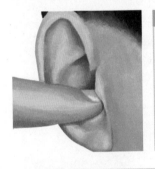

5 食指点按耳部内分泌反射区1~2分钟，以感觉酸胀为宜。此法可益气活血，补肾通络，改善鼻部气血阻滞，故对慢性鼻炎有改善作用。

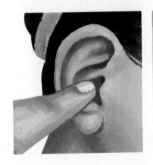

6 食指按揉耳部脾反射区3~5分钟，以局部有胀痛感为宜。此法可改善局部血液循环，健脾和胃，提升中气，改善由脾虚引起的慢性鼻炎。

日常养生

1 应保持工作、生活环境的空气清净，避免接触灰尘、化学气体，尤其是有毒气体。

2 可适当加强体育锻炼，改善鼻腔内血液循环。

3 若有鼻腔畸形的情况，如鼻中隔偏曲等，应及时加以纠正。

4 应随时根据天气变化增减衣物，以防止感冒引发鼻炎。

5 天气寒冷时，宜戴口罩，防止冷空气对鼻黏膜的直接刺激。

6 忌常挖鼻孔的不良习惯。

7 忌长期使用鼻黏膜收缩剂，如滴鼻净、麻黄素、鼻通等。

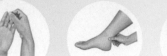

皮肤科疾病
PI FU KE JI BING

斑秃
BAN TU

◎斑秃是一种以头发局部性斑状秃落，而秃落部位皮肤正常，无自觉症状为特点的皮肤病。因为本病发病突然，有如鬼使神差，无明显诱因，故又有"鬼剃头"之名。精神因素是引发本病的重要原因，故精神压力大的人士更易罹患本病。

症状提示

本病患者头发多呈圆形或者椭圆形脱落，少数严重者会累及眉毛、胡须、腋毛、阴毛等，全部脱落形成普秃。

按摩原理

本病属于中医学"鬼剃头""油风""落发"等病范畴，其病因有：情志不畅、肝郁不舒使气机逆乱，五脏受累，气血失调而不能上荣毛发，因而头发脱落；青壮年人士因为血热生风，致使风热上扰，毛发失荣，导致头发突然秃落；经脉血瘀，阻塞血路，头发不得荣养，导致秃落；肾精不足，以致头发脱落。根据病因，可用按摩疗法调畅情志，促进头部血液循环，清泻血热，补益肾气。

手足耳奇效穴位

手部：●合谷穴　●神门穴
●肾反射区　●膀胱反射区
●肾上腺反射区　●输尿管反射区

足部：●太溪穴　●涌泉穴　●复溜穴
●头部反射区　●腹腔神经丛反射区
●膀胱反射区　●输尿管反射区
●肾反射区　●肾上腺反射区

手部按摩

1 拇食指捏拿合谷穴3～5分钟，以感觉胀痛为宜。按摩合谷穴，对头部有活血理气的功效，可缓解斑秃症状。

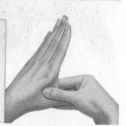

2 拇指按揉腕部神门穴3～5分钟。神门穴有镇静安神、补益心气、疏通经络的作用。此法有助于调畅情志，缓解病情。

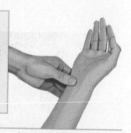

3 拇指按揉手部肾反射区1～3分钟，以感觉局部皮肤发热为宜。此法可直接刺激肾脏，提高肾脏机能，对缓解肾虚所致脱发有显著作用。

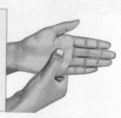

4 拇指分别按揉手部膀胱、输尿管、肾上腺反射区各1～3分钟。此法可改善人体激素分泌，补益肾气，缓解斑秃症状。

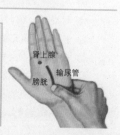

肾上腺
输尿管
膀胱

足部按摩

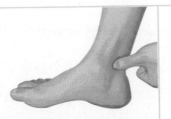

1 拇指按揉太溪穴1～3分钟，以感觉压痛为宜。经常适当刺激太溪穴，具有滋阴补肾、提高肾功能的作用，对于缓解肾虚引发的脱发有显著的效果。

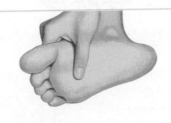

2 拇指点按涌泉穴1～3分钟，以感觉酸胀为宜。此法既可促进头皮血液循环，让毛囊获得充分营养，同时也促使头皮的新陈代谢趋于正常，对斑秃症有缓解作用。

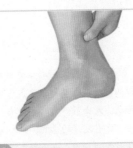

3 拇指按压复溜穴1～3分钟，以感觉酸胀为宜。按摩此穴能滋阴补肾，增加头发的营养成分供应，促进人体激素的分泌，对斑秃有缓解作用。

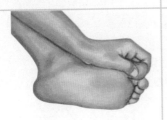

4 拇指按压足部的头部反射区3～5分钟，以有压痛感为宜。按摩头部反射区，可以改善头皮血液循环，促进其新陈代谢，对斑秃症有缓解作用。

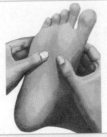

5 双手拇指指腹按揉足部腹腔神经丛反射区3～5分钟，以透热为宜。按揉腹腔神经丛反射区可安定情绪，增强应激能力，对斑秃症有缓解作用。

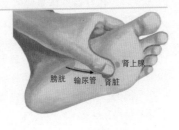

肾上腺
膀胱　输尿管　肾脏

6 拇指推法向心方向推足部膀胱、输尿管、肾、肾上腺反射区各3分钟左右，以透热为宜。此法可改善人体激素分泌，缓解斑秃。

⏱ 日常养生

❶ 保持良好的精神状态是治愈斑秃的关键。放松的心态有利于促进斑秃的自愈，否则有可能会妨碍新发的生长，甚至造成恶性循环，加重脱发症状。

❷ 合理安排作息时间，劳逸结合，保证充足睡眠。

❸ 忌食辛辣之物，不喝具有刺激性的浓茶与咖啡。

❹ 多吃些富含B族维生素、蛋白质及胱氨酸的食物，如鸡肉、蛋黄、豌豆等。

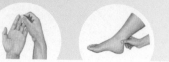

荨麻疹

XUN MA ZHEN

◎荨麻疹是一种过敏性皮肤疾病，当接触过敏原的时候，患者会在身体不特定的部位出现一块块形状、大小不一的红色斑块。在产生这些斑块的地方，会有发痒的感觉，如果没有停止接触过敏原并及时加以治疗，出疹和发痒的情形会加剧。本病可发生在身体任何部位，无论男女老幼均可发病，是临床常见的皮肤病。

症状提示

荨麻疹可分为急性和慢性两种，绝大多数为急性。急性荨麻疹多突然发作，初起时只感觉皮肤瘙痒，而后起风团，风团大小不一，呈鲜红色，形状也不规则，可随着瘙痒抓挠而增多。这种情况往往要持续半个小时以上，然后可自然消退，不留痕迹。急性荨麻疹发病时，常伴有发热、恶心、呕吐、腹痛、胸闷气喘等症状。慢性荨麻疹可反复发作，终年不断。

手足耳奇效穴位

 手部：●合谷穴　●阳池穴　●大陵穴

 足部：●涌泉穴　●解溪穴
●行间穴　●输尿管反射区

耳部：●肺反射区　●耳尖
●大肠反射区　●肾上腺反射区

按摩原理

中医认为，本病的发病原因很多，概括起来主要有四点：一是外感风、湿、热之邪，侵害皮肤；二是饮食不注意，使体内蓄积湿热，再加上外感风邪，两相排斥，在皮肤上出现症状；三是血虚风燥所致皮肤易生病变；四是不可忽视的精神因素。根据以上病因，用按摩疗法调养本病，首先要清热解毒；其次应调畅情志，疏肝解郁；其三，要行气活血，强壮身体，使人体不易受外界湿邪、风邪的影响。

手部按摩

1 拇食指捏拿合谷穴3～5分钟，以感觉酸胀为宜。经常按摩合谷穴可理气止痛、活血调肠，使人一身气血充盈，百病难侵，故对本病症状有缓解作用。

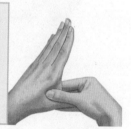

2 拇指按揉腕背侧阳池穴1～3分钟，以感觉胀痛为宜。阳池穴是三焦经气汇集之地，按摩此穴可调节人体元气，增强机体免疫力，缓解荨麻疹症状。

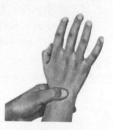

3 屈食指点按大陵穴3～5分钟，以感觉酸胀为宜。大陵穴是手厥阴心包经上的重要穴位，有清心宁神的作用，对精神因素导致的荨麻疹有改善作用。

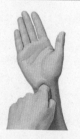

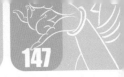

足部按摩

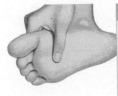

1 拇指点按涌泉穴1～3分钟，以足心发热为宜。按摩此穴可强壮身体，增强机体免疫力，对本病症状的缓解大有助益。

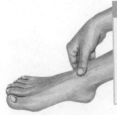

2 拇指指腹按揉解溪穴1～3分钟，以感觉酸胀为宜。按揉此穴可强壮内脏器官，调节消化系统功能，对慢性荨麻疹症状有缓解作用。

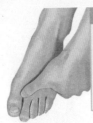

3 拇指按揉行间穴3～5分钟。行间穴是足厥阴肝经上的重要穴位，主要作用是泻肝火，镇静安神，对本病症状亦有缓解作用。

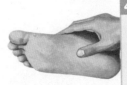

4 拇指指腹平推或按揉足部输尿管反射区1～3分钟，以透热为宜。此法可强壮身体，促进体内激素分泌，对缓解本病症状大有助益。

耳部按摩

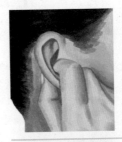

1 食指点掐压耳部肺反射区1～3分钟，以有掐痛感为宜。经常按摩肺反射区有清热利肺的功效，此反射区是按摩缓解荨麻疹症状的常用反射区。

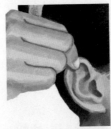

2 食指按压耳尖1～3分钟，以感觉酸胀为宜。经常按摩耳尖有清热解毒、解痉止痛的功效，对急性荨麻疹症状有缓解作用。

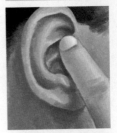

3 食指按压耳部大肠反射区1～3分钟，以感觉酸胀为宜。经常按摩这个反射区可清热解毒，净化循环系统，对荨麻疹症状有缓解作用。

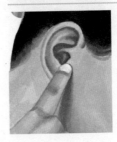

4 食指揉压耳部肾上腺反射区1～3分钟，以感觉酸胀为宜。按摩肾上腺反射区有清热解毒、祛风化湿的功效，对急慢性荨麻疹症状有缓解作用。

日常养生

① 调整饮食。荨麻疹患者日常饮食宜多吃富含膳食纤维的食物，如各种蔬菜水果等，对鱼、虾、肉以及菇类食物应尽量少吃，对已经明确能够引起荨麻疹的食物更应戒绝。

② 用药须谨慎。青霉素、血清、疫苗、痢特灵、阿司匹林、可卡因、吗啡等药品均有可能诱发荨麻疹，故荨麻疹患者应谨慎用药。

③ 改善生活环境。荨麻疹患者对生活环境有较高的要求，不宜种植种类繁多的花；遇冷、热、强烈日光刺激均要适当加以防护；对某些昆虫，如蚊子、跳蚤、苍蝇、螨虫等应积极消灭。

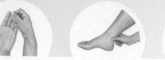

牛皮癣

NIU PI XUAN

◎牛皮癣学名银屑病，是一种慢性皮肤病。该病好发于颈项部、肘部、膝部、腘部、上眼睑、会阴部以及大腿内侧等处，但十之八九在颈部。男女老幼均可发病，病多缠绵，难以根治。

症状提示

本病初起时，仅有瘙痒感，随着抓挠摩擦，皮肤上逐渐出现粟粒乃至绿豆大小的扁平丘疹。丘疹呈多角形或者圆形，坚硬而有光泽，日久融合成结，形成苔藓样，表现为皮纹加深、褐色、干燥、有细碎的白色脱屑。多个丘疹逐渐融合成片，不断增大、增厚，状如牛领之皮，厚而且坚，自觉阵发性奇痒，挠之不觉痛。牛皮癣不会伴发水疱、无糜烂渗出。

按摩原理

中医认为，本病多因七情内伤、心绪烦恼、心火内生而使血热生风，以致皮肤瘙痒，起干燥皮屑；或者因风、湿、热之邪蕴阻肌肤所致。按摩调养本病，可通过按摩相关穴位和反射区，达到清热凉血、消风止痒、宁心安神的功效。

手足耳奇效穴位

手部：●合谷穴　●神门穴
●劳宫穴　●肾反射区

足部：●照海穴　●行间穴
●肾上腺反射区

耳部：●肺反射区　●心反射区
●内分泌反射区　●肾上腺反射区

手部按摩

1　拇食指捏拿合谷穴1～3分钟，以感觉酸胀为宜。经常按摩合谷穴可起到疏风解表的功效，使一身气血充盈，可用于缓解本病症状。

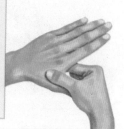

2　拇指按揉腕尺侧神门穴1～3分钟，以感觉酸胀为宜。按揉神门穴可起到镇静宁神的功效，经常按摩对本病症状有显著的缓解作用。

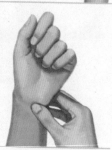

3　拇指按压掌侧劳宫穴3～5分钟，以局部发热为宜。劳宫穴是手厥阴心包经上的主要穴位之一，按摩此穴可清心火、安神镇静，对本病症状有缓解作用。

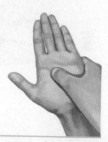

4　拇指指腹推手部肾反射区1～3分钟，以透热为宜。此法可清热解毒、祛风除湿，亦有镇静安神的功效，对缓解本病症状大有助益。

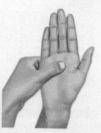

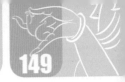

足部按摩

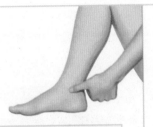
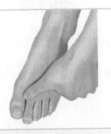
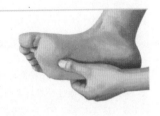

1 拇指指腹按揉照海穴1~3分钟，以局部感觉酸胀为宜。照海穴有滋阴清热、宁神助眠的作用，适宜用于缓解牛皮癣症状。

2 拇指按揉行间穴1~3分钟，以局部感觉酸胀为宜。按揉行间穴可清肝泻火，疏通气滞，宁神镇静，对牛皮癣症状有缓解作用。

3 拇指推按肾上腺反射区1~3分钟。此法不仅可以镇静安神、清热祛火，还能强壮身体，增强机体免疫力，对牛皮癣症状的缓解大有帮助。

耳部按摩

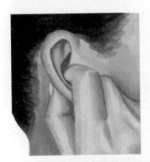

1 食指点掐压耳部肺反射区1~3分钟，以感觉酸胀为宜。经常按摩肺反射区可起到清热利肺的功效，对牛皮癣症状有缓解作用。

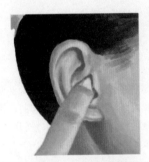

2 食指按压耳部心反射区1~3分钟。此法能移除心火、调和心肾、平衡阴阳，最终达到舒缓情绪、消解焦虑的效果，可缓解牛皮癣症状。

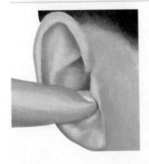

3 食指点按耳部内分泌反射区1~3分钟，以透热为宜。经常按摩这个反射区可益气活血，调节内分泌，对牛皮癣症状有缓解作用。

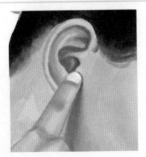

4 食指揉压耳部肾上腺反射区1~3分钟，以感觉酸胀为宜。经常按摩肾上腺反射区可清热祛湿，对牛皮癣症状有缓解作用。

日常养生

❶ 调畅情志。牛皮癣属于神经功能障碍性皮肤病，患者在发病前多有精神紧张、郁闷、烦恼等不良情绪，故调整情绪，开阔心胸对防治本病有重要意义。

❷ 少食辛辣刺激性食物。生姜、辣椒、大葱、大蒜、花椒等辛辣刺激食物能刺激神经系统，助热生火，可诱发或者加重本病。

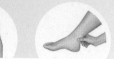

湿疹

SHI ZHEN

◎湿疹是一种常见的过敏性炎症性皮肤病，临床上以对称性分布的多形性皮疹和反复发作为特点。该病一年四季均可发生，是临床常见的多发病。

 手足耳奇效穴位

手部：●合谷穴 ●神门穴 ●肾反射区 ●肺反射区 ●脾反射区

症状提示

湿疹的症状有：在胸背、腰腹、四肢、阴囊和肛门或者周身出现红色疙瘩；也可表现为皮肤潮红而有集簇或者散发性粟米大小的红色疱疹；还可表现为丘疹水疱、瘙痒，或者皮肤溃烂，渗出许多黏液。本病常伴发口渴、心烦、小便短赤等症状。慢性湿疹常反复发作，缠绵不愈，且多出现鳞屑、苔藓样化等损害，皮肤损伤处有融合及渗出倾向。

足部：●行间穴 ●太白穴 ●三阴交穴 ●小脑和脑干反射区 ●膀胱反射区

耳部：●肺反射区 ●脾反射区 ●大肠反射区

按摩原理

现代医学认为，过敏体质是本病的一大温床。此外，神经功能障碍、内分泌失调、消化不良、肠道疾病、新陈代谢异常等均可诱发湿疹。总而言之，湿疹的发病是由多种因素相互作用的结果。中医认为，湿疹的发生缘于湿热的蕴结或者饮食内伤。按摩调养主要是起到清热宣肺、健脾利湿的作用，辅以对内分泌和神经系统功能的调节，全面增强机体免疫力，可达到缓解本病症状的目的。

手部按摩

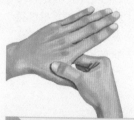

1 拇食指捏拿合谷穴2～3分钟，以感觉酸胀为宜。合谷穴有疏风解表、清热凉血的功效，临床上常用来改善皮肤瘙痒、荨麻疹、湿疹等皮肤疾病。

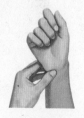

2 拇指按揉神门穴2～3分钟，以感觉酸胀为宜。神门穴是手少阴心经上的重要穴位，按揉此穴可镇静安神、畅通经络，对神经系统有调节作用，可用于缓解湿疹症状。

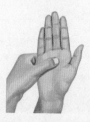

3 拇指按揉手部肾反射区3～5分钟，以透热为宜。经常按摩这个反射区可起到清热祛湿、补益肾气、增强机体免疫力的功效，对湿疹症状有缓解作用。

4 拇指按揉手部肺反射区1~2分钟，以透热为宜。经常按摩这个反射区可起到清热宣肺的作用，对湿疹症状有缓解作用。

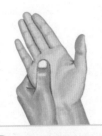

5 屈食指点按手部脾反射区3~5分钟，以感觉酸胀为宜。经常按摩这个反射区可健脾利湿，对湿疹症状有缓解作用。

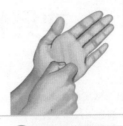

足部按摩

1 拇指指端按揉行间穴2~3分钟。行间穴最擅长"清肝火、疏气滞"，可清除体内虚火，调节情绪，故对湿疹症状有缓解作用。

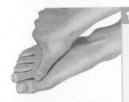

2 拇指点按太白穴2~3分钟，以感觉酸胀为宜。太白穴可调节脾脏功能，此法可起到健脾利湿的作用，对湿疹症状有缓解作用。

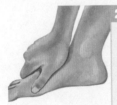

3 拇指按揉三阴交穴2~3分钟，以感觉酸胀为宜。此法可同时调补脾、肝、肾三脏，对湿疹症状有缓解作用。

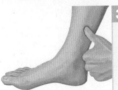

4 推按小脑和脑干反射区1~3分钟。按摩以上反射区可调节人体神经和内分泌系统，对湿疹症状有缓解作用。

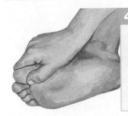

5 拇指指腹推按足部膀胱反射区1~3分钟，以透热为宜。此法可补益肾气、提高机体免疫力，对湿疹症状有缓解作用。

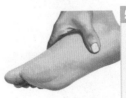

耳部按摩

1 食指指甲推耳部肺反射区1~3分钟，以感觉酸痛为宜。经常按摩这个反射区可起到清热利肺的功效，对湿疹症状有缓解作用。

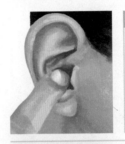

2 食指掐按耳部脾反射区1~2分钟，以有掐痛感为宜。经常按摩这个反射区可起到健脾利湿的功效，对湿疹症状有缓解作用。

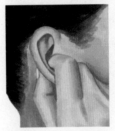

3 食指按压耳部大肠反射区1~2分钟，以感觉酸胀为宜。经常按摩这个反射区可起到清热祛湿的功效，对湿疹症状有缓解作用。

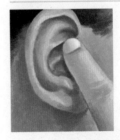

日常养生

① 积极寻找病因，远离致病源。

② 平时保持心情愉快，避免精神紧张、过度劳累。

③ 饮食上尽量少食用辣椒、鱼、虾、蟹、浓咖啡、酒类等食物，以免诱发或者加重病症。

④ 衣着上不宜选用丝、毛以及化纤制品，以免刺激皮肤，加重病情。

⑤ 冬季要注意皮肤的清洁和保养，这样可减少湿疹的复发。

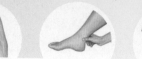

神经性皮炎

SHEN JING XING PI YAN

◎神经性皮炎是一种慢性炎症性皮肤病，精神因素是本病发生的主要诱因。临床上以阵发性皮肤瘙痒和皮肤苔藓样变为特征。是常见的多发性皮肤病，多见于青年和成年人，儿童一般不发病。

手足耳奇效穴位

 手部：●劳宫穴　●神门穴
●合谷穴　●肾上腺反射区

 足部：●太冲穴　●三阴交穴
●大脑反射区　●膀胱反射区

 耳部：●神门穴　●心反射区

症状提示

本病多发在颈后部或者两侧、肘窝、前臂、大腿、小腿以及腰骶部，常成片出现，呈三角形或者多角形的平顶丘疹，皮肤增厚，皮脊突起，皮沟加深，形似苔藓。剧烈的瘙痒是其主要症状，入夜尤甚。

按摩原理

中医认为，神经性皮炎是由于情志不遂，郁闷不舒，肝郁气滞，心火炽盛，以致气血运行失调，凝滞于皮肤，日久耗血伤阴，致使皮肤失于濡养所致。或者是因为脾脏蓄积湿热，外加风邪侵扰瘀阻于皮肤而发病。因此，按摩调养本病，重在以清热除湿、疏肝解郁、养心安神为原则，如此便可缓解本病症状，达到良好的止痒效果。

手部按摩

1 拇指指腹按揉劳宫穴3～5分钟，以感觉胀痛为宜。按摩劳宫穴清心泻火，可调节情绪和精神状态，故对神经性皮炎症状有缓解作用。

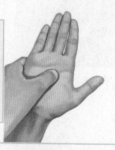

2 拇指按揉神门穴1～3分钟，以感觉酸胀为宜。此法可镇静安神、畅通经络，可用于调节神经性皮炎患者的情绪和精神状态。

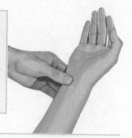

3 拇食指捏拿合谷穴1～3分钟，以感觉酸胀为宜。经常按摩此穴可清热除湿，对神经性皮炎症状有缓解作用。

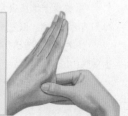

4 拇指按压手部肾上腺反射区3～5分钟。此法有清热除湿、镇静安神的功效，对神经性皮炎症状有缓解作用。

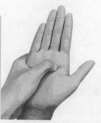

足部按摩

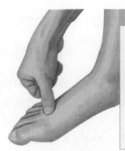

1 拇指按揉太冲穴3~5分钟，以感觉压痛为宜。太冲穴属足厥阴肝经，按摩此穴具有清泻肝火、疏通肝郁的功效，可缓解神经性皮炎的症状。

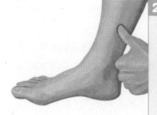

2 拇指按揉三阴交穴2~3分钟，以有酸胀感为宜。此法有宁心安神、提高机体免疫力的功效，可缓解神经性皮炎的症状。

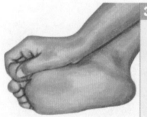

3 拇指指腹按揉足部大脑反射区1~3分钟。经常按摩这个反射区可调节人体神经系统，有镇静安神的功效，可缓解神经性皮炎的症状。

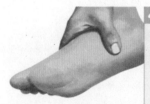

4 拇指推按足部膀胱反射区3~5分钟，以透热为宜。经常按摩此处具有补益肾气、清热除湿、镇静安神的功效，可缓解神经性皮炎的症状。

耳部按摩

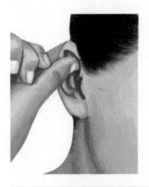

1 拇指点掐耳部神门穴1~3分钟，以感觉酸胀为宜。经常按摩神门穴有调节人体神经系统的功效，可缓解神经性皮炎的症状。

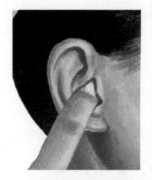

2 食指按压耳部心反射区1~3分钟，以感觉酸胀为宜。经常按摩心反射区具有宁心安神的功效，可缓解神经性皮炎的症状。

日常养生

① 避免感情冲动，以免加重病情。
② 忌用手瘙抓或者用热水烫洗患处，不利于病情的康复。
③ 不宜穿过硬的内衣，以免刺激皮肤。
④ 戒烟酒，忌食辛辣刺激性食物，可多吃清淡食物和水果。

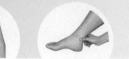

冻疮
DONG CHUANG

◎冻疮是指由寒冷引起的局限性炎症损害，是冬季的常见病。有资料显示，我国每年受到冻疮困扰的人有2亿之多，其中尤以儿童、妇女和老年人好发。冻疮一旦形成，在寒冷的季节里很难快速治愈，通常要等到天气转暖后才会逐渐愈合。

症状提示

冻疮多发于手足、面颊、耳廓等暴露部位。冻疮在初起之时为局限性蚕豆大小紫红色肿块或者硬结，边缘鲜红，中央青紫，自觉局部有胀感、瘙痒，遇热后更甚，严重者可有水疱，破溃后形成溃疡，经久不愈。

手足耳奇效穴位

 手部：●阳池穴　●合谷穴　●阳溪穴

 足部：●涌泉穴

按摩原理

现代医学认为，冻疮是由于寒冷的侵扰使末梢的皮肤血管收缩或者发生痉挛，导致局部血液循环障碍，使氧和营养不足而发生的组织损伤。中医认为，本病多因素体虚弱，阳气不足，皮肤肌肉受严寒空气侵扰时间过长，以致气血运行不畅，遂致气血寒凝瘀滞所致。因此，按摩调养本病，应以温阳散寒、消除患处瘀滞、促进血液循环为原则。

手部按摩

1 拇指指端按揉阳池穴1～3分钟，以感觉酸胀为宜。刺激此穴可恢复三焦经的功能，将热能传达全身，驱散寒气，故对冻疮症状有缓解作用。

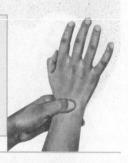

2 拇指和食指捏拿合谷穴1～3分钟，以感觉酸胀为宜。合谷穴是人体养生要穴之一，此法可使一身气血充盈、通畅，故对头面部及手部的冻疮症状均有缓解作用。

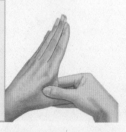

3 拇指指腹按揉阳溪穴1～3分钟，以感觉酸胀为宜。此法可促进头面部的血液循环，对耳部以及头面部出现的冻疮症状有缓解作用。

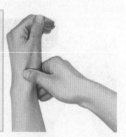

足部按摩

1 拇指指腹点按涌泉穴1～3分钟，以感觉酸胀为宜。按摩此穴可增强体质，使人精力旺盛，提高身体抵抗寒邪的能力，故对冻疮症状有缓解作用。

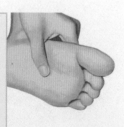

第四章 PART 4

日常养生的手足耳按摩

　　上医治病，强调防患于未然，在日常生活中积极调理身体，使之强健而有抵抗疾病的能力，一如为身体健康修筑了坚固的防护墙，不给疾病以可乘之机。按摩手足耳部特定的穴位和反射区，可使人气血通畅、阴阳调和，及时消除各种不适，提高机体免疫力，从而起到养生保健之功效。

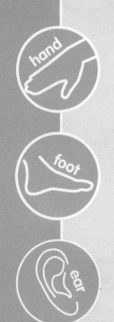

hand

foot

ear

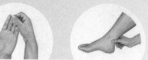

增强体质
ZENG QIANG TI ZHI

强心宁神
QIANG XIN NING SHEN

◎《黄帝内经》有云："心者，君主之官，神明出焉。"这句话一语点明心在五脏六腑中的统摄地位。心脏不停地搏动，推动血液在全身脉管中循环、周流。血液负责将运载的营养物质输送至五脏六腑、四肢百骸、肌肉皮毛，给身体各个组织器官补充养分，以维持人体正常的生理活动。一旦心脏功能退化，人体血脉就会受到影响，各组织器官也会因缺乏养分而功能减退，甚至衰竭。此外，中医认为"心主神明"，即人的精神、情志等都是由心所主宰。《黄帝内经》有云："心者，五脏六腑之大主也，精神之所舍也……心伤则神去，神去则死矣。"

按摩原理

"心动则五脏六腑皆摇"，因此中医养生历来以养心为先。心为气血所充养，因而在采用按摩疗法养心安神时，当以养血益气、调理气血运行为主。心经是体现和调节心脏功能的经络，因此传统的中医按摩主要通过按压、捏拿心经上的主要穴位来调补心气。

手足耳奇效穴位

手部：●劳宫穴　●内关穴　●神门穴
●少冲穴　●少商穴　●心反射区

足部：●行间穴　●肾反射区
●心反射区

耳部：●神门穴　●心反射区
●皮质下反射区

手部按摩

1 拇指按揉劳宫穴2分钟左右，以感觉胀痛为宜。劳宫穴属手厥阴心包经，是保养心脏的主要穴位，有清心泻火之效。

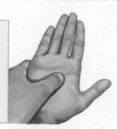

2 拇指指端掐按内关穴2~3分钟，以感觉酸胀为宜。内关穴是人体手厥阴心包经上的重要穴位之一。经常刺激该穴，有益心宁神的功效。

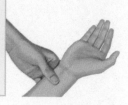

3 拇指按揉神门穴2~3分钟，以感觉压痛为宜。神门穴是全身安神养心最好的穴位之一，按摩此穴，有养心安神、补益心气的作用。

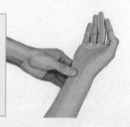

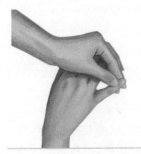

4 拇指掐按少冲穴2~3分钟，以感觉掐痛为宜。经常按摩此穴，有清心安神之效，对于补益心气，保养心脏作用显著。

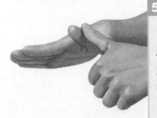

5 拇指按揉少商穴1~3分钟，以感觉酸胀为宜。经常按摩此穴可缓解紧张情绪，宁心安神。

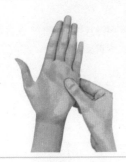

6 拇指按揉手部心反射区1~3分钟，以透热为宜。此法可调理心脏，平稳情绪，对心脏部位的疾患有普遍的改善作用。

足部按摩

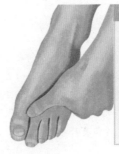

1 拇指按揉行间穴3~5分钟，以感觉酸胀为宜。心神不宁与肝经有关，通过刺激肝经上的行间穴，可以稳定情绪，宁静心神。

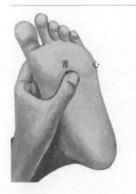

肾　心

2 拇指按压足部肾、心反射区各3~5分钟，以足底发热为宜。此法可调节心肾、宁心安神，促进心脏部位血液循环，故对心脏有养护作用。

耳部按摩

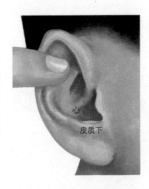

心
皮质下

1 食指依次按揉耳部的神门穴及心、皮质下反射区，每处1~2分钟。按摩这些反射区均可宁心安神，搭配使用效果更佳，还可强心通脉，对心脏部位疾病有改善作用。

✚ Tips 深呼吸平衡心跳

　　人在紧张的时候，心跳就会加速，通过深呼吸可调节呼吸的频率，从而缓解紧张的情绪。因而，每当感到情绪紧张的时候，或者焦躁不安的时候，可以做几个深呼吸，对于缓解压力、消除焦虑和宁心安神均有帮助。

✚ Tips 夏季宜疗心

　　夏季是一年中阳气最盛的季节，天气炎热而生机旺盛，即人体新陈代谢处于最旺盛的时候。
　　按照中医阴阳五行理论，夏季属火，对应的脏腑为心，天气炎热，容易耗损心气，心气不足，邪热内陷，会导致中暑和各种皮肤病，所以夏季要注意养心。
　　从五行生克关系上看，心属火，咸味属水，水克火，所以心气不足的人要少吃盐；而酸味属木，木生火，所以多吃酸性的东西可以收敛心气，其中以红色食物最佳，因为红色入心。

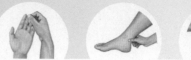

润肺益气

RUN FEI YI QI

◎《黄帝内经》有云："肺者，相傅之官，治节出焉。"相傅就是宰相，是辅佐、协助君王的，可见肺脏地位的重要和尊贵。中医认为，"肺主气，心主血，气为血之帅"，"肺朝百脉，助心行血"，指肺能使百脉之气血如潮水般有规律地周期运行。肺在诸脏腑中位置最高，被称为"华盖"。肺叶娇嫩，容易受风邪侵袭，不耐寒热，故肺又有"娇脏"之称。现代生活中，气候干燥、空气污染、长期吸烟等多种因素都容易伤害肺脏，因此常常为肺脏做做"养护"是很有必要的。

按摩原理

从中医角度来看，引起肺部不适的原因主要是寒邪伤肺之阳气、燥邪伤肺之阴液。因此，保养肺脏，应当以生津润肺、养阴清燥、疏风解表、祛除肺内外邪为关键。肺经是体现和调节肺脏功能的经脉，因此传统的中医按摩主要通过按压、捏拿心经上的主要穴位来养肺润燥。

手足耳奇效穴位

手部：●列缺穴 ●鱼际穴
●太渊穴 ●少商穴

足部：●复溜穴 ●照海穴 ●太溪穴
●涌泉穴 ●肺及支气管反射区
●甲状腺反射区

手部按摩

1 拇指一指禅推列缺穴2分钟，以感觉酸胀为宜。经常按摩此穴，有疏风解表、宣肺理气、利咽消肿的作用，可改善各种肺部疾病。

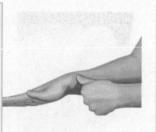

2 拇指按揉鱼际穴2~3分钟，以皮肤发红为宜。按摩此穴具有宣肺解表、利咽化痰的功效，能增强肺部呼吸功能，润肺益气。

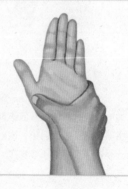

3 拇指按揉太渊穴2分钟，以有痛感为宜。太渊穴具有补益肺气、通脉止痛的功效。此法可降低呼吸道阻力，改善肺的呼吸机能，调理肺脏。

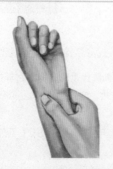

4 拇指先后按揉两侧少商穴各3~5分钟。少商穴归属于手太阴肺经，有清热、利咽、开窍的功效，临床上常用来消除肺部炎症。

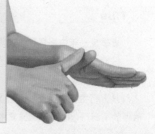

足部按摩

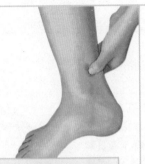

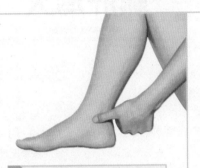

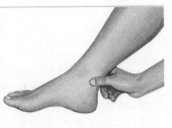

1 拇指按压复溜穴3~5分钟，以感觉酸麻为宜。经常按摩此穴，可起到清热滋阴、缓解肺燥的功效，对肺有养护作用。

2 拇指按揉照海穴2~3分钟，以感觉酸胀为宜。经常按摩此穴具有滋阴清热的作用，可调节阴阳平衡，达到润肺益气的功效。

3 拇指指腹按揉太溪穴3~5分钟，以感觉酸胀发热为宜。太溪穴是足少阴肾经上的穴位，在经络上，足少阴与手少阴一脉相通，故此法可润肺生津，养护肺部。

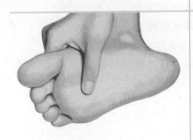

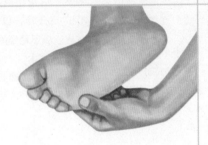

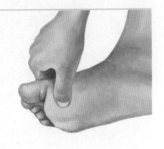

4 拇指点按涌泉穴3~5分钟，以足心发热为宜。涌泉穴是肾经发源地，按摩此穴可增强体质，提高免疫力，使人精力旺盛，对肺亦有养护作用。

5 拇指推按足部肺及支气管反射区3~5分钟，以局部皮肤发热、感觉酸胀为宜。经常按摩这两个反射区可全面调理肺、支气管部，改善肺的功能。

6 拇指按揉足部甲状腺反射区2~3分钟，以透热为宜。经常按摩这个反射区可以调节人体体液分泌，增强机体免疫力，阻止肺炎病毒的入侵，对肺有养护作用。

✚ *Tips* 秋季宜润肺

　　中医认为，秋季燥气当令，为秋季的主气，称为秋燥。五行之中，肺脏属金，旺于秋季。因肺喜清肃濡润，主呼吸与大气相通，外合皮毛，与大肠相表里，故燥邪最易伤肺，引起咳嗽或干咳无痰、口舌干燥、皮肤干燥、便秘等症。因此，秋季养生应遵循中医养生理论中秋冬养阴的原则，注意护阴润燥，以补肺为先。此时的饮食宜清补，五色中的白色与肺相对应，酸味收敛，可补肺气，因此应多进食白色和酸味食物。

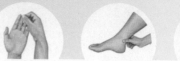

疏肝泻火

SHU GAN XIE HUO

◎《黄帝内经》有云："肝者，将军之官，谋虑出焉。"将肝比作将军，说明肝之性刚强，喜动，喜条达舒畅。如肝之气失条达，则肝郁结不舒，可见胸胁胀满；疏泄太过，则急躁易怒，头眩耳鸣。肝还为身体储藏养分，所谓"肝主藏血"，是指肝具有储藏血液和调节血量的功能，因此与女性的经、带、胎、产等生理活动密切相关。肝血不足，可使女性月经量变少，甚至还会导致不孕症。

按摩原理

中医认为，肝失疏泄，则易气郁、气火上扰，因而在采用按摩疗法养肝护肝时，当以疏肝理气、清肝降火、促进肝脏的气血循环、保持全身气机通畅为主。肝经是体现和调节肝脏功能的经脉，因此传统的中医按摩疗法主要通过按压、捏拿肝经上的主要穴位来养护肝脏。此外，肝肾同源，肾为母，肝为子，因而按摩肾经的相关穴位也能起到疏肝解郁、调理肝脏的作用。

手足耳奇效穴位

手部：●肝反射区

足部：●太溪穴 ●太冲穴 ●大敦穴
●肝反射区 ●胆囊反射区
●腹腔神经丛反射区 ●膀胱反射区
●输尿管反射区 ●肾反射区

耳部：●神门穴 ●心反射区
●皮质下反射区 ●肝反射区

手部按摩

1 拇指按揉肝反射区3~5分钟，以感觉酸胀为宜。按摩此反射区有疏肝解郁、调理肝脏的作用，可增强肝脏的藏血功能以及缓解焦躁易怒的情绪。

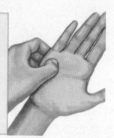

足部按摩

1 拇指指腹按揉太溪穴3~5分钟，以感觉酸胀为宜。属于肾经的太溪穴也有滋水涵木、益肾平肝的功效。经常按摩此穴，对于调理肝脏十分重要。

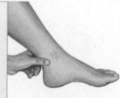

2 拇指指腹按揉太冲穴3~5分钟，以感觉胀痛为宜。不管是肝火、肝阳，还是肝气、肝风，都可按其泻之。按摩此穴，有平肝熄风、舒筋活络、疏肝理气的作用。

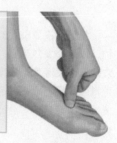

3 拇指指端掐按大敦穴2~3分钟，以感觉掐痛为宜。大敦穴保健作用强大。按摩此穴，具有益气固脱、调补肝肾的作用，对于养护肝脏作用显著。

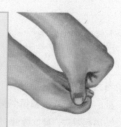

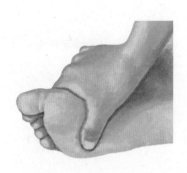

4 拇指按揉足部肝、胆囊反射区各1~3分钟，每天3次。此法可增强肝脏功能，改善肝、胆囊部位病变，对心神不宁、失眠、抑郁等症亦有缓解作用。

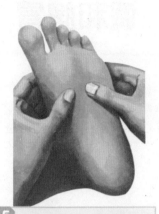

5 双手拇指指腹按揉足部腹腔神经丛反射区1~3分钟，每天3次。此法对神经有调节作用，对因肝郁所致更年期综合征等病症有改善作用。

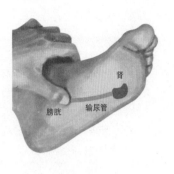

肾
膀胱 输尿管

6 拇指推按足部肾、输尿管、膀胱反射区各1~3分钟。此法可增强泌尿系统功能，加速代谢废物的滤出、分泌和排泄，促进肝的疏泄功能。

耳部按摩

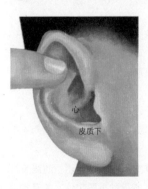

心
皮质下

1 食指依次按揉耳部的神门穴及心、皮质下反射区各1~3分钟。经常按摩这几个反射区可起到镇静安神的功效，可有效缓解肝郁所致的各种症状。

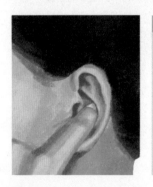

2 食指指腹按揉耳部肝反射区1~3分钟，以感觉酸胀为宜。此法可直接作用于肝部，改善肝脏的血液循环，增强肝脏的疏泄功能，有疏肝解郁的功效。

Tips 春季宜养肝

中医认为，肝属木，木发于春。春天是阳气生发的季节，是所有生物推陈出新、茁壮生长的时期，人的肝气亦开始旺盛，排浊气、畅气血，正是调养肝的大好时机。因此，中医有春宜养肝之说。

春季养肝应注意两点：补水和饮食。

多补水，可以平肝火，祛肝热。春季风力较大，气候干燥，水分缺乏，人们应多喝开水补充体液，增强血液循环，促进新陈代谢，减少代谢产物和毒素对肝脏的损害。

春季天气逐渐暖和，此时阳气升发，饮食上要以清淡平和、营养丰富为宜，同时要保持均衡，多进食新鲜绿色食品。

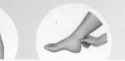

调和脾胃

TIAO HE PI WEI

◎《黄帝内经》有云："脾胃者，仓廪之官，五味出焉。"所谓"仓廪之官"，就是"粮仓"的管理者。脾胃是人体中负责消化吸收食物的重要脏器。人进食的水谷先到达胃，胃主受纳，腐熟水谷，即将水谷分解成精微之物，吸收精微中的营养，再通过脾将其转化成气血、津液，分配给各个组织器官和脏腑。五脏六腑的营养都来自于胃，胃正常运转，人正常的生命活动才得以维持；脾功能正常，人体的水谷精微才能化源不绝。因此人们将胃与脾合称为"后天之本"。

按摩原理

中医常将脾胃作为一个整体，保养脾胃的按摩法以养胃健脾为关键。脾经是体现和调节脾脏功能的经脉，传统的中医按摩主要通过按压、捏拿脾经上的主要穴位来增强脾脏运转水湿的功能。中医认为胃受纳腐熟水谷的功能，以及降为顺、以通为用的特性叫胃气。所谓"有胃气则生，无胃气则死"，胃气的盛衰关系到人体的生命活动和存亡。养护胃脏其实也就是在养护胃气。胃经是体现和调节胃腑功能的经脉，传统的中医按摩主要通过按压、捏拿胃经上的主要穴位来调和胃气、增强胃功能。此外，适当按揉位于胃部的重要穴位，对保护胃腑也有很好的效果。

手足耳奇效穴位

手部： ●三间穴 ●手三里穴
●胃反射区 ●十二指肠反射区

足部： ●公孙穴 ●太白穴 ●胃反射区
●胰腺反射区 ●十二指肠反射区
●乙状结肠和直肠反射区 ●肝反射区
●胆囊反射区 ●膀胱反射区
●输尿管反射区 ●肾反射区

耳部： ●脾反射区 ●胃反射区
●十二指肠反射区 ●大肠反射区
●小肠反射区 ●直肠反射区

手部按摩

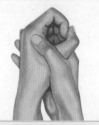

1 拇指点按三间穴，力度尽量加重，按压5次以上，稍停，再继续反复按压，持续3分钟。此法可调和脾胃，改善消化不良、肠胃不适等症状。

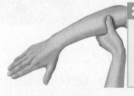

2 拇指点按手三里穴2~3分钟，以感觉酸胀为宜。手三里穴是健脾、养脾的重要穴位。按摩此穴，有润化脾燥、生发脾气、调理肠腑的功效。

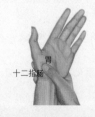

胃
十二指肠

3 推按手部胃及十二指肠反射区各1~3分钟，力度宜适量加重，每日3次。此法对脾胃有调和作用，坚持按摩可改善脾胃虚弱的状况，对体质也有改善作用。

足部按摩

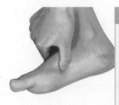

1 拇指指端点压公孙穴1~2分钟，以感觉皮肤发热为宜。经常按摩此穴可健脾化痰、和中消积，达到调理脾脏的目的。

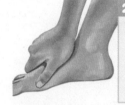

2 拇指指端点按太白穴2~3分钟，以感觉胀痛为宜。经常按摩太白穴，可有效健脾除湿、和胃调中，增强脾胃功能。

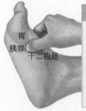

3 拇指按压足部胃、胰腺、十二指肠反射区各1分钟，力度宜尽量加重。此法可促进胃肠蠕动，提高消化功能，对胃肠有保健作用。

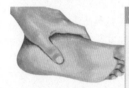

4 拇指平推乙状结肠、直肠反射区3~4分钟，力度宜适中。此法有刺激肠蠕动、调理肠功能的作用，可帮助脾胃进行正常的消化。

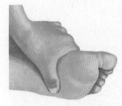

5 拇指按揉足部肝、胆囊反射区各1~3分钟，力度宜尽量大。此法可增强肝脏功能，改善肝脏和胆囊病患，有益于增强脾胃的消化功能。

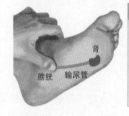

6 拇指推按足部膀胱、输尿管、肾反射区各1~3分钟。此法可增强泌尿系统功能，加速代谢废物的排泄、分泌，对胃肠有保健作用。

 耳部按摩

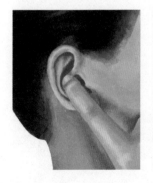

1 食指指腹按揉耳部脾、胃、十二指肠反射区各1~3分钟，以感觉酸胀为宜。此法直接作用于脾胃，有健脾和胃、提高人体消化功能的作用。

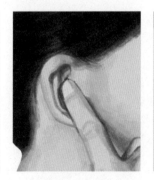

2 食指指腹按揉耳部大肠、小肠、直肠反射区各1~3分钟，以感觉酸胀为宜。此法可调理肠道，健脾益气，清热通便，对脾胃和肠道有保健作用。

➕ Tips 长夏宜健脾

中医将农历七月视为长夏，因为农历七月暑气余威尚盛，雨水也甚多，同时又认为长夏主湿，脾主长夏，所以长夏需防湿养脾，因为此时人体犯病以脾胃病居多，而脾喜燥厌湿，若湿邪留滞体内，很容易伤脾，导致脾阳不振、水湿停滞，从而引发多种疾病。长夏主化，是人体脾胃消化、吸收营养最好的时期，因此也是健脾、养脾的黄金时期。

此时的饮食不可太寒凉，多以健脾食物为主，居住环境不可太潮湿，要做到通风、防潮。

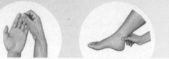

强肾生精

QIANG SHEN SHENG JING

◎《黄帝内经》有云："肾者，作强之官，伎巧出焉。"这里的"作强"有精力充沛、强壮有力之意。"肾者主蛰，封藏之本。"肾的封藏、固摄可以防止人体精、气、血、津液的过量排泄与亡失，肾的精气越满盈则人的生机越旺盛。肾藏精，"主骨生髓"，此处的髓包括骨髓、脊髓和脑髓。肾精能生骨髓而滋养骨骼，是人的力量之源，决定人的生长和发育。故身材矮小、力量不足、发育迟缓等都是由于肾精不足所致。肾精除了能生髓外，还控制着男性的精子和女性的卵子，因此肾脏与生殖密切相关。大多数不孕不育患者，都表现为肾脏功能异常。

 手足耳奇效穴位

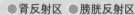

手部：●肾点　●命门点
　　　●肾反射区　●膀胱反射区

足部：●复溜穴　●太溪穴　●涌泉穴
　　　●肾反射区　●生殖腺反射区

耳部：●肾反射区

按摩原理

古人说：肾脏有补而无泻。这是说肾脏总是会显得亏虚，而不是过于强壮。传统的中医理论认为，两肾之中储存着人体重要的元气，补益肾脏等同于补益元气。肾经是体现和调节肾脏功能的经脉，因此传统的中医按摩主要通过按压、捏拿肾经上的主要穴位来滋阴壮阳，使肾气健旺。

手部按摩

1 拇指指端点揉手部肾点2~3分钟，以感觉酸胀为宜。此法有补益肾气的功效，可有效缓解遗尿、尿频等病症。

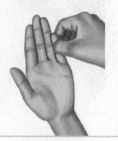

2 拇指点揉手部命门点2~3分钟，以感觉酸胀为宜。此法可滋补肾气，强壮腰膝，对缓解遗精、腰酸等症有非常好的效果。

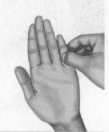

3 拇指按揉手部肾反射区3~5分钟，以感觉胀痛为宜。此法直接作用于肾脏，可补益肾气，强壮腰膝，提高免疫力。

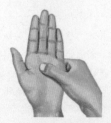

4 拇指按揉手部膀胱反射区3~5分钟，以感觉胀痛为宜。此法可以促进代谢废物和有毒物质的排出，对肾脏有很强的补益作用。

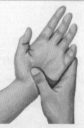

足部按摩

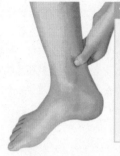

1 拇指按压复溜穴3分钟，以感觉酸麻为宜。经常按摩此穴，具有滋阴补肾、固表通利的双重作用，可有效提高肾功能，固本培元。

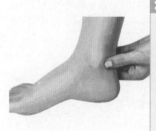

2 拇指按揉太溪穴3~5分钟，以感觉酸胀为宜。太溪穴是滋养肾阴的要穴。按摩此穴，有滋阴补肾、温肾壮阳、清热生气之效。

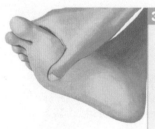

3 拇指按揉涌泉穴3~5分钟，以感觉足心发热为宜。涌泉对于肾脏具有极大的补益作用，可使人精力旺盛，体质增强，防病能力增强。

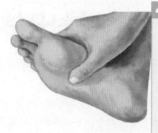

4 拇指按压足部肾反射区3~5分钟，以感觉局部皮肤发热为宜。此法可以直接刺激肾脏，提高肾脏机能，补益肾气，达到固本培元的目的。

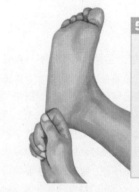

5 屈食指推足部生殖腺反射区3~5分钟，顶压时力度均匀，由轻到重。经常按摩这个反射区可起到增精益髓、补肾壮阳的功效。

耳部按摩

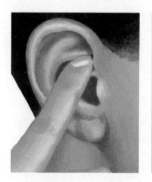

1 食指揉压耳部肾反射区1~3分钟，以感觉酸胀为宜。此法可直接刺激肾脏，经常按摩这个反射区可补肾益精，强骨填髓。

➕ Tips 冬季宜固肾

中医认为，人体的一切生命活动都是由元气推动，而元气主要由肾化生。冬季"在脏属肾"，而"肾主藏精"，通过冬季补益肾精可以促进元气的生成，从而调节机体适应严冬变化，防止寒气侵袭，同时也为来年"春生夏长"做好准备。

此外，由于冬天天寒地冻、万物闭藏，进补温热的食物或药物不容易上火，所以，冬季食物多以滋补为主，尽量遵循"厚味温补"的原则。厚味，指膳食营养丰富，味道甘美；温补，指多以温性、热性，特别是温补肾阳的食物进行调理，如羊肉、狗肉等。

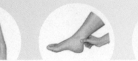

排出体内毒素

PAI CHU TI NEI DU SU

◎人体内部的毒素分为外毒和内毒两种。外毒指从环境中通过不同途径进入人体的毒素，如尘埃、细菌、病毒等；内毒指人体在代谢过程中产生的废物和不断堆积所产生的毒素，如自由基、多余脂肪、老旧坏死细胞、癌细胞等。正常情况下，人体有化解和排出毒素的能力。而一旦该能力被破坏，体内毒素无法及时清除，不断累积，人就会进入亚健康状态，进而引发多种疾病。

按摩原理

想要使身体排毒能力正常，就要维护好自身的排毒器官。肝脏是人体最重要的解毒器官，负责氧化、解毒代谢产物和毒素。各种毒素通过肝脏的一系列化学反应后，就会转为无毒或低毒物质。肾脏也是人体重要的排毒器官，它负责过滤血液中的毒素和代谢废物。而大肠和膀胱的排毒作用也不能小觑，大肠排便、膀胱排尿，二者是人体主要的排毒通道。因此，促进人体排毒的按摩疗法，当以利肝、固肾、润肠、改善膀胱功能为关键。

手足耳奇效穴位

手部：●合谷穴 ●少府穴 ●支沟穴
●肝反射区

足部：●行间穴 ●太冲穴 ●太溪穴
●三阴交穴 ●上下身淋巴结反射区
●膀胱反射区 ●输尿管反射区
●肾反射区

手部按摩

1 拇指指腹按揉合谷穴1~3分钟，以感觉酸胀为宜。经常按揉此穴，可使大肠经脉处组织和器官的疾患减轻或消除，实现排出体内堆积毒素的目的。

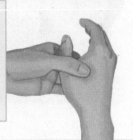

2 拇指指腹推按少府穴3~5分钟，以感觉酸胀为宜。此穴与心和肝的功能有密切联系，经常按摩可养心护肾、通利小便，增强机体排毒功能。

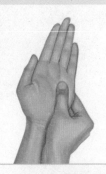

3 拇指指端点按支沟穴1~3分钟，以感觉微胀为宜。支沟穴常用于改善由于人体新陈代谢的废弃物排泄不畅所引起的病症。此法可增强机体的排毒功能。

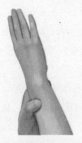

4 拇指按揉肝反射区3~5分钟，以感觉酸胀为宜。经常按摩这个反射区可调节肝脏功能，促进肝脏解毒、排毒，从而帮助人体排出毒素。

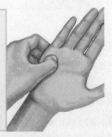

足部按摩

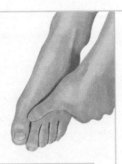

1 拇指按揉行间穴1分钟，双脚交替按摩，以有明显酸胀感为宜。经常按摩此穴可起到清泻肝火、疏通肝郁的功效，从而促进肝脏的排毒和解毒功能。

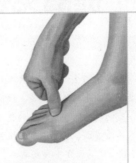

2 拇指按揉太冲穴1~3分钟，以感觉压痛为宜。经常按揉太冲穴，不但能增强体质，还可调节体液循环，促进机体排毒。

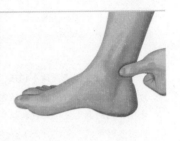

3 拇指按揉太溪穴1分钟，双脚交替按摩，以有明显酸胀感为宜。经常按摩此穴可起到滋润肠燥的功效，从而促进肠道排毒。

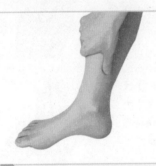

4 拇指指腹推揉三阴交穴1~2分钟，以感觉酸胀为宜。此法可补益脾、肝、肾三脏，促进肝脏、肾脏乃至胃肠排毒，是人体具有排毒养颜功效的重要穴位。

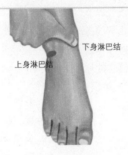

上身淋巴结　下身淋巴结

5 拇指点按足部上、下身淋巴结反射区各1~3分钟，以感觉酸胀为宜。此法可促进淋巴循环，从而净化人体不需要的物质，保持体内清洁。

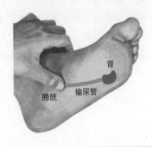

肾　膀胱　输尿管

6 拇指推按足部膀胱、输尿管、肾反射区各1~3分钟，以感觉酸胀为宜。经常按摩这几个反射区可促进肾脏排毒，通利小便。

日常养生

① 多喝水是促进人体排毒的方法之一。水可以冲洗体内的毒素，减轻肾脏负担。

② 肌肤表面老化的角质会阻碍毛孔代谢、排毒，因此定期去角质，可以帮助肌肤新陈代谢和维持肌肤正常排毒。

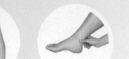

提高免疫力

TI GAO MIAN YI LI

◎对"免疫力"这个词语，人们并不陌生，但很少有人知道它的确切含义。其实，从本质上讲，人体的免疫力是指人的机体的一种生理性保护功能，是人体对病毒、细菌等外来异物的识别、排除或消灭的能力以及识别、处理体内的老化损伤细胞和病变细胞的能力。如果人体的免疫力低下，就会很容易导致病毒、细菌的感染，从而引发各种疾病。免疫力低下会使人体质虚弱、营养不良、精神萎靡、记忆力下降等，如果孩子免疫力低下，经常生病，则会导致身体和智力发育不良，还易诱发重大疾病。

按摩原理

中医称免疫力为"正气"，指人体的机体抗病能力和整体修复能力。要提高人体正气，首先要增强肺、脾、肾、肝、心的功能。在中医看来，肺主气，它与人的皮肤毛发组成了抵御外邪入侵的第一道屏障；脾为气血生化之源，是人体正气的原动力；肾为先天之本，它的强弱，关系到正气的盛衰；肝主疏泄，能调和气血，疏通经脉，排除体内毒素；心主血脉和神志，有协调其他脏腑器官的作用。按摩手足耳的相关部位，能够增强五脏功能，增强人体正气，提高免疫力。

手足耳寄效穴位

 手部：●太渊穴　●肾反射区
●肝反射区　●上身淋巴结反射区
●肾上腺反射区

 足部：●涌泉穴　●心反射区
●脾反射区

耳部：●肝反射区　●皮质下反射区
●神门穴

手部按摩

1 拇指按揉太渊穴1~3分钟，以局部有压痛感为宜。此法有补益肺气、通脉止痛的作用，可提高肺的抵御功能，增强人体免疫力。

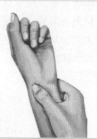

2 拇指按揉手部肾反射区3~5分钟，以透热为宜。此法能够补肾填精、固本培元，壮大人体内的正气，提高免疫力。

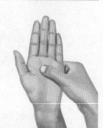

3 拇指按揉肝反射区3~5分钟，以感觉胀痛为宜。此法能够疏肝理气，调和气血，增强肝功能，提高机体免疫力。

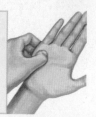

4 拇指点按手部上身淋巴结反射区1~2分钟，以感觉酸胀为宜。此法能够促进淋巴液的分泌，增强人体免疫力。

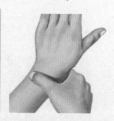

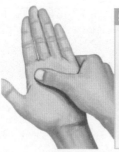

5 拇指按揉手部肾上腺反射区3~5分钟，以感觉胀痛为宜。经常按摩这个反射区能够抵御各种感染，提高人体免疫力。

足部按摩

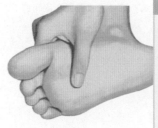

1 拇指点按涌泉穴1~3分钟，以足心发热为宜。此法能增强肾脏功能，并能起到镇静安神、疏肝明目的作用，能很好的提高人体免疫机能。

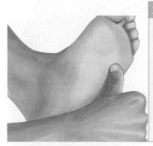

2 拇指点按足部心反射区3~5分钟，以透热为宜。经常按摩这个反射区能改善人的体质，增强免疫力。

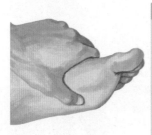

3 拇指指端点按足部脾反射区3~5分钟，以感觉酸胀为宜。此法有健脾化湿、促进血液循环、增强机体免疫力的功效。

耳部按摩

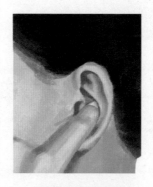

1 食指按揉耳部肝反射区1~2分钟，以感觉局部发热为宜。经常按摩这个反射区能够疏肝解郁、和胃健脾，对免疫力的提升很有帮助。

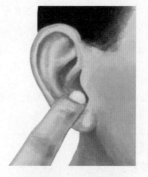

2 食指推耳部皮质下反射区1~2分钟，以感觉酸胀为宜。经常按摩这个反射区能够益肾补脑，镇定安神，提高机体免疫力。

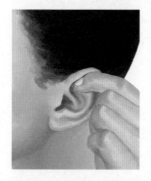

3 食指点按耳部神门穴1~3分钟，以感觉酸胀为宜。经常按摩此穴可以起到镇静止痛、消除炎症的功效，可有效改善免疫力低下引起的各种症状。

日常养生

① 均衡营养，常吃肝类食品，加大维生素A的摄入量，可促进糖蛋白的合成，有助于提高机体免疫力。

② 坚持锻炼、劳逸结合，使身体保持健康状态。

③ 培养多种兴趣、保持心理健康，对提高免疫力很有帮助。

④ 生活规律，保持充足的睡眠。

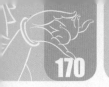

 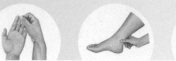

给心脑 "减负"
GEI XIN NAO JIAN FU

提神醒脑
TI SHEN XING NAO

◎现代社会中，繁重的工作和学习，使得人们晚睡早起，睡眠相对不足。倘若再经过一段时间的学习和工作，人就会因体力消耗过大而感觉到疲劳、犯困。据调查显示，目前我国有4%到5%的人，白天受易困症状干扰，45%的车祸、50%以上的工伤都与精神疲劳和犯困有关。而据美国最新资料显示，美国因为瞌睡、疲劳每年平均造成10万起车祸和1500人死亡，仅车祸所造成的财产损失就达125亿美元。经实验证明，按摩手足耳上的穴位和反射区可有效、便捷、迅速地提神醒脑。

按摩原理

现代医学认为，造成人们易疲倦、易困的主要原因是睡眠不足，以及因疲劳、炎热而造成的人体血管扩张，脑部供血量减少。这与我国传统中医理论一脉相承。中医认为炎热和疲劳容易造成脾胃虚弱。脾胃虚弱会导致脑部气血供应不足，出现易困和易疲劳的症状。因此，按摩时以调节脾胃功能和促进脑部血液循环为主。

手足耳奇效穴位

 手部：●鱼际穴 ●神门穴
●腹腔神经丛反射区

 足部：●涌泉穴 ●大脑反射区

 耳部：●神门穴 ●交感反射区
●枕反射区 ●小肠反射区

手部按摩

1 拇指按揉鱼际穴2~3分钟，以感觉压痛为宜。按摩此穴可增强脾胃功能，促进人体气血循行，避免昏沉欲睡。

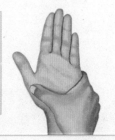

2 拇指指腹按揉神门穴2~3分钟，以感觉酸胀为宜。神门穴有补益心气、疏通经络的作用，经常按摩可镇静安神、提神醒脑。

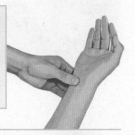

3 拇指推手部腹腔神经丛反射区3~5分钟，以局部发热为宜。此法能调节脾胃功能，改善睡眠，消除困乏。

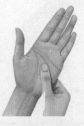

足部按摩

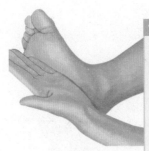

1 用小鱼际擦涌泉穴2～3分钟，以透热为宜。刺激涌泉穴，通过经络的传递作用，可增强肾脏功能，调节内分泌与神经系统，提神醒脑。

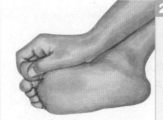

2 拇指按揉足部大脑反射区3~5分钟，力度可稍大。此法不仅能集中注意力，而且可改善头面部的血液循环，使人面色红润、头脑清醒、记忆力加强。

耳部按摩

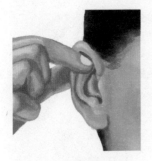

1 拇食指捏揉耳部神门穴1～2分钟，以感觉酸胀为宜。神门穴有镇静安神的作用，感觉困乏的时候稍加用力按摩此穴有提神醒脑的功效。

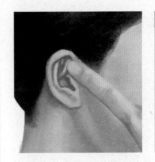

2 食指指腹按压耳部交感反射区1~2分钟，以感觉酸胀为宜。经常按摩这个反射区可调理人体自主神经系统，有提神醒脑的功效。

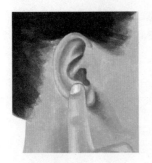

3 食指揉按耳部枕反射区1~2分钟，以感觉酸胀为宜。此法可清热安神，养肝明目，困顿时按摩此穴亦有提神醒脑的功效。

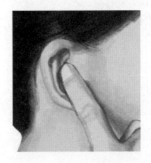

4 食指按揉耳部小肠反射区1~2分钟，此法可以补脾和胃，安神养心，催生气血，促进血液循环，有提神醒脑的功效。

日常养生

❶ 最好不要用烟酒来提神。烟酒提神的主要机理是通过烟酒中某些化学物质刺激大脑皮质，使大脑保持兴奋。偶尔为之可以，但长期借此提神会给身体带来极大危害，容易使人免疫力下降、精力分散。

❷ 不可长期用可乐和咖啡提神。可乐和咖啡中含有的咖啡因，可有效提神醒脑，使人保持在兴奋状态。但常喝可乐、咖啡容易导致骨质疏松和心脏、肝脏等方面的疾患。

❸ 不是多睡精神就好。人的睡眠时间有一个科学范畴，成年人的睡眠时间大概是每天8个小时，如果睡眠时间过长，大脑皮质就会处于抑制的状态，这样反而容易使头脑昏沉。

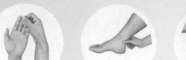

增强记忆力

ZENG QIANG JI YI LI

◎俗话说"记忆是智慧之母",正是因为有了记忆力,人才能不断地学习和完善自身,人类社会的文明成果才得以传承和发扬。但我们知道,人的记忆力会随着年龄的增长而减退,所以老年人的记忆力会变差。然而现代社会中,不少年轻人也饱受记忆力减退的困扰,经常丢三落四,甚至刚刚做过的事情也会忘记,给工作和生活带来诸多不便。

 按摩原理

现代医学认为,脑部损伤和病变及精神高度紧张或连续用脑过度使神经疲劳可导致记忆力减退。中医学认为记忆力减退主要是由于心脾两虚而导致人体内气血不足、心神失养所致。而肾精亏虚、心阳独亢使得气血难以上行,导致大脑的给养不足,也会引发记忆力下降。此外脾失健运、肝气不舒、痰气交阻、上逆扰心也会使人健忘。而通过按摩手足耳的特定部位,能够补肾填精、疏肝理气,从而使血脉畅通,补充大脑养分,缓解脑部疲劳,增强记忆力。

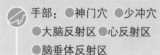 **手足耳奇效穴位**

手部:●神门穴 ●少冲穴
●大脑反射区 ●心反射区
●脑垂体反射区

足部:●涌泉穴 ●三阴交穴
●肾上腺反射区

耳部:●神门穴 ●脑干反射区
●皮质下反射区

手部按摩

1 拇指按揉神门穴1~3分钟,以感觉酸胀为宜。此法可畅通经络、镇静安神,能有效缓解记忆力下降及其引发的失眠、头痛等症状。

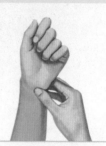

2 拇指掐少冲穴1~3分钟,以感觉酸胀为宜。此法可静心安神、增强心脏功能,对记忆力减退及其引发的头晕失眠、心虚不安等有特效。

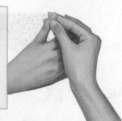

3 拇指、食指捏拿手部大脑反射区3~5分钟,以有压痛感为宜。此法可刺激脑部供血,对缓解记忆力减退有很好的效果。

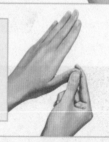

4 拇指指腹按揉手部心反射区3~5分钟,以透热为宜。此法能调和心肾、疏通经络,用于缓解记忆力减退、神经衰弱等症。

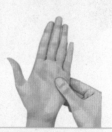

5 拇指点按手部脑垂体反射区3~4分钟,以感觉酸胀为宜。此法可调节人体激素的分泌,增强大脑功能,提升记忆力。

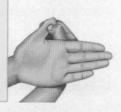

足部按摩

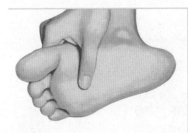

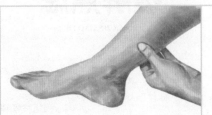

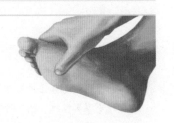

1 拇指点按涌泉穴1~3分钟,以足心发热为宜。此法可以镇静安神、疏肝明目、补肾益气、疏通血脉,促进血液在体内的循环,加速新陈代谢,因而能够提升记忆力。

2 拇指指腹按揉三阴交穴3~4分钟,以感觉酸胀为宜。经常按摩此穴能够起到健脾益血、调肝补肾、安神静心的功效,从而帮助提高记忆力。

3 拇指按揉足部肾上腺反射区3~4分钟,以透热为宜。此法可以活血祛风、添精补肾,增强机体免疫力,缓解肾阴亏虚引起的记忆力下降。

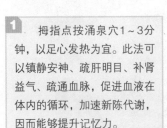 耳部按摩

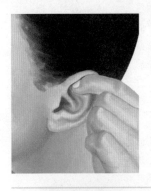

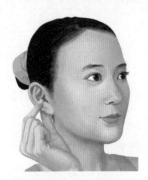

1 食指点按耳部神门穴3~5分钟,以感觉酸胀为宜。经常按摩此穴可以起到镇静止痛的功效,从而有效缓解记忆力下降及失眠等症状。

2 拇指、食指捏耳部脑干反射区3~5分钟,以局部发热为宜。经常按摩此穴可以起到醒脑开窍、养心安神的作用,可有效缓解记忆力下降。

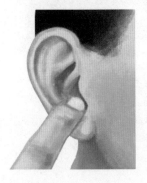

3 食指指甲推耳部皮质下反射区3~4分钟,以感觉酸痛为宜。经常按摩此处可以起到益肾补脑、镇静安神的功效,从而有效提高记忆力。

🕐 **日常养生**

❶ 多听音乐可以帮助增强记忆力,且这种方法老少皆宜。

❷ 保持充足的睡眠和愉悦的心情、多参加体育锻炼可有效防止记忆力衰退。

❸ 咬牙能够促进头部血液循环,增加脑部供血,增强记忆力。

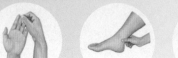

缓解焦虑

HUAN JIE JIAO Lü

◎焦虑是身体应对外界变化的一种状态，表现为没有事实根据、也无明确客观对象和具体观念内容的提心吊胆和恐惧不安的心情。现代人产生焦虑的原因很多，激烈竞争、超负荷工作、人际关系紧张或个人内向、羞怯等都可导致焦虑。焦虑会给人们的生活和工作带来不便。

按摩原理

中医将焦虑归于神志不畅，在"不寐""烦躁""善恐""惊悸"等病症中都可发生。引起焦虑的主要原因是由于情志不畅而导致脏腑失调所致，肝郁化火则易怒，肝不藏血则气衰，经络不畅导致心肾不交、肾水亏虚则易惊恐。按摩手足耳的相关穴位和反射区，能够疏通经络，平息肝火，使心肾相交、调和阴阳，达到舒缓情绪、抚平焦虑的目的。

手足耳奇效穴位

手部：●神门穴　●劳宫穴　●心反射区
●膀胱反射区　●腹腔神经丛反射区

足部：●照海穴　●心反射区
●肝反射区

耳部：●结节区　●交感反射区
●肾反射区

手部按摩

1 拇指按揉神门穴1~3分钟，以感觉酸胀为宜。此法可镇静安神、疏通心气、畅通经络，对缓解焦虑及头痛等症有很好的效果。

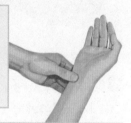

2 拇指按压劳宫穴1~3分钟，以感觉酸胀为宜。此法有清心泻火、养心安神的功效，经常按摩能缓解焦虑、烦躁的情绪。

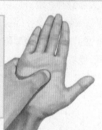

3 拇指按揉手部心反射区3~4分钟，以透热为宜。此法能够增强心脏功能，缓解压力，有效缓解因焦虑引起的胸闷、心悸等症状。

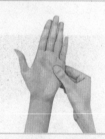

4 捏拿膀胱反射区1~3分钟，以感觉酸胀为宜。此法能够清热泻火、护肝养肾、保养脏腑，有效缓解焦虑引起的尿频、尿急。

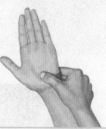

5 拇指推腹腔神经丛反射区3~5分钟，以透热为宜。此法可调理三焦、养肝护心、解除精神紧张，对焦虑、烦躁有很好的缓解作用。

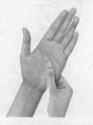

足部按摩

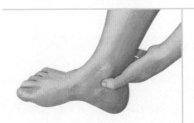

1 拇指点按照海穴1～3分钟，以感觉局部胀痛为宜。经常按摩此穴可起到滋阴清热、补肾填精的功效，能有效去除烦躁、安抚神经、缓解焦虑。

2 食指扣拳叩击足部心反射区3～5分钟，以局部发热为宜。经常按摩这个反射区能够移除心火、调和心肾、平衡阴阳，最终达到舒缓情绪、消除焦虑的效果。

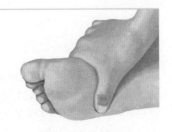

3 拇指按压足部肝反射区3～4分钟，以感觉酸胀为宜。经常按摩这个反射区可起到补益肝血、清热解毒的功效，对缓解焦虑有很好的效果。

耳部按摩

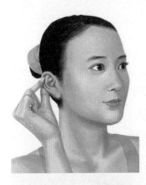

1 拇指、食指捏按耳部结节区3～4分钟，以感觉局部胀痛为宜。经常按摩这个反射区可平肝熄风、清热泻火，对缓解心火上亢引起的焦虑有明显效果。

2 食指按压耳部交感反射区3～5分钟，以感觉酸胀为宜。此法可以疏肝理气、止痉镇痛，对缓解焦虑及其引起的头痛、心悸有特效。

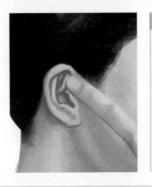

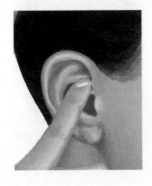

3 食指揉压耳部肾反射区2～3分钟，以有压痛感为宜。经常按摩这个反射区可以补肾填精、强骨填髓，从而强元固本，解除焦虑。

日常养生

① 按摩的同时可以配合饮食缓解焦虑，避免食用可乐、油炸食品等食物，多食蔬菜、水果，有助于养心安神。

② 合理安排作息时间，经常参加体育活动，有助于放松肌肉和神经，缓解焦虑。

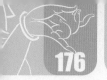

 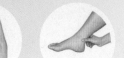

减轻抑郁
JIAN QING YI YU

◎抑郁是一种以情绪低落为主的精神状态。需要说明的是，抑郁不同于抑郁症，前者经过自我心理调节、按摩疗法以及适当的抗抑郁药物，是可以治愈的。而一旦任其发展下去，则有可能患上抑郁症。

 手足耳奇效穴位

手部：●外关穴 ●合谷穴 ●胃反射区 ●小肠反射区

足部：●大敦穴 ●三阴交穴 ●输尿管反射区

耳部：●神门穴 ●内分泌反射区 ●脾反射区

 按摩原理

抑郁可以归属中医"郁证"的范畴，多由情志不舒、气机郁滞所致。肝主情志和疏泄，抑郁造成的情志不畅会导致肝气郁结、疏泄失职，五脏气机失常；而肝气郁结又会导致脾失运化、气血生化乏源、心神失守等后果。而体虚久病、肾阴耗伤则导致心神不宁。通过按摩手足耳的相关部位，可以理气解郁、补益心脾、调理脾胃、安神静心，有效缓解抑郁。

手部按摩

1 拇指指端点揉外关穴1～3分钟，以感觉酸胀为宜。经常按摩此穴可以调和五脏、理气通脉，对抑郁及其引发的头痛、失眠等有很好的缓解作用。

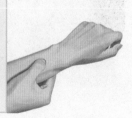

2 拇食指捏拿合谷穴2～3分钟，以感觉酸胀为宜。合谷穴有补虚泄实、活血通络的功效，经常按摩此穴对缓解气机郁滞导致的抑郁有很好的效果。

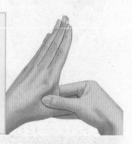

3 拇指、食指捏拿手部胃反射区3～5分钟，以透热为宜。此法能够降逆和胃，养气止痛，疏通经络，达到养心安神、缓解抑郁的目的。

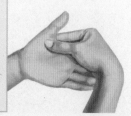

4 拇指指腹按揉手部小肠反射区1～2分钟，以透热为宜。经常按摩这个反射区对缓解脾胃失调引起的情志不畅有较好的效果。

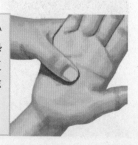

足部按摩

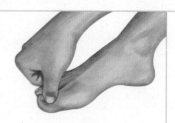 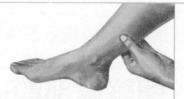 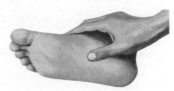

1 拇指掐按大敦穴1~3分钟，以有掐痛感为宜。大敦穴是足厥阴肝经的重要穴位，刺激它能够疏肝解郁、平肝潜阳，有效舒缓情绪、解除抑郁。

2 拇指指腹按揉三阴交穴1~3分钟，以局部酸胀为宜。经常按摩此穴能够起到健脾益肝、补肾填精、调理经络的功效，对体虚久病导致的抑郁有特效。

3 拇指平推或按揉足部输尿管反射区2~3分钟，以透热为宜。经常按摩这个反射区可起到清热利湿、泻火解毒的功效，从而有效缓解抑郁。

耳部按摩

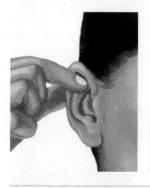 **1** 拇指、食指捏揉耳部神门穴3~5分钟，以感觉酸胀为宜。经常按摩这个反射区有镇静止痛的功效，对抑郁引起的失眠、头痛有特效。

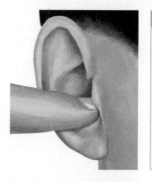 **2** 食指点按耳部内分泌反射区2~3分钟，以局部发热为宜。此法有益气活血、补肾通络的功效，可有效缓解气机郁滞引起的抑郁。

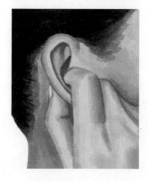 **3** 食指掐按耳部脾反射区2~3分钟，以有掐痛感为宜。此法能够健脾生肌、补气生血，调理人体机能，从而达到缓解抑郁的效果。

 日常养生

❶ 抑郁是由心理原因引起，所以要学会时时开导自己，遇事不钻牛角尖；学会向朋友倾诉。

❷ 失眠是低落情绪的一种很普遍的后果，又是导致抑郁的罪魁祸首。有70%~80%的抑郁症患者伴有睡眠障碍。养成良好的睡眠习惯，能有效对抗抑郁。

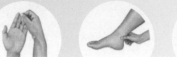

缓解身体不适
HUAN JIE SHEN TI BU SHI

缓解肩部酸痛
HUAN JIE JIAN BU SUAN TONG

◎肩部酸痛是以肩关节疼痛和功能障碍为主的一种亚健康状态，常见于需要长期伏案、面对电脑工作的上班族中。引起肩部酸痛的原因很多，如日常生活的单纯作业、精神压力大、运动不足、驾驶疲劳，等等。如果对其置之不理，则有发展为慢性疾病的可能，严重者会导致肩周炎，给身体造成极大损害。

按摩原理

现代医学认为，肩部酸痛主要是由于颈肩两侧、关节内侧的淋巴丛的淋巴停滞、淋巴管萎缩、肩膀周围的血液循环不畅所致。另外精神压力过大、运动不足也会导致此症。中医认为肩部酸痛是由于气血不足、肝肾亏虚，引起血不荣筋、经络阻塞所致。通过按摩手足耳的相关部位，能够舒筋活血、通络止痛，改善局部血液循环，促进新陈代谢，解除肩部酸痛的症状。

手足耳奇效穴位

手部：●合谷穴　●外劳宫穴
●肩关节反射区　●斜方肌反射区
●上身淋巴结反射区

足部：●太溪穴　●小脑、脑干反射区
●颈反射区

耳部：●皮质下反射区　●内分泌反射区
●锁骨反射区

手部按摩

1 　拇食指捏拿合谷穴2～3分钟，以感觉酸胀为宜。合谷穴以止痛为主，经常按摩此穴能起到理气止痛、活血通络的功效，从而有效缓解肩部酸痛。

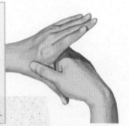

2 　食指指端点按外劳宫穴1～2分钟，以感觉酸胀为宜。经常按摩此穴能起到健脾理气、舒筋活血的功效，是缓解肩背疼痛的有效穴位。

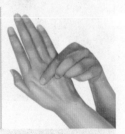

3 　拇指点揉肩关节反射区3～4分钟，以透热为宜。经常按摩此处能起到通经活络、祛风除湿的功效，从而促进肩部气血流通，缓解疼痛。

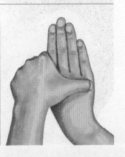

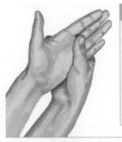

4 拇指推压手部斜方肌反射区3～4分钟，以透热为宜。经常按摩这个反射区能够舒筋活络、缓解肌肉疼痛，此反射区是缓解肩部酸痛的特效反射区。

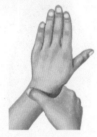

5 拇指点按手部上身淋巴结反射区2～3分钟，以有掐痛感为宜。此法可有效增强机体免疫力，解除因颈肩两侧淋巴管萎缩导致的肩部酸痛。

 足部按摩

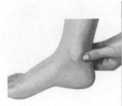

1 拇指指腹按揉太溪穴1～2分钟，以感觉酸胀为宜。太溪穴是足少阴肾经的重要穴位，此法能够益肾平肝，对缓解肝肾亏虚导致的肩部酸痛有很好的效果。

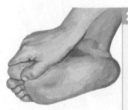

2 捏足部小脑、脑干反射区3～4分钟，以透热为宜。经常按摩这个反射区可起到疏风清热、通络止痛的功效，可有效缓解肩部肌肉的紧张、酸痛等症状。

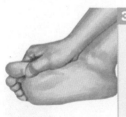

3 拇指指腹按压足部颈反射区3～4分钟，以感觉酸胀为宜。此法可以疏通经络、柔颈止痛，对缓解经络阻塞造成的肩部酸痛有显著效果。

耳部按摩

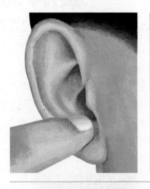

1 食指按揉皮质下反射区1～2分钟，以感觉酸胀为宜。此穴对应大脑皮质，经常按摩能够调节大脑皮质兴奋与抑制，缓解精神压力，缓解肩部酸痛。

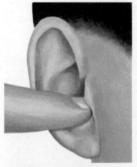

2 食指点按耳部内分泌反射区2～4分钟，以局部发热为宜。内分泌反射区具有益气活血、补肾通络的作用，是缓解肩部酸痛的特效反射区。

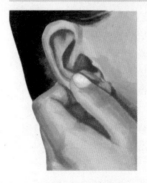

3 拇指指甲推锁骨反射区1～2分钟，以微感酸痛为宜。此反射区对应人体锁骨部位，此法能够行气通络，活血止痛，可有效缓解肩部酸痛。

日常养生

❶ 对于需要整日面对电脑工作的上班族来说，调整好椅子和桌面的高度，能够使肩膀在敲击键盘的时候保持自然的姿势。

❷ 如果肩部长期保持同一姿势，很容易产生疼痛的症状，最好隔15分钟就活动一下肩部。

❸ 晚上睡觉之前活动一下肩部，可促进肩部血液循环，经过一夜休整，效果会更好。

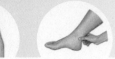

缓解身体疲劳

HUAN JIE SHEN TI PI LAO

◎疲劳是机体因长时间或高强度的体力、脑力劳动而导致的作业效率明显暂时性降低的一种生理现象。疲劳可加重人体各器官的机能负担，使体内组织细胞的供氧量减少，细胞新陈代谢的速度变慢。疲劳如果长期得不到恢复，会使大脑皮质机能减弱，神经和体液的调节机能紊乱，从而转化成过度性疲劳。过度性疲劳会加速机体老化，导致人出现注意力涣散、记忆力减退等症状，甚至还可引起神经衰弱、心率加快等疾病。

按摩原理

中医认为，人体疲劳与五脏的失调密切相关，如腰酸腿软多与肾脏功能有关；有气无力多与肺功能有关；脑力疲劳多与心脏功能有关；易疲乏多与肝脏功能有关。此外，疲劳与人体元气也有直接关系。元气虚衰则人体各功能会处于低迷状态，导致人产生疲劳感。元气与脾胃功能相连。脾胃具有消化、吸收、转输、提供造血原料、参与水液代谢等功能，脾胃壮则人体元气充足，免疫力强，抗疲劳能力也相应增强。因此，在做缓解身体疲劳的按摩时，主要以调和五脏、增强体质为主，通过对相关穴位和反射区的刺激，促进淋巴和血液循环，增强人体各系统特别是免疫系统功能，达到消除身体疲劳的目的。

手足耳奇效穴位

手部：●中冲穴　●劳宫穴　●阳池穴
　　　●大脑反射区

足部：●足三里穴　●涌泉穴
　　　●复溜穴　●丰隆穴　●膀胱反射区
　　　●输尿管反射区　●肾反射区

手部按摩

1　拇指指端掐中冲穴1～2分钟，以感觉酸胀为宜。中冲穴归属于手厥阴心包经，刺激此穴可有效调节心脏机能，使人在较短时间内迅速恢复精神。

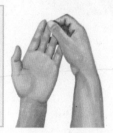

2　拇指按压劳宫穴3分钟，双手交替进行，一日两次。劳宫穴又名"长生不老穴"，此法对于缓解过度疲劳非常有帮助，对于循环器官也有一定的保护作用。

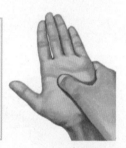

3　拇指指腹按揉阳池穴1～3分钟，以感觉酸胀为宜。阳池穴是三焦经气汇集之处，因此本穴可调节人体的元气，将热能传达全身，缓解身体疲劳。

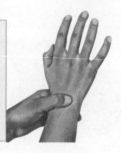

4　捏揉手部大脑反射区3分钟，力度在能够忍受的情况下尽量加重。此法可调整大脑功能，还可补益气血，抵抗疲劳。另外，还可增强记忆力、健脑益智。

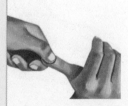

足部按摩

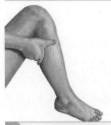

1 拇指点按足三里穴2~3分钟，以感觉胀痛为宜。经常按摩此反射区可有效缓解腿部、足部疲劳，消除四肢沉重的症状。

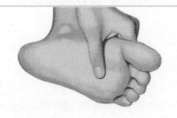

2 拇指点按涌泉穴2~3分钟，以局部发热为宜，左右脚交替按摩。刺激涌泉穴可调整身体机能、增强体力，对消除全身不适、缓解困倦和疲劳有良好效果。

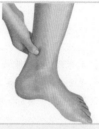

3 拇指按压复溜穴2~3分钟，以感觉酸胀为宜。复溜穴是人体具有延缓衰老作用的主要穴位之一。经常按摩此穴可强化肾脏功能，增强记忆力，使人精力充沛。

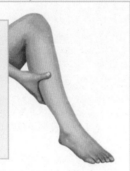

4 拇指按揉丰隆穴50次，以感觉压痛为宜。经常按摩此穴，可调和脾胃，加强气血流通，促进水液代谢，从而有效缓解身体疲劳。

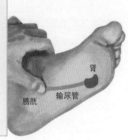

5 拇指推按足部膀胱、输尿管、肾反射区各1~3分钟，以感觉酸胀为宜。经常按摩这几个反射区可补益肾气，促进人体新陈代谢，有效缓解身体疲劳。

肾　输尿管　膀胱

日常养生

❶ 合理安排作息时间，保证充足的睡眠。

❷ 一日三餐保证营养丰富。因身体疲劳而易怒的人，还应多食用些含有丰富钙质的牛奶、小鱼干等物。钙有很好的安定情绪的效果。

❸ 每日应进行适量的体育锻炼，以促进血液循环和新陈代谢，增强体质。注意不可运动过度，否则会造成或者加重疲劳。

Tips 从健康圈看体质

　　人的手指甲根部有一块发白的半月形区域，叫作甲半月，俗称"健康圈"。正常情况下，健康圈约占整个指甲的1/5，且无阴影。一般来说，食指、中指、无名指的健康圈依次递减，小指多无。身体健康的人，健康圈大小适中；健康圈小甚至消失的人，一般消化功能较弱，多患有贫血、低血压，体质相对较差，容易疲劳；健康圈过大的人，易患高血压、中风等病。

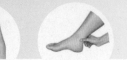

缓解视疲劳

HUAN JIE SHI PI LAO

◎视疲劳也称眼疲劳，是指用眼工作时产生的眼或全身器质性因素与精神（心理）因素相互交织的综合征，引起视疲劳的最主要原因是由于在当今信息社会里，电视、电脑、手机等屏幕显示终端的广泛普及，使得人们用眼过度造成的。另外，眼睛本身的器质性病变或神经衰弱、身体劳累等也会诱发视疲劳。长期视疲劳还会导致眼部疾病，降低人体免疫力，危害人的健康。

按摩原理

现代医学研究表明，眼睛的聚焦是需要眼部、颈部和肩部不同的肌肉和神经相互协调实现的。视疲劳会引起肌肉的紧张度降低，对大脑皮质调节肌肉运动的区域产生影响，侵害神经细胞，出现疼痛的症状；长期视疲劳还会产生毒素，破坏体内微循环，致使免疫力下降。在中医里，视疲劳属于"肝劳"的范畴，是肝血不足、肝肾阴虚的表现。肝血不足会导致眼目干涩、头晕心悸、失眠多梦；肝肾阴虚则会出现腰膝酸软、心情烦躁的症状。通过按摩手足耳的相关部位，可以滋阴补肾、补肝养血，调节体液分泌，提高人体免疫力，缓解视疲劳。

手足耳奇效穴位

手部：●合谷穴 ●额窦反射区
●肝反射区 ●头颈淋巴结反射区

足部：●太冲穴 ●厉兑穴 ●眼反射区

耳部：●心反射区 ●交感反射区
●皮质下反射区

手部按摩

1 拇指和食指捏拿合谷穴2~3分钟，以感觉酸胀为宜。合谷穴可通经活络、疏风解表。此法能疏通头部经络，缓解疼痛，从而缓解视疲劳。

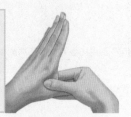

2 食指点按额窦反射区3~4分钟，以有压痛感为宜。经常按摩此反射区能够改善头面部的各种疾患，可有效缓解眼睛疲劳。

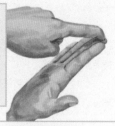

3 拇指按揉肝反射区3~5分钟，以透热为宜。此法能够增强肝脏功能，排出体内毒素，保肝护目，缓解视疲劳。

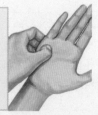

4 拇指点掐手部头颈淋巴结反射区2~3分钟，以感觉酸胀为宜。此法可提高人体免疫力，清除因视疲劳产生的各种毒素，保护眼睛健康。

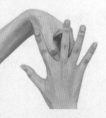

足部按摩

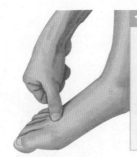

1 拇指按揉太冲穴1~2分钟，此穴是肝经的特效穴位，经常按摩能够养肝益肾，缓解视疲劳及其引起的头痛、心情烦闷等症状。

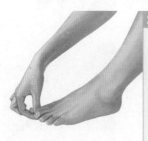

2 拇指掐按厉兑穴3~5分钟，以感觉酸胀为宜。厉兑穴属足阳明胃经，可醒脾健胃，促进脾胃之升清降浊和运化食物的功能，缓解视疲劳。

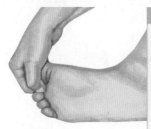

3 拇指按揉足部眼反射区3~4分钟，以透热为宜。经常按摩这个反射区可起到清肝、养肝、明目的作用，能够有效缓解眼睛疲劳的症状。

耳部按摩

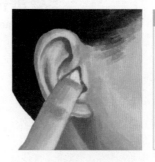

1 食指按压耳部心反射区2~3分钟，以感觉酸胀为宜。此法可以增强心脏供血功能，促进眼部血液循环，缓解眼睛眼睛干涩等眼疲劳症状。

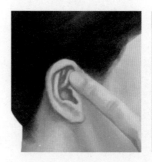

2 食指按压耳部交感反射区3~4分钟，以感觉酸胀为宜。此法有疏肝理气、调节神经细胞功能的作用，可有效缓解眼疲劳。

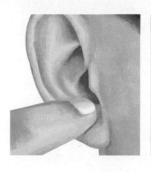

3 食指按揉耳部皮质下反射区3~5分钟，以局部发热发红为宜。此法能够有效抑制大脑皮质功能失调，消除肌肉紧张，有效缓解视疲劳。

日常养生

① 有视疲劳症状时应先到医院检查，以排除是眼部器质性病变或身体其他部位疾病引起的视疲劳的可能。
② 对长期面对电脑或伏案工作的上班族来说，连续用眼达到一个小时，应闭眼休息几分钟，做做眼保健操。
③ 办公室要注意多通风，避免污浊空气对眼睛的伤害。
④ 看电视、玩游戏的时间不宜过长，挑选质量好、辐射低的电脑、电视屏幕，避免辐射过高对眼睛的伤害。
⑤ 适量食用动物肝脏可起到养肝明目的作用。
⑥ 劳逸结合，积极参加体育锻炼，增强体质，以抵抗视疲劳。

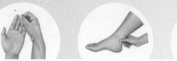

缓解落枕

HUAN JIE LAO ZHEN

◎落枕又叫"失枕""失颈"，是由于睡眠时颈部体位不正，颈部肌肉受到牵拉，或因风寒侵袭引起斜方肌、胸锁乳突肌损伤，导致颈部强痛、活动受限的一种症状，具有起病快、周期短的特点。落枕好发于冬春季，多见于成年人，中老年患者落枕往往是颈椎病的反应，且容易反复发作，应引起重视。

按摩原理

中医学认为，劳累会使机体脉络空虚，而夜间阳气渐衰、阴气渐盛，若夜间睡眠姿势不当、枕头高低不适、不注意保暖，则会引起颈部气虚血瘀、筋脉屈伸不利而引发落枕。本症痛在项背者病变以督脉、太阳经为主；痛在颈、臂者病变以少阳经为主。按摩手足耳的相关部位，能够起到养气活血、疏通颈背部经络、促进血液循环的作用，可有效治疗落枕。

手足耳奇效穴位

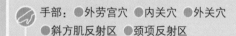

手部：●外劳宫穴 ●内关穴 ●外关穴
●斜方肌反射区 ●颈项反射区

足部：●悬钟穴 ●颈椎反射区
●肾上腺反射区

耳部：●颈反射区 ●皮质下反射区
●枕反射区

手部按摩

1 食指按压外劳宫穴2~3分钟，以出现酸胀感觉为宜。顾名思义，此穴是缓解落枕的特效穴位。按摩此穴可有效缓解落枕。

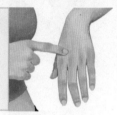

2 拇指指腹按揉内关穴1~2分钟，以感觉酸胀为宜。落枕时按摩内关穴能够增强心脏活力，促进颈背部血液循环，缓解疼痛。

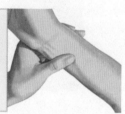

3 拇指点按外关穴1~2分钟，以感觉酸胀为宜。外关穴归属于手少阳三焦经，此法能够调理气血，缓解落枕引起的颈、臂部的疼痛。

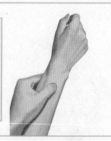

4 拇指推按压斜方肌反射区3~4分钟，以透热为宜。此法可舒筋活络、缓解肌肉疼痛，有效缓解颈、肩、背部疼痛等落枕症状。

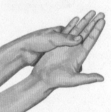

5 拇指推按颈项反射区3~5分钟，以透热为宜。此法可以疏通颈、肩、背部经络，有效缓解这些地方的疼痛。

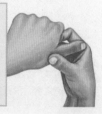

足部按摩

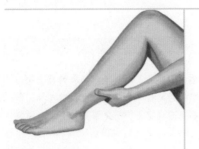

1 拇指点按悬钟穴3~4分钟，以酸胀为宜。悬钟穴是足少阳胆经的重要穴位，有清热生气的功效，落枕时按摩此穴能够有效缓解颈、臂的疼痛。

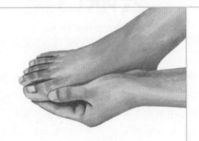

2 拇指推足部颈椎反射区3~5分钟，以透热为宜。此法有舒筋活血、和脉止痛的功效，按摩此穴能够使颈背部血脉畅通，缓解头部不能活动等落枕症状。

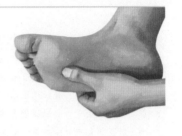

3 拇指推足部肾上腺反射区3~5分钟，以透热为宜。经常按摩此反射区可起到补肾填精、活血祛风的作用，能够缓解气虚血瘀引起的落枕。

耳部按摩

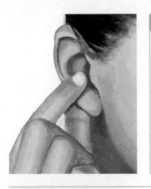

1 食指按压耳部颈反射区4~5分钟，以感觉酸胀为宜。这个反射区对应人体颈项部，有行气通络、活血止痛的作用，可有效缓解落枕。

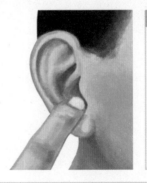

2 食指推耳部皮质下反射区4~5分钟，以感觉酸胀为宜。此法有益肾安神、镇静止痛的作用，对缓解落枕引起的疼痛有很好的效果。

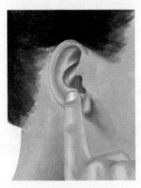

3 食指按揉耳部枕反射区2~3分钟，以感觉酸胀为宜。此反射区对应人体枕部，即头横骨，按摩它能够缓解落枕带来的头部不适。

日常养生

❶ 要防止落枕，准备一个好枕头必不可少。枕头的高度，女士在8~10厘米为宜，男士在10~15厘米为宜，填充物以荞麦皮、菊花等为好。

❷ 睡觉时要盖好颈部，做好颈部的保暖工作，防止颈部肌肉痉挛引起落枕。

❸ 合理膳食，注意补充钙及维生素，对于经常落枕的人来说可多食骨头汤、牛奶和豆制品以及新鲜蔬菜。

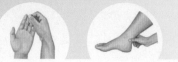

去除口臭

QU CHU KOU CHOU

◎ "口臭不是病，得了真要命"，相信这是很多有这个小毛病的人的感受。口臭是因机体内部失调而导致的口气臭秽，刷牙、漱口均难以消除。口臭给人的交往带来诸多不便，使人变的封闭自卑，甚至产生心理疾病。更重要的是，由于口臭的诱因在体内，有可能是身体内部器官发生了病变，如急慢性胃炎、消化不良、十二指肠溃疡、肝炎等都有可能伴有口臭发生，所以不容忽视。

按摩原理

中医认为，引起口臭的主要原因在脏腑，肝火亢盛，火气上扬容易引发口臭；脾功能衰竭、肠胃功能减弱，可影响人体正常的消化和排泄功能，使大量食物糟粕和毒素无法排出体外，滞留在肠中。这些食物糟粕和毒素时间一长积滞生热，就会形成臭气。臭气蒸发而上，从口腔出，便导致了口臭；肺阴受损，气逆上冲，虚火郁结于内，也能引起口臭。我们通过按摩手足耳的相关穴位和反射区，能够驱除肝火、调理脾胃，滋养肺阴，切断口臭的体内来源，重获清新口气。

手足耳奇效穴位

 手部：●大陵穴　●太渊穴　●劳宫穴
●小肠反射区　●胃反射区　●脾反射区

 足部：●三阴交穴　●小肠反射区
●脾反射区

 耳部：●胰胆反射区　●交感反射区
●大肠反射区

手部按摩

1 屈食指点按大陵穴1~3分钟，力度要轻柔。大陵穴有泻火祛湿、健脾清心的作用，对去除心火亢盛引起的口臭有很好的效果。

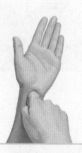

2 拇指指腹按揉太渊穴1~3分钟，以感觉酸胀为宜。此法能够补益肺气、通脉止痛，对消除肺阴受损引起的口臭有很好的效果。

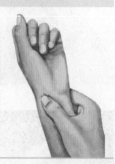

3 拇指按揉劳宫穴1~3分钟，以感觉酸胀为宜。此法有清心泻火、养心安神的功效，经常按摩能有效消除因心火亢盛引起的口臭。

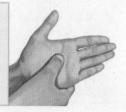

4 拇指推手部小肠反射区4~5分钟，以透热为宜。经常按摩这个反射区可以消除因消化不良、腹胀等引起的口臭。

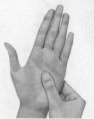

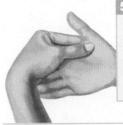

5 捏拿手部胃反射区3～4分钟，以透热为宜。此法能起到调理脾胃、平衡阴阳的作用，去除口臭效果明显。

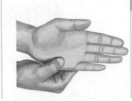

6 拇指指腹按揉手部脾反射区2～3分钟，以透热为宜。此法有健脾化湿、调和脾胃的功效，能有效缓解因肠胃不适引起的口臭。

 足部按摩

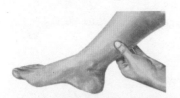

1 拇指指腹按揉三阴交穴1～3分钟，以感觉酸胀为宜。经常按摩此穴能够健脾益肝、调理经络，有效清除口臭。

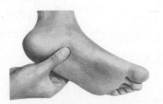

2 拇指按压足部小肠反射区3～5分钟，以透热为宜。此法能够健脾行气、消食导滞，使清浊各行其道，有效去除口臭。

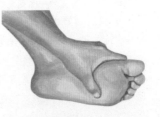

3 拇指指腹按揉足部脾反射区3～5分钟，以透热为宜。经常按摩这个反射区可以健脾化湿、促进血液循环，消除口臭。

 耳部按摩

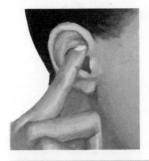

1 食指点按耳部胰胆反射区1～2分钟，以感觉酸胀为宜。经常按摩这个反射区能够疏肝利胆、和胃止痛，缓解口臭症状。

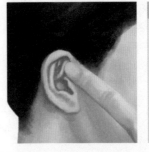

2 食指按压耳部交感反射区2～3分钟，以感觉酸胀为宜。此法可以疏肝理气、止痉镇痛，调理心脏脾胃，从而达到去除口臭的目的。

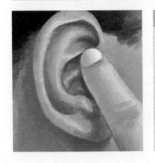

3 食指按压耳部大肠反射区1～2分钟，以感觉酸胀为宜。经常按摩这个反射区能起到补脾和胃、安神养心的功效，从而清除口臭。

 日常养生

❶ 吃完饭后要刷牙，特别要注意清除残留在牙缝中的肉屑，这类含蛋白质较高的食物最易引起口臭。

❷ 平时注意保持口腔湿润、勤喝水。

❸ 长时间空腹和吃的过多都易导致口臭。

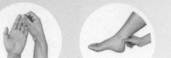

缓解打鼾

HUAN JIE DA HAN

◎人在似睡非睡或者沉睡的状态中，不自觉地从鼻腔中发出连绵不断的很响的声音，这就是人们常说的打鼾了。打鼾看似微不足道，实则暗藏杀机。经常打鼾之人多鼻窍不通，不得不张口呼吸，如此便给呼吸器官的一系列炎症，如咽炎、肺炎、气管炎等埋下了隐患。此外，打鼾使睡眠呼吸反复暂停，造成大脑、血液严重缺氧，形成低血氧症，从而容易诱发高血压、脑心病、心律失常、心肌梗死、心绞痛等病症。研究发现，夜间呼吸暂停时间超过120秒容易在凌晨发生猝死。通过手足耳按摩，可预防或缓解打鼾的症状，避免和减轻打鼾对身体所造成的危害。

 按摩原理

打鼾在现代医学上的学名为呼吸暂停综合征，主要是因为鼻中隔和口腔下颚软组织下垂增生造成气管堵塞，也就是空气通道变窄所致。中医认为，打鼾的病因在于内外神疲，即思虑过度、精神紧张、过度劳累、饮酒过量等因素引起神疲，继而以打鼾为表象表现出来。按摩调理本病，一方面以改善气管的气流通畅度为原则，另一方面则以通过按摩解除疲劳、消除精神紧张，从而避免打鼾。

 手足耳奇效穴位

 手部：●合谷穴 ●劳宫穴 ●神门穴
●鼻反射区 ●喉与气管反射区

足部：●涌泉穴 ●足三里穴 ●太冲穴
●甲状腺反射区 ●鼻反射区
●甲状旁腺反射区

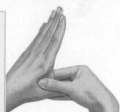 **手部按摩**

1 拇食指捏拿合谷穴2～3分钟，以感觉酸胀为宜。合谷穴是对各种症状均有效的万能穴位，按摩此穴可改善气管的流畅度。

2 拇指按压劳宫穴3分钟，双手交替进行，一日2次。经常在临睡前按摩此穴，可有效缓解或者避免打鼾。
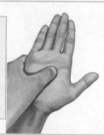

3 拇指指腹按揉神门穴1～3分钟，以感觉酸胀为宜。神门穴对思虑过度、精神紧张等均有缓解作用，经常按摩可缓解打鼾症状。
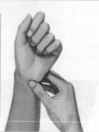

4 拇指推手部鼻反射区1～3分钟，以感觉酸痛为宜。此法可直接作用于鼻部，促进鼻部血液循环，使气流通畅，从而缓解打鼾。
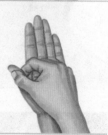

5 拇指按揉喉与气管反射区3～5分钟，以透热为宜。此法可直接作用于喉咙和气管，改善空气流通，减轻打鼾症状。
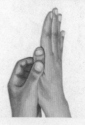

足部按摩

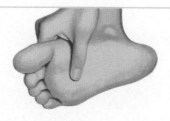

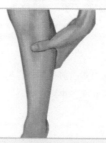

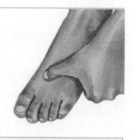

1 拇指点按涌泉穴2~3分钟，以局部发热为宜，左右脚交替按摩。刺激涌泉穴对消除全身不适、缓解困倦和疲劳有良好效果。临睡前按摩此穴，可减轻打鼾。

2 拇指指腹按揉足三里穴2~3分钟，以感觉胀痛为宜。经常按摩此穴可缓解腿部、足部疲劳，消除四肢沉重的症状。通过按摩解除身体疲劳，从而避免打鼾。

3 拇指按揉太冲穴50次，以感觉酸胀为宜。太冲穴是人体穴位中调节情绪作用最好的穴之一，此法具有疏肝解郁的作用，能有效缓解精神紧张，从而避免打鼾。

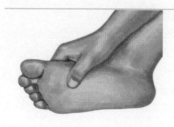

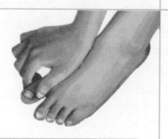

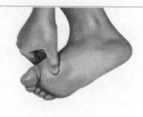

4 拇指揉推足部甲状腺反射区2~3分钟，以透热为宜。经常按摩这个反射区有助于改善呼吸道空气流通不畅的症状，从而有效缓解打鼾。

5 拇指、食指捏按足部鼻反射区2~3分钟，以感觉酸胀为宜。经常按摩这个反射区对缓解鼻部蓄脓症、息肉、发炎所引起的打鼾有一定的效果。

6 捏拿足部甲状旁腺反射区3~5分钟，以透热为宜。经常按摩这个反射区可保持空气通道的流通，减轻打鼾症状。

日常养生

① 平时注意加强体育锻炼，保持良好的生活习惯，有助于防治打鼾。

② 打鼾之人应戒绝烟酒，因为烟酒能引起呼吸道症状加重，加重打鼾。

③ 对于肥胖者，应积极减轻体重，以减轻打鼾。

④ 打鼾之人多有血氧含量下降的现象，故常伴有高血压、心律紊乱、血液黏稠度增高等症。心脏负担加重，容易导致心脑血管疾病的发生，所以要重视血压的检测，按时服用降压药物。

⑤ 睡眠时宜采用侧卧姿势，尤以右侧卧位为宜，可避免在睡眠时舌、软腭、悬垂体松弛后坠堵塞气道。

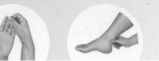

缓解晕车、晕船

HUAN JIE YUN CHE YUN CHUAN

◎晕车、晕船也叫晕动症，是指因乘坐车、船或其他各种原因引起的摇摆、颠簸、旋转、加速运动等所致疾病的统称，主要出现眩晕、恶心、呕吐等症状。中国是世界上晕动症发生率最高的国家之一，80%的人都曾经历过不同程度的晕动反应。

 按摩原理

现代医学认为，人体能判断方向和维持平衡，主要是由于内耳接受外界的平衡刺激，通过前庭神经传到大脑皮质的平衡中枢，来调节管理平衡反应。当有晕动症的人乘坐车、船、飞机时，他们的内耳前庭器官对平衡刺激过分敏感，引起自主神经系统功能紊乱，便会使人体出现恶心、眩晕等症状。中医认为晕动症是由于人体阳虚、血虚、脾胃失和、肝阳上亢所致。阳虚导致脾胃不和，故出现呕吐恶心的反应；肝阳上亢扰乱人体气机，使人眩晕，面色苍白。按摩手足耳的相关部位，能够调和脾胃、补气养血，刺激大脑皮质的中枢神经，抑制前庭神经的兴奋，从而缓解晕动症。

 手足耳奇效穴位

手部：●少商穴 ●内关穴 ●脾反射区 ●胃反射区 ●小脑、脑干反射区

足部：●太溪穴 ●足三里穴 ●内耳迷路反射区

耳部：●枕反射区 ●神门穴 ●贲门反射区

手部按摩

1 拇指揉少商穴1~3分钟，力度宜重。少商穴有镇静安神的功效，若晕动症发作时按摩此穴能够有效缓解呕吐、眩晕的症状。

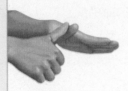

2 拇指按揉内关穴1~3分钟，以感觉酸胀为宜。按摩此穴能够补气养血，对缓解气机阻滞引起的胃气上逆、恶心呕吐等有很好的效果。

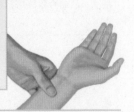

3 拇指指腹按揉脾反射区3~4分钟，以透热为宜。此法可健脾化湿、调和脾胃，缓解因乘坐车船引起的恶心、呕吐等症状。

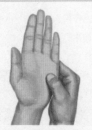

4 拇指按揉手部胃反射区2~3分钟，以局部发热为宜。此法可增强肠胃功能，缓解晕动症发作时的恶心等症。

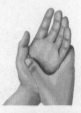

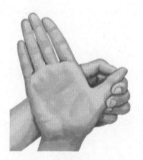

5 拇指点按手部小脑、脑干反射区3~4分钟，以感觉酸胀为宜。通过刺激脑部神经，对缓解晕动症的头痛、眩晕有很好的效果。

足部按摩

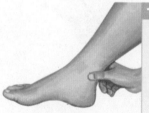

1 拇指按揉太溪穴1~2分钟，以感觉酸胀为宜。常按太溪穴能够补充人体元气，调和脏腑功能，改善阳虚体质，缓解晕动症。

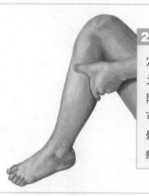

2 拇指点按足三里穴50次，以感觉酸胀为宜。足三里穴属足阳明胃经，按摩此穴可以舒缓肠胃，缓解晕车、晕船导致的胃痛、呕吐等症状。

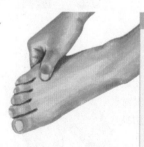

3 拇指点按足部内耳迷路反射区3~4分钟，以透热为宜。此法可有效抑制内耳前庭神经的兴奋度，是缓解晕动症的有效按摩疗法。

耳部按摩

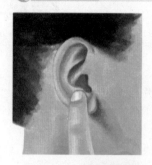

1 食指揉按枕反射区1~2分钟，以感觉酸胀为宜。此法有清热安神、养肝补血的功效，对缓解晕动症的头晕、头痛等症有很好的效果。

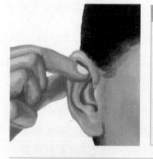

2 拇食指捏揉耳部神门穴1~2分钟，以感觉酸胀为宜。此法可以调节大脑皮质的状态，从而抑制前庭神经的兴奋，达到缓解晕动症的效果。

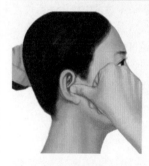

3 拇指按压耳部贲门反射区1~2分钟，以感觉酸胀为宜。此法有行气调畅、和胃降逆的功效，对缓解晕动症引起的恶心、呕吐有特效。

Tips 防晕动症小窍门

① 要保持精神放松，避免紧张的情绪，不要总想着会晕，可以找人聊天分散注意力。

② 旅行前应有足够的睡眠。睡眠充足，精神就好，可提高对运动刺激的抗衡能力。

③ 乘坐交通工具前不宜空腹，也不要吃得太饱，最好吃些易消化、含脂肪少的食物。

④ 乘坐时最好束紧腰带，以减少内脏的震动。

⑤ 尽量坐比较平稳且与行驶方向一致的座位。最好靠近窗户，可以保持空气流通，但尽量不要看窗外飞逝的景物。

缓解宿醉

HUAN JIE SU ZUI

◎现代社会，工作应酬、朋友聚会时难免"一醉方休"，宿醉后头痛、头晕、口渴、眩晕、胃痛、恶心、呕吐、失眠等不适症状使人非常难受。有的人休息一晚即可迅速恢复，但有的人，特别是35岁之后的中年人，醉酒的不适症状常常会持续好几天，影响工作和生活。此时，不妨做做简单的自我按摩，便可以轻松缓解醉酒症状。

按摩原理

现代医学认为，过量饮酒会使乙醇在人体内的吸收率大于氧化代谢率，较多的乙醇经血液循环进入大脑，作用于中枢神经系统，导致众多不适症状。中医认为，醉酒不适是由机体平衡失调、肝肾功能紊乱、肝经气血不畅所致。因此缓解醉酒不适的按摩当以疏肝理气、调理脾胃、补益肾脏为主要目的，通过调节肾经来调节大脑功能，从而有效缓解醉酒的各种不适症状。

手足耳奇效穴位

手部：●劳宫穴　●胃反射区
●肝反射区　●肾反射区

足部：●太冲穴　●大敦穴　●涌泉穴

耳部：●神门穴　●肝反射区

手部按摩

1 拇指按揉双手劳宫穴3~5分钟，以感觉酸胀为宜。劳宫穴是调养人体心病的主要穴位之一，有清心泻火的作用。此法能抑制由宿醉引起的不舒服症状。

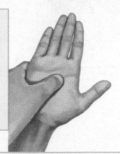

2 拇指点按手部胃反射区3~5分钟，以透热为宜。此法有和胃健中、理气止痛的功效，可增强胃的消化功能，减少酒精在体内的存留时间。

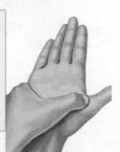

3 拇指点按手部肝反射区3~5分钟，以感觉酸胀为宜。此法可调整肝脏功能，促进肝脏对酒精的分解，缓解和消除宿醉的各种不适症状。

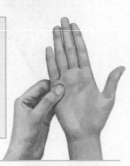

4 拇指按揉手部肾反射区3~5分钟，以透热为宜。肾主排泄，此法能使酒精快速排出体外，减少其对大脑的刺激，缓解头重脚轻的宿醉症状。

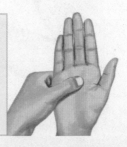

足部按摩

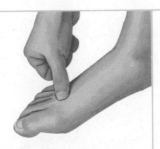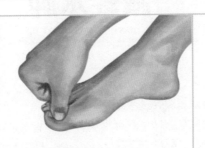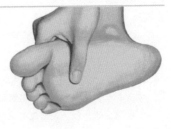

1 拇指按揉太冲穴1~3分钟。太冲穴属肝经，饮酒后刺激此穴可促进体内酒精的排泄，达到解除不适、快速醒酒的目的。

2 用拇指掐法掐大敦穴50次，以感觉掐痛为宜。大敦穴自古以来就被视为镇静安神及恢复神智的重要穴位，可消除醉酒引起的头昏脑胀。

3 拇指重力点按涌泉穴50次。此法能使脚底毛细血管扩张，血液下流，血液循环加快，减轻脑部充血状态，缓解醉酒引起的脑胀、头晕等症。

耳部按摩

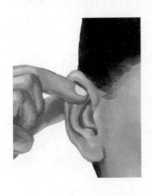

1 拇指、食指捏揉耳部神门穴1~3分钟，以局部感到酸麻胀痛或者热感传导为宜。此法有镇静、止头痛、催眠的作用，对解除宿醉有很好的效果。

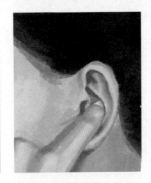

2 食指按揉耳部肝反射区1~3分钟，以感觉酸胀为宜。此法可疏肝解郁，和胃健脾，促进肝脏对酒精的分解，有缓解宿醉的功效。

日常养生

❶ 酒醉之后最好卧床休息，通常充足的休息能够让人恢复如常。

❷ 饮酒后，进行热水浴可促进血液循环，帮助新陈代谢，使酒精随汗水一起排出。不过心血管疾病患者酒后沐浴应小心中风，宜稍作休息。

❸ 酒精能使体内的细胞脱水，因此在酒醉后睡眠休息之前，应补充大量的水分，醒后再补充一次，有助于缓解脱水引起的不适。

❹ 酒醉醒来后，宜吃一顿营养均衡的正餐，以补充各种流失掉的营养素。但应吃得清淡些，不宜吃油炸等高脂肪食物。

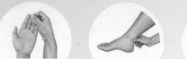

减轻水肿

JIAN QING SHUI ZHONG

◎水肿是临床常见的症状之一，患者外表看来全身或者局部肥肿，但与肥胖不同，指压患者皮下组织少的部位，会出现明显的凹陷。引起水肿的原因不仅仅是肾脏疾患，体质偏寒、受凉、消化功能弱、天气潮湿等均可引起水肿。可以说，引起水肿的原因广泛而复杂多样，水肿所提示的肝、肾及心血管疾病是不容人们忽视的。

按摩原理

水肿多见于肾炎、肺心病、心衰、肝硬化、营养障碍及内分泌失调等疾病。中医认为，本病是全身气化功能障碍的一种表现，与肺、脾、肾、三焦各脏腑有密切的关系。肺失宣降通调，脾失健运，肾失开合，均可导致体内水液潴留，泛滥肌肤，而成本病，其中以肾脏为本。按摩消除本病，根据症状和病机，或以宣肺健脾、利小便为主；或以温阳益气、健脾、益肾、补心，兼利小便为原则。

手足耳奇效穴位

手部：●列缺穴 ●合谷穴 ●肾反射区

足部：●阴陵泉穴 ●复溜穴 ●涌泉穴 ●三阴交穴 ●膀胱反射区 ●输尿管反射区 ●肾反射区 ●肾上腺反射区

耳部：●肺反射区 ●脾反射区 ●肾反射区

手部按摩

1 食指推列缺穴3~5分钟，以透热为宜。列缺穴归属于手太阴肺经，有疏风解表、宣肺理气的功效，对肺气失宣、水湿内停所致水肿有消除作用。

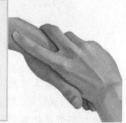

2 拇指点按合谷穴3~5分钟，以感觉酸胀为宜。合谷穴归属于手阳明大肠经，有调理汗液的功效，经常按摩此穴对上身水肿有消除作用。

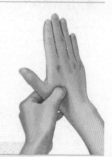

3 拇指按揉手部肾反射区3~5分钟，以感觉酸胀为宜。此法有培补本元、强肾固腰的功效，经常刺激可加强肾脏的代谢功能，有助于利尿消肿。

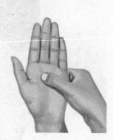

足部按摩

1 拇指指腹推揉阴陵泉穴3~5分钟，以感觉酸胀为宜。阴陵泉穴是足太阴脾经上的重要穴位，既可健脾利湿，又可补肾固精。按摩此穴可消除下肢水肿。

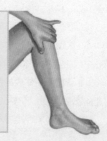

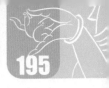

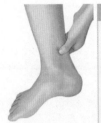

2 　拇指按压复溜穴3~5分钟，以感觉酸胀为宜。复溜穴是足少阴肾经上的要穴，有温补肾阳的作用，可消除脾肾阳虚所致水肿。

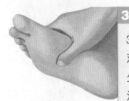

3 　拇指指腹按揉涌泉穴3~5分钟，以感觉透热为宜，双脚交替进行。涌泉穴是足少阴肾经上的重要穴位，此法可消除肾源性水肿。

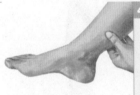

4 　拇指按揉三阴交穴3~5分钟，以感觉酸胀为宜。三阴交穴是足太阴脾经上的要穴，按摩此穴具有健脾利湿、通利小便的功效，可消除下肢水肿。

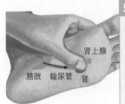

肾上腺

膀胱　输尿管　肾

5 　拇指向心方向推足部膀胱、输尿管、肾、肾上腺反射区各3分钟左右，以感觉酸胀为宜。此法可促进激素分泌，消除水肿，通利小便。

耳部按摩

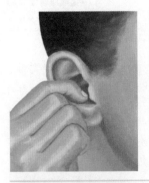

1 　食指按揉耳部肺反射区2~3分钟，以耳部有热痛感为宜。经常按摩这个反射区具有宣肺理气的功效，可消除肺气失宣所致水肿。

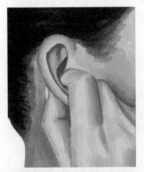

2 　食指掐按耳部脾反射区2~3分钟，以耳部有热痛感为宜。经常按摩这个反射区有健脾利湿的功效，可消除脾失健运所致水肿。

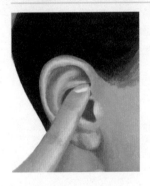

3 　食指揉压耳部肾反射区2~3分钟，以耳部有热痛感为宜。经常按摩这个反射区具有调补肾脏的功效，可消除肾源性水肿。

日常养生

① 饮食应避免口味太重。应少吃含盐量高的食物，如酱料、腌制物或含钠量高的食品，应多吃含钾丰富的蔬菜水果。

② 应尽量保持心情舒畅。精神压力引发的激素失调是造成水肿的重要原因。

③ 经常参加体育锻炼，可预防和消除水肿。

④ 不要穿过紧的衣物，束腹、束腰会使腹压升高，可能会加重病情。

⑤ 避免久站或者久坐，以免加重病情。在家或者办公时，应隔一段时间起身走动。

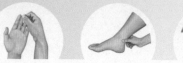

缓解小腿抽筋

◎小腿抽筋学名"腓肠肌痉挛"，主要是指脚心和腿肚抽筋。发作时腿脚不仅疼痛难忍，而且还不能活动。对年轻人来说，小腿抽筋常发生于赛跑、游泳或旅行时，一般危险性不大，但若在游泳或驾车时发生，就可能有致命危险。对老年人来说，小腿抽筋常在夜间熟睡时出现，可将人痛醒，影响睡眠，降低生活质量。因此，掌握一种快速解除小腿抽筋的按摩方法是很有必要的。

按摩原理

小腿抽筋和白天腿部过度运动，夜间腿部受凉，腿部静脉受压、回流受阻、血流瘀滞，以及血液中钙浓度降低等因素有关。中医认为，肝肾阴虚、气血不足、筋失濡养、寒湿之邪壅滞经络、气血运行受阻是造成此病的主要原因。因此，在按摩时，应以滋补肝肾、通经活络、生化气血、扶正祛邪为原则，通过按摩，滋阴补肾，补肝益气，促进腿部血液循环，达到解痉止痛的目的。

手足耳奇效穴位

足部：●承筋穴　●承山穴　●委中穴
●涌泉穴

日常养生

❶小腿抽筋是因疲劳或寒冷而常发生的症状，有时也会因糖尿病或脊髓方面的疾病而引起。反复小腿抽筋时，最好到医院接受检查。

❷睡眠不足或未进早餐都可能成为小腿抽筋的诱因。因此平时我们要注意充分休息和保证营养。

足部按摩

1　食指、中指点按承筋穴50次，以感觉酸胀为宜。承筋穴是缓解小腿抽筋的特效穴位。小腿抽筋时按摩此穴，可以放松紧缩的肌肉，消除肌肉痉挛带来的痛苦。

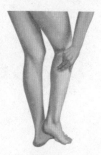

2　拇指按揉承山穴50次，以感觉微胀为宜。按摩此穴，具有通经活络、柔筋缓痉的作用，可以促进腿部血液循环，缓解腿部倦怠、肿胀、小腿痉挛等各种腿部症状。

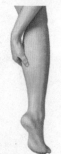

3　拇指点按委中穴50次，以感觉酸胀为宜。按摩此穴可活血消肿、通络止痛，可以增强整个膀胱经的活力，疏通腿部的气血，促进血液循环，迅速缓解腿部痉挛。

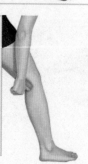

4　拇指点按抽筋一侧腿的涌泉穴50次。按摩此穴具有调和气血、消肿止痛的作用，不但可增强肾脏功能，还可促进腿部和足部的血液循环，从而有效缓解小腿抽筋现象。

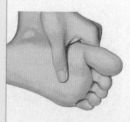

手足耳按摩助你更美丽

　　爱美是人的天性，尤其是女性对外在的美总有"百尺竿头更进一步"的决心和毅力，形体、皮肤、头发、五官，倘有一处不尽如人意，难免耿耿于怀。美容是经久不衰的话题，美容的花费在爱美人士的日常支出中总占有较重的份额。按摩手足耳部的特定穴位和反射区，可疏通经络、行气活血，促进脂肪代谢，改善肤质、发质，花费寥寥，却能让你更加健康美丽。

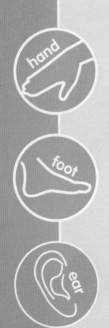

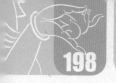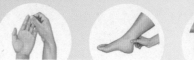
▶ 美容美发
MEI RONG MEI FA

▶ 减少青春痘
JIAN SHAO QING CHUN DOU

◎青春痘又叫痤疮、粉刺，是由于毛囊皮脂腺阻塞、发炎所引起的一种疾病，常发于颜面部及胸背等皮脂丰富处。人在青春期开始分泌的荷尔蒙会刺激毛发的生长，促进皮脂腺分泌更多的油脂，导致毛囊阻塞，引发皮肤红肿，这种症状常见于青年男女，所以被称为"青春痘"。青春痘不仅影响面部美观，如果化脓还会危害身体健康。

症状提示

青春痘的主要临床症状表现为黑头粉刺、白头粉刺、炎性丘疹、脓疱、结节、囊肿，易形成色素沉着、毛孔粗大甚至瘢痕样损害。青春痘不仅影响面部美观，严重者可导致毁容。

手足耳奇效穴位

- 手部：●鱼际穴 ●合谷穴
  ●脑垂体反射区 ●肾上腺反射区
  ●大肠点

- 足部：●足三里穴 ●肝反射区

- 耳部：●内分泌反射区 ●肺反射区

按摩原理

现代医学认为，青春痘主要是由于内分泌尤其是雄性激素的增多刺激皮脂腺体增大、活性增强，皮脂分泌过盛从而导致毛囊阻塞。如果平时不注意清洁皮肤，会使毛囊口滋生细菌引起炎症，导致痤疮的发生。中医认为，痤疮主要由于血热偏盛、肺胃积热、外感风热、气血凝滞和血郁痰结引起。按摩手足耳的相关部位，能够清泄肺热、通利肠胃，排除体内多余皮脂及其代谢物，并且能够降低雄性激素的分泌，从而减少皮脂过盛的状况。

手部按摩

1 拇指按揉鱼际穴1~3分钟，以感觉酸胀为宜。鱼际穴是手太阴肺经的重要穴位，用于改善各种肺热证，可减轻因肺胃积热引起的痤疮。

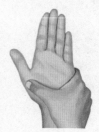

2 拇指按揉合谷穴50次，以感觉酸胀为宜。刺激合谷穴，可宣肺、清热，调节皮肤汗腺和皮脂腺的分泌，使它们排泄通畅，从而减轻青春痘症状。

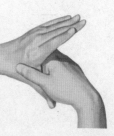

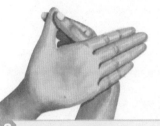

4 拇指指腹按揉手部肾上腺反射区3~5分钟，以透热为宜。经常按摩这个反射区能够调节体内激素分泌，抑制痤疮的生长。

3 拇指、食指捏拿手部脑垂体反射区3~4分钟，以透热为宜。此法能够调节内分泌，抑制油脂分泌，消除痤疮。

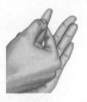

5 拇指端点掐手部大肠点3~5分钟，以感觉酸痛为宜。经常按摩大肠点可以起到清热泻火、通利肠胃的作用，对缓解胃热引起的痤疮有显著效果。

足部按摩

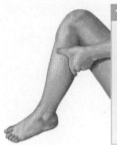

1 拇指点按足三里穴1~3分钟，以有酸麻感为宜。足三里穴是足阳明胃经的重要穴位，经常按摩此穴能够消除胃热、减少痤疮的发生。

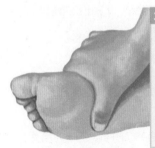

2 拇指指腹按揉足部肝反射区3~4分钟，以透热为宜。此法有行肝利胆、清热解毒的功效，对缓解血热偏盛产生的痤疮有很好的效果。

耳部按摩

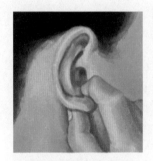

1 食指点掐耳部内分泌反射区2~3分钟，以感觉酸胀为宜。此法能够益气活血、调节内分泌，对缓解内分泌紊乱导致的痤疮有很好的效果。

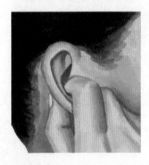

2 食指点掐耳部肺反射区1~2分钟，以局部发热为宜。经常按摩这个反射区可起到和胃益脾的功效，能缓解胃热引起的痤疮。

日常养生

① 保持面部清洁，避免污物堵塞毛孔。

② 避免手与脸的经常接触，因为手上多携带细菌。

③ 尽量少用化妆品，尤其是油性皮肤的人。

④ 保持枕巾、枕套的卫生，枕巾、枕套应每周换一次。这样能够避免因枕巾过脏而刺激面部产生青春痘。

⑤ 保持合理的饮食，多吃蔬菜和水果，少吃高脂肪、糖类和辛辣刺激性食物。

⑥ 劳逸结合，保持精神愉快，对缓解痤疮十分有益。

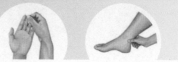

减少雀斑

JIAN SHAO QUE BAN

◎雀斑是常见于面部的较小的黄褐色或褐色的色素沉着斑点，为常染色体显性遗传，日晒后加重。雀斑多见于女性，儿童时期就开始出现，到青春期最为明显。雀斑虽然不会对人体内脏器官构成危害，但是却十分影响美观，有的女性甚至为此失去了工作、爱情，背负上很大的心理压力，性格也变得内向、郁郁寡欢起来。

症状提示

雀斑主要表现为淡黄色、黄褐色或褐色斑点，呈圆形、卵圆形或不规则形分布，主要集中在脸部，尤其是双眼到颧骨突出的部位，严重者也可见于手背、颈、耳前后、耳腔、肩臂等躯体暴露的部位，多数呈对称性分布。雀斑直径一般在2毫米以下，数量从几十个至几百个不等。

按摩原理

现代医学认为，雀斑和遗传基因有很大的关系，"雀斑遗传基因"在紫外线的照射下会使体内一种酶的活性增加，造成黑色素的异常增多，从而形成雀斑。此外，如果体内内分泌失调，会使原本隐藏于体内的雀斑爆发出来。而长期的紫外线照射、电离辐射和滥用激素类药物是加重雀斑的重要因素。中医认为，肾阴亏虚、肝火上亢、脾失健运、脾胃不和易导致气血瘀滞于经脉而出现雀斑。通过按摩手足耳的相关部位，可以起到调节内分泌，补肝益肾，畅通血脉的作用，从而淡化、清除雀斑。

手足耳奇效穴位

手部：●合谷穴 ●后溪穴 ●阳池穴
●脾反射区 ●肾反射区

足部：●三阴交穴 ●肝反射区
●甲状腺反射区

耳部：●内分泌反射区 ●肾上腺反射区
●交感反射区

手部按摩

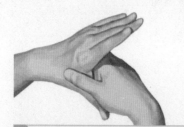

1 拇食指捏拿合谷穴3~5分钟，以感觉酸胀为宜。合谷穴可补虚泻实、解表退热，此法能够活血化瘀，舒筋活络，可有效淡化雀斑。

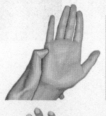

2 拇指按压后溪穴1~3分钟，力度可稍重。经常按摩此穴可起到宁心安神、清热利湿的功效，对淡化因肝肾失调所引起的雀斑有很好的效果。

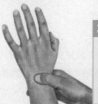

3 拇指按揉阳池穴1~3分钟，以感觉胀痛为宜。经常按摩此穴能够补充人体元气，可以有效淡化因肾阴亏虚引起的雀斑。

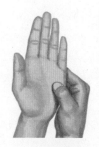

4 拇指指腹按揉手部脾反射区3~5分钟，以透热为宜。经常按摩这个反射区可以显著增强脾胃功能，有效淡化因脾胃不和导致的雀斑。

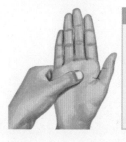

5 拇指指腹按揉手部肾反射区3~5分钟，以透热为宜。此法有补肾填精、温经通脉的功效，可用于淡化因肾阴亏虚、气血瘀滞引起的雀斑。

足部按摩

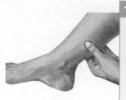

1 拇指指腹按揉三阴交穴1~2分钟，以感觉酸胀为宜。经常按摩此穴能够调和肝肾、健脾化湿、补气养血，可有效淡化雀斑。

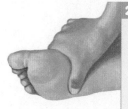

2 拇指指腹按压足部肝反射区3~4分钟，以透热为宜。足部肝脏反射区有平肝火、降阳气的作用，经常按摩这个反射区对淡化肝火上亢导致的雀斑有特效。

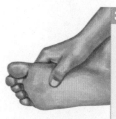

3 拇指指腹推揉足部甲状腺反射区3~4分钟，以透热为宜。经常按摩这个反射区可以有效调节激素分泌，淡化因内分泌失调引起的雀斑。

耳部按摩

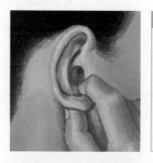

1 食指点掐耳部内分泌反射区2~3分钟，以感觉酸胀为宜。此法有益气活血、调节内分泌的作用，可有效淡化由内分泌失调引起的雀斑。

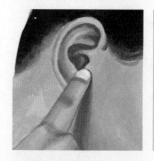

2 食指按压耳部肾上腺反射区1~2分钟，以感觉局部发热为宜。此法能够清热解毒、祛风化湿，对淡化肾阴亏虚引起的雀斑有特效。

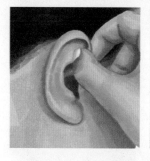

3 拇指、食指按捏交感反射区2~4分钟，以感觉酸胀为宜。交感反射区有疏肝理气的作用，可用于淡化肝火上亢导致的雀斑。

日常养生

❶ 避免阳光和紫外线照射，若要在阳光下长时间工作，则应做好防护措施。

❷ 合理膳食，要尽量减少食盐的摄入量，多吃西红柿，可有效抑制黑色素的形成。

❸ 注重劳逸结合，避免过度紧张，保持心情愉快有助于雀斑的淡化。

❹ 控制使用电脑的时间，防止因电离辐射而形成的雀斑。如果必须在电脑前长时间工作，要注意加强防护措施。

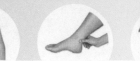

减少鱼尾纹

JIAN SHAO YU WEI WEN

◎不管审美标准如何变化，鱼尾纹永远都是青春的大敌，那些细小的皱纹往往不自觉地泄露了女性的年龄，因此很少有女性不为眼角的细小皱纹心急。黄种人眼窝浅、眼皮容易肿胀，眼周更容易产生小皱纹。虽然说眼周皱纹对人体健康没有影响，只是皮肤老化的标志，但是它严重影响了眼部美观，使人的魅力大打折扣。

按摩原理

中医认为，鱼尾纹的出现是皮肤失去气血滋养所致，而脾胃是气血生化之源，脾胃虚弱是皮肤失养的根源，这也是鱼尾纹出现在足阳明胃经循行处的缘由。因此，在按摩时，要以健脾和胃、补气养血为主，通过按摩促进皮肤的新陈代谢，增强脏腑功能，生化气血，从而淡化或消除鱼尾纹。

手足耳奇效穴位

手部：●养老穴 ●关冲穴 ●手三里穴 ●胃反射区

足部：●三阴交穴 ●太冲穴 ●足三里穴 ●公孙穴 ●胃反射区 ●膀胱反射区 ●输尿管反射区 ●肾反射区

手部按摩

1 以拇指指端按揉养老穴3~5分钟，以感觉酸胀为宜。刺激该穴，可起到疏导经气、舒筋活络的功效，对消除鱼尾纹有辅助作用。

2 拇指指端掐关冲穴1~3分钟，以感觉酸胀为宜。按摩关冲穴可使经脉畅通，达到人体气血平衡，从而使肌肤得到气血滋养，减少皱纹。

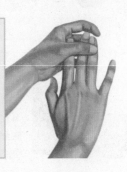

3 拇指按揉手三里穴2~3分钟，以感觉酸胀为宜。手三里穴是健脾养脾的重要穴位。此法可润化脾燥，对消除鱼尾纹有辅助作用。

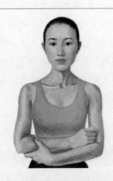

4 拇指推手部胃反射区1~3分钟，以感觉酸胀为宜。此法可健脾和胃，促进气血生化，对消除鱼尾纹有辅助作用。

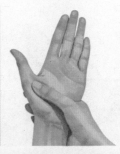

足部按摩

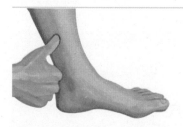

1 拇指按揉三阴交穴50次。按摩此穴，可调节内分泌，提高性激素水平，从而调节面部皮脂腺、汗腺分泌，提高皮肤张力，达到消除鱼尾纹的目的。

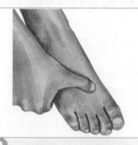

2 拇指按揉太冲穴50次，以产生胀痛为宜。按摩此穴，可改善微循环，加快皮肤代谢，促进皮肤组织再生，增强表皮细胞活力，增加皮肤弹性，抹去鱼尾纹。

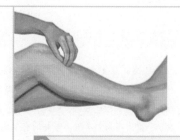

3 五指叩足三里穴3～5分钟，以感觉麻胀为宜。足三里穴是人体最具养生价值的经穴之一。此法可健脾和胃、益气生血、延缓衰老，抹去鱼尾纹。

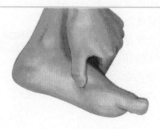

4 拇指点压公孙穴1～2分钟，以感觉皮肤发热为宜。公孙穴能调理脾经，又能调理冲脉，通过点压公孙穴可达到调理脾脏的目的，对消除鱼尾纹有辅助作用。

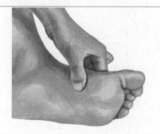

5 拇指推按足部胃反射区1～2分钟，力度尽量重。经常按摩这个反射区能健脾和胃，提高气血生化功能，经常按摩有助于鱼尾纹的消除。

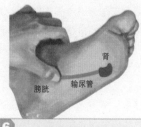

肾
膀胱 输尿管

6 拇指推按足部膀胱、输尿管、肾反射区各1～3分钟，力度适中。此法可补益肾脏，增强泌尿系统功能，加速新陈代谢，有排毒养颜、抹去鱼尾纹的功效。

日常养生

① 不做容易导致眼角皱纹的表情。如眯着眼睛找东西。

② 节食要量力而行，不然体重骤降会使皮肤失去弹性，眼角出现皱纹。

③ 睡前要卸妆，卸妆时不要用力搓揉眼角。

④ 18～24岁的女孩可养成用眼霜的习惯。

⑤ 眼部皮肤不同于脸部皮肤，所以眼霜和面霜不能混用，以免使眼周出现脂肪粒。

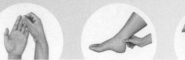

缓解酒糟鼻

HUAN JIE JIU ZAO BI

◎酒糟鼻又名玫瑰痤疮，是一种经常发于面部的慢性炎症皮肤病。酒糟鼻通常表现为外鼻皮肤发红，有红斑或红色丘疹、脓疱，鼻尖、鼻翼肥大等症状，患者大多为中年人，男女均有发病性，但男性患者病情较重，皮损好发于面部中央，对称分布。据调查显示，70%的患者承认此症对他们的生活和工作造成了严重影响。

按摩原理

现代医学认为，患者的过敏性体质、颜面血管运动神经机能失调、胃肠功能紊乱、内分泌失调、皮脂分泌过多等因素，是酒糟鼻发病的根本原因，而螨虫感染等只是发病的导火索。中医认为，酒糟鼻是因饮食不节、肺胃积热上蒸、外感风邪、血瘀凝结所致。按摩疗法吸收了中西医观点，通过按摩相关穴位和反射区，调和脏腑，宣肺热、清胃火，消炎解毒，调节颜面血管运动神经和内分泌，从而改善鼻部充血状态，缓解或消除酒糟鼻症状。

手足耳奇效穴位

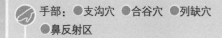

手部：●支沟穴 ●合谷穴 ●列缺穴
●鼻反射区

足部：●三阴交穴 ●复溜穴 ●鼻反射区

耳部：●外鼻反射区 ●肾上腺反射区
●内鼻反射区

手部按摩

1 拇指点按支沟穴50次，以感觉酸胀为宜。支沟穴是手少阳三焦经的主要穴位之一，常用于改善由于人体新陈代谢的废弃物排泄不畅所引起的病症，因此对消除酒糟鼻效果不错。

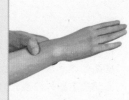

2 用拇指一指禅推合谷穴3～5分钟，以感觉酸胀为宜。合谷穴是手阳明大肠经上的要穴，在脏腑中大肠与肺相表里，因而按摩合谷穴有清肺热、凉肌肤的作用，对消除酒糟鼻有辅助作用。

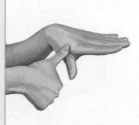

3 拇指一指禅推列缺穴2分钟，以感觉酸胀为宜。列缺穴是手太阴肺经上的要穴，具有宣肺理气、清泄肺热、保养肌肤的功效，对消除酒糟鼻有辅助作用。

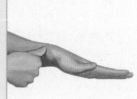

4 拇指推手部鼻反射区1～3分钟，以有酸痛感为宜。按摩鼻反射区可直接作用于鼻部，促进鼻部血液循环，改善鼻部充血状况，从而有效缓解或消除酒糟鼻症状。

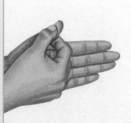

足部按摩

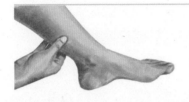

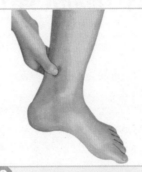

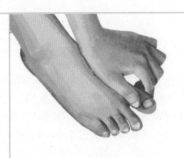

1 拇指按揉三阴交穴50次，以感觉胀痛为宜。经常刺激三阴交穴可有效调节人体内分泌，改善皮脂分泌过多现象，从而有效缓解或消除酒糟鼻症状。

2 拇指按压复溜穴50次，以感觉酸胀为宜。经常按摩此穴，可强化肾脏功能，对消除各种炎症均有显著效果，能缓解酒糟鼻症状。

3 拇指、食指捏按足部鼻反射区3~5分钟，以透热为宜。经常按摩这个反射区能有效调节颜面血管运动神经和内分泌，从而改善鼻部充血状态，缓解或消除酒糟鼻症状。

耳部按摩

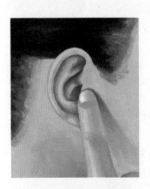

1 食指端点掐耳部外鼻反射区1~3分钟，以感觉酸胀为宜。经常按摩这个反射区可起到清热解毒、消炎止痛的功效，对消除酒糟鼻有辅助作用。

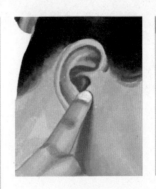

2 食指按压耳部肾上腺反射区1~3分钟，以感觉酸胀为宜。经常按摩这个反射区有清热解毒、祛风化湿的作用，可改善酒糟鼻的症状。

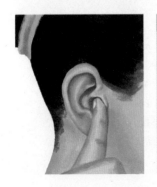

3 食指端点掐耳部内鼻反射区1~2分钟，以透热为宜。经常按摩内鼻反射区能起到疏风解表、宣肺开窍的功效，对消除酒糟鼻有辅助作用。

🕐 日常养生

❶ 酒糟鼻患者，首先要保持情绪稳定，切忌焦躁，以免引起血管功能失调，加重病情。

❷ 夏天外出注意遮阳，防止强烈的日光直接照射鼻部，引起充血，加剧炎症。

❸ 洗脸时，最好使用碱性小的洗面产品，减少对皮肤的刺激。

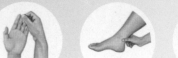

保持肌肤弹性
BAO CHI JI FU TAN XING

◎女性朋友总是希望自己的皮肤紧致、有弹性，充满青春的活力。反之松弛、缺乏弹性的皮肤，即便是上面没有皱纹，也会让人显得苍老，青春不再。皮肤的弹性随着年龄的增长而逐渐减弱，不良的生活习惯、强烈的阳光曝晒、夸张的表情、不当的按摩都是皮肤弹性减弱的重要原因。想要保持肌肤的弹性，去除岁月在皮肤上留下的痕迹，除了要注意日常的保养，还可以试试按摩疗法。它具有提升气色、保持肌肤弹性的奇异功效。

 按摩原理

现代医学认为，弹力纤维支撑能力的下降，是导致肌肤松弛的主因。而中医认为，人是一个有机整体，只有内部阴阳平衡，气血通畅，才会有健康的皮肤。从中医角度看，皮肤不佳是脏腑气血失调，身体处于亚健康状态或者进入衰老状态的表现。因此，增加皮肤弹性不能只做表面文章，还要强调内治内调。按摩疗法正是从调理人体脏腑入手，通过刺激相应穴位和反射区，平衡阴阳，疏通气血，从而增强肌肤弹力纤维的连接能力，提高其支撑能力，使肌肤由内而外绽放年轻活力，展现充盈弹性，锁住年轻和美丽。

 手足耳奇效穴位

手部：●阳池穴 ●关冲穴 ●列缺穴 ●合谷穴

 足部：●足三里穴 ●三阴交穴 ●解溪穴 ●涌泉穴

手部按摩

1 拇指按揉阳池穴3~5分钟，以感觉酸胀为宜。阳池穴是手少阳三焦经上的重要穴位。按此穴，对多个脏腑有调节作用，还能将热能传递到全身各处，使肌肤得到濡养。

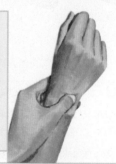

2 拇指掐关冲穴1~3分钟，以感觉酸胀为宜。经常按摩此穴可使阴阳气血互相流通，并能调节人体荷尔蒙的分泌，从而达到平衡肌肤水分、恢复肌肤光泽的目的。

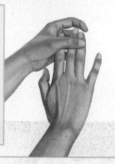

3 食指推列缺穴3~5分钟，以感觉酸胀为宜。按摩此穴可疏风解表、宣肺理气，而中医认为肺主皮毛，故按摩此穴对皮肤亦有保养作用。若加按太渊穴、鱼际穴效果更佳。

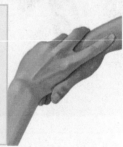

4 拇食指捏拿合谷穴50次，以感觉胀痛为宜。经常刺激此穴能有效改善女性气血不顺的状况，调节脏腑，消除肌肤肿胀松弛，进而恢复肌肤弹力纤维的连接能力。

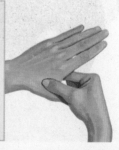

足部按摩

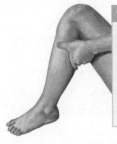

1 拇指指端点按足三里穴2~3分钟，以感觉酸胀为宜。经常按摩此穴，有助于提高脾胃功能，补充体内能源，使皮肤充满弹性、白里透红，使人看起来神采飞扬。

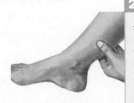

2 拇指揉三阴交穴1~3分钟，以感觉酸胀为宜。按摩此穴，可疏调肝肾脾经之气，平衡阴阳，加速血液循环，增加皮肤营养，使皮肤细嫩、充满弹性。

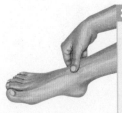

3 拇指指腹按揉解溪穴1~2分钟，以感觉酸胀为宜。刺激此穴能强壮内脏器官，调节脏腑功能，促进面部皮肤对营养物质的吸收，使皮肤充满弹性和活力。

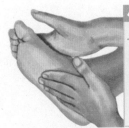

4 手掌擦涌泉穴3~5分钟，以手掌或者脚底皮肤发热为宜。此法可调节人体阴阳气血平衡，增强体质，延缓衰老。可使人看起来充满活力，皮肤丰润。

日常养生

① 每天补充充足的水分。人体缺水，尤其是在高温的夏季，容易出现皮肤干燥的情况，皮脂腺分泌减少，从而使皮肤失去弹性。因此，每天应补充充足的水分，一般来说，不应低于1500毫升。

② 生活有规律，保证充足的睡眠，不熬夜酗酒，不抽烟。

③ 适当参加体育锻炼，把有氧锻炼和力量练习结合起来。有氧锻炼如散步、游泳、慢跑、骑车、健身舞等，可满足肌肤对氧气的需求，增加肌肉关节的灵活性、柔韧性和平衡性。力量练习可减少脂肪组织在体内的堆积，增加肌肉量，使肌肉发达而富有弹性，皮肤自然也紧致光滑。

Tips 增加皮肤弹性宜吃的四类食物

① 富含维生素的食物。维生素对于防止皮肤衰老、保持皮肤细腻滋润有非常重要的作用。譬如，维生素E能破坏自由基的化学活性，从而抑制肌肤衰老，保持皮肤弹性，富含维生素E的食物有卷心菜、葵花子油、菜籽油等；维生素A和维生素B_2也是皮肤光滑细润有弹性不可缺少的物质，因而不妨多吃动物肝脏、鱼肝油、牛奶、蛋类等食物，以补充维生素A和维生素B_2。

② 富含铁质的食物。皮肤红润有弹性，需要充足的血液供应，而铁是血液中血红素的主要成分之一，故宜多吃动物肝脏、蛋黄、海带、紫菜等富含铁质的食物。

③ 富含胶原蛋白和弹性蛋白的食物。胶原蛋白可使皮肤充盈，皱纹减少；弹性蛋白可使皮肤弹性增强。富含胶原蛋白和弹性蛋白的食物有猪蹄、动物筋腱、猪皮等。

④ 适当增加碱性食物的摄入。日常常吃的食物如鱼、肉、禽、蛋等均为酸性食物，会使体液和血液中的乳酸、尿酸含量增高。当有机酸不能排出体外时，就会侵蚀敏感的表皮细胞，使皮肤失去细腻和弹性。因此，为了中和体内酸性成分，可适当多吃苹果、梨、柑橘、蔬菜等碱性食品。

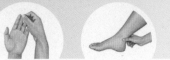

去除头皮屑
QU CHU TOU PI XIE

◎头屑是由于头部表皮细胞的角质层不断地脱落而产生的，是新陈代谢的结果。正常情况下，头皮进行新陈代谢所脱落的表皮细胞是个别脱落，肉眼看不见。一旦新陈代谢失控，表皮细胞大量脱落，就会造成头屑的出现。在我国，60%的成年人都不同程度地受到头屑的困扰。头屑不仅影响美观，也会给人心理造成负面的影响，若是真菌感染造成的头屑，还会对头皮健康产生危害。

症状提示

头皮和头发间散布着灰白色或灰黄色的细小鳞片，头皮瘙痒、有刺激感和紧绷感等。若是干性皮肤的人，头皮会显得特别干燥。而对于油性皮肤的人来说，头皮和头发又会感觉油腻黏滑。

按摩原理

现代医学认为，健康的人应该头发有光泽、有弹性，没有头屑。头屑产生的根本原因是头皮细胞的异常和头部皮肤健康受损。雄性激素分泌旺盛，皮脂腺分泌过多皮脂会造成毛囊阻塞、细菌滋生，加重头屑的产生。中医认为，气血不足，血虚生风，造成皮肤营养的流失，皮肤就会显得干燥；脾胃虚弱，饮食不节造成体内湿热上蒸头面，风湿之邪滞留肌肤，导致皮毛失养，蕴成本症。按摩手足耳的相关部位，能够调节内分泌，调理脾胃，补气养血，祛风除湿，去除头屑。

手足耳奇效穴位

 手部：●肾反射区 ●脑垂体反射区 ●脾反射区 ●肝反射区

 足部：●三阴交穴 ●胃反射区 ●小肠反射区

 耳部：●交感反射区 ●肾上腺反射区 ●内分泌反射区

手部按摩

1 拇指指腹按揉手部肾反射区2~3分钟，以透热为宜。经常按摩这个反射区具有补肾填精、清热利湿的功效，可有效去除因气血亏虚、体内湿热造成的头屑。

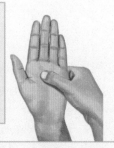

2 拇指、食指捏拿手部脑垂体反射区3~4分钟，以感觉胀痛为宜。此法可改善各种内分泌失调引起的疾患，对头屑也有抑制作用。

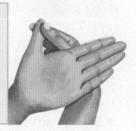

3 拇指指腹按揉手部脾反射区2~4分钟，以感觉透热为宜。经常按摩这个反射区可起到调理脾胃、平衡新陈代谢的作用，可有效减少头屑的产生。

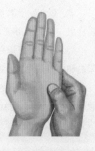

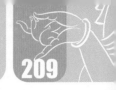

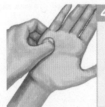

4 拇指按揉手部肝反射区3～5分钟，以感觉酸胀为宜。此法有补益肝血的作用，此法对去除血虚导致的头屑有很好的效果。

足部按摩

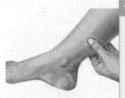

1 拇指指腹按揉三阴交穴3～5分钟，此法可调补人体脾、肝、肾三脏，经常按摩能够增强脾胃功能，祛除体内湿热之气，减少头屑的产生。

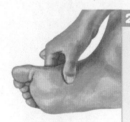

2 拇指推按足部胃反射区3～4分钟，以感觉酸胀为宜。经常按摩此反射区可养气和胃，祛风除湿，促进头皮对营养的吸收，缓解头屑过多的症状。

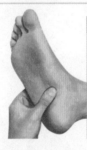

3 拇指按压足部小肠反射区3～5分钟，以感觉酸胀为宜。经常按摩此反射区有健脾行气的功效，对去除脾胃虚弱造成的头屑有很好的效果。

耳部按摩

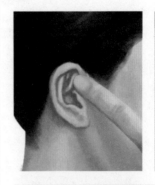

1 食指按压耳部交感反射区2～3分钟，以感觉酸胀为宜。此法可疏肝理气，补养气血，能促进头皮对营养物质的吸收，缓解因气血不足引起的头屑过多的症状。

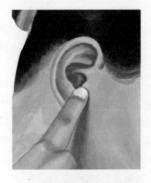

2 拇指按压耳部肾上腺反射区3～4分钟，以感觉酸胀为宜。经常按摩此反射区能起到祛风化湿、调节体内激素分泌的功效，可去除头屑。

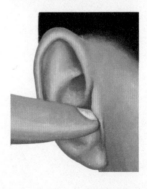

3 食指点按耳部内分泌反射区2～3分钟，以感觉局部发热为宜。经常按摩此反射区可有效缓解因内分泌失调引起的头屑过多的症状。

日常养生

① 用31℃～38℃的温水洗头，因为水温过热会刺激头皮油脂分泌，而过冷则会使头皮毛孔收缩，不能清除里边的污垢。

② 洗头时应先将洗发水倒入手中搓出泡沫，将泡沫抹在头发上清洗。不要让洗发水直接接触头皮，否则会刺激头皮产生更多的头屑。

③ 经常更换洗发水，避免细菌适应而失去清洁的效果。

④ 早晚梳头一百下，有助于增进血液循环，减少头皮屑的产生。

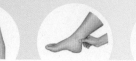

乌发

WU FA

◎少白头又叫早老性白发病，指的是儿童及青年时期头发部分或全部变白的一种症状。我国少白头的发病率在20%左右。少白头不会对人体健康造成严重的危害，但却表明了身体机能出现了问题，如肝肾、血液、内分泌等功能异常。少白头还会给人带来极大的精神压力，对青少年的影响尤重，容易使他们变得自卑、自闭，产生心理问题。

按摩原理

现代医学研究发现，引起少白头的原因很多，除了遗传因素外，营养不良、内分泌障碍、某些慢性消耗性疾病、用脑过度、过度悲伤及焦虑等精神因素都会致使头发早白。中医认为，少白头主要是由于肝郁脾湿、肾精不足、气血亏虚或情志失调、血热偏盛所致，按摩手足耳的相关部位，能够滋肝补肾、凉血清热，促进头发对营养的吸收，使白发恢复黑亮本色。

手足耳奇效穴位

 手部：●合谷穴 ●关冲穴 ●外劳宫穴
●肾上腺反射区 ●肺和支气管反射区

 足部：●三阴交穴 ●肾反射区
●脑垂体反射区

 耳部：●脾反射区 ●肝反射区
●内分泌反射区

手部按摩

1 拇、食指捏拿合谷穴1~3分钟，以感觉酸胀为宜。经常刺激合谷穴能够充盈气血，对改善气血亏虚引起的白发有很好的效果。

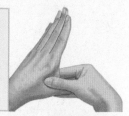

2 拇指掐关冲穴1~3分钟，以有掐痛感为宜。关冲穴具有调节内分泌的功效，对改善内分泌障碍引起的头发早白很有效果。

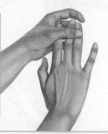

3 食指点按外劳宫穴1~2分钟，以感觉酸胀为宜。此法可健脾理气，舒筋活血，改善脾失运化、气血亏虚引起的少白头症。

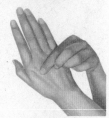

4 拇指按压手部肾上腺反射区2~4分钟，以透热为宜。此法有增强肾功能的作用，对改善肾精不足、内分泌失调导致的白发有效果。

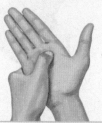

5 拇指平推手部肺和支气管反射区3~5分钟，以透热为宜。刺激此穴有补气益气、清热祛湿的功效，可有效改善少白头。

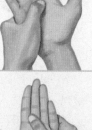

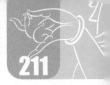

 足部按摩

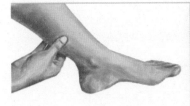
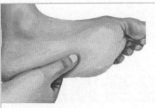
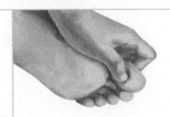

1 拇指指腹按揉三阴交穴3~5分钟，以感觉酸胀为宜。此法可增强脾、肝、肾三脏的功能，对改善因肝郁脾湿、肾精不足引起的头发早白有很好的效果。

2 拇指推足部肾反射区3~4分钟，以透热为宜。经常按摩这个反射区可起到补肾填精、温经通脉的功效，对改善肾精不足导致的白发有很好的效果。

3 拇指按压足部脑垂体反射区3~5分钟，以感觉酸胀为宜。经常按摩这个反射区可有效调节人体内分泌，改善因内分泌失调引起的头发早白。

耳部按摩

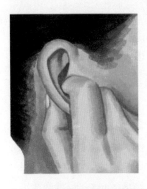

1 食指掐按耳部脾反射区3~4分钟，以感觉酸胀为宜。经常按摩这个反射区可起到健脾生肌、补气生血的功效，对改善气血亏虚、脾湿导致的白发有很好的效果。

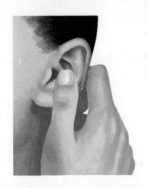

2 拇指、食指揉捏耳部肝反射区3~5分钟，以透热为宜。经常按摩此反射区可疏肝解郁、和胃健脾，对改善因肝郁脾湿引起的少白头有特效。

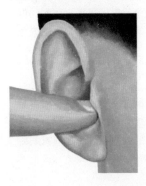

3 食指点按耳部内分泌反射区3~4分钟，以感觉酸胀为宜。经常按摩此反射区可益气活血、补肾通络、调节内分泌，有效改善少白头。

日常养生

① 如果出现头发早白的现象，要先到医院查看身体是否患了某种疾病，及时找出病因进行治疗。

② 不要偏食，多摄取含维生素、矿物质丰富的食物。

③ 学会控制自己的情绪，保持心情舒畅。

④ 勤于梳头和按摩头皮可防止头发变白。

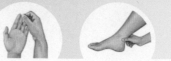

美体塑身

MEI TI SU SHEN

全身减肥

QUAN SHEN JIAN FEI

◎人体因各种原因引起的脂肪过多、体重明显超标的现象被称为肥胖。肥胖常并发或加重高血压、冠心病、糖尿病、胆结石等疾病，对人体危害甚大。过于肥胖的人或多或少会产生一些自卑情绪，这又会引发某些精神和心理疾病，如神经质、忧郁、恐惧症、缺乏信心等。由于药物或节食减肥法大多数都有副作用，因此按摩这种自然减肥法越来越受到减肥人士的青睐。

按摩原理

中医一般将肥胖分成4种类型：由饮食过多导致的胃躁热型，产后虚胖的脾虚型，老年、更年期的肾虚型，由心理压力造成的肝气郁滞型。因此，按摩时应从调理胃、脾、肾、肝等脏腑入手。按摩相关的穴位和反射区，除了可增强脏腑功能外，还可消除脂肪中的水分，加速脂肪组织的"液化"及分解，达到减肥的目的。同时，脏腑的代谢能力加强后，可及时将食物转化成气血，使脂肪无法积存。

手足耳奇效穴位

手部：●支沟穴　●胃脾大肠区
●胸反射区

足部：●大脑反射区　●脑垂体反射区
●下身淋巴结反射区　●上身淋巴结反射区
●肾反射区　●胃反射区

手部按摩

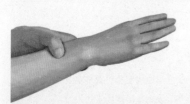

1 拇指点按支沟穴1~3分钟，以感觉酸胀为宜。经常按摩支沟穴可促进人体新陈代谢和废物排出，故有减肥的功效。

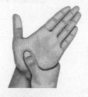

2 按压手部胃脾大肠区2分钟，以感觉酸胀为宜。经常按摩这几个反射区可消食化积，促进排泄，有利于及时清除体内废物，减肥效果显著。

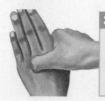

3 拇指点按手部胸反射区2~3分钟，以感觉酸胀为宜。经常按摩这个反射区可调整荷尔蒙的分泌，改善易发胖的体质，进而达到减肥的目的。

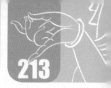

足部按摩

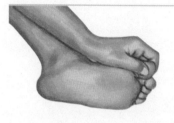

1 拇指按揉足部大脑反射区1~3分钟，以感觉酸痛为宜。脑部疲劳会导致全身的血液循环恶化。刺激足部的大脑反射区，可促进血液循环和新陈代谢，有利于减肥。

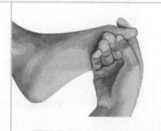

2 拇指按揉足部脑垂体反射区1~3分钟，以感觉酸胀为宜。经常按摩脑垂体反射区可有效改善因荷尔蒙分泌失调所致的肥胖。

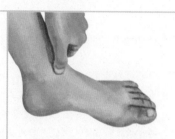

3 拇指指尖点按足部下身淋巴结反射区1~3分钟，以感觉酸胀为宜。经常按摩这个反射区可促进体内老化物质的排出，对减肥大有益处。

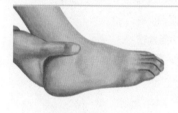

4 拇指指尖点按足部上身淋巴结反射区1~3分钟，以感觉酸胀为宜。此法可促进淋巴循环，将机体堆积的废物带走，促进排泄，对减肥有利。

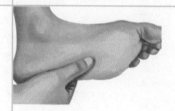

5 拇指推足部肾反射区1~3分钟，以感觉酸胀为宜。经常按摩此反射区可促进体内积累的废物排出，有利于减肥。

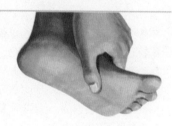

6 拇指指腹按揉足部胃反射区1分钟，力度宜尽量加重，以感觉酸胀为宜。此法可强化胃肠功能，使脂肪无法在体内贮存，进而达到减肥的目的。

日常养生

1 准备一些热量低又能够满足咀嚼欲望的食品，如胡萝卜。
2 多饮水。水可填充胃部，使食量减少。
3 那些会令人发胖的豆瓣酱、胡椒等佐料可用柠檬、莱姆果汁代替。
4 以鸡肉、鱼、牛腱肉等代替猪肉食用。

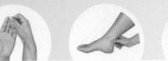

丰胸
FENG XIONG

◎不管审美观点如何变化，从古至今人们都认为丰满的乳房才是真正的女性美。据有关资料统计，我国成年未孕女性，乳房发育不良者约占15%。而婚育哺乳和多次人工流产后的女性，乳房形态不良者竟达40%。扁平下垂的乳房不但使女性的身材走样，而且正在严重危害女性的正常生活和身心健康，给她们的交友、恋爱等带来诸多困扰。

 按摩原理

中医认为，女性乳房发育不良，多是经络阻塞不通，肝、肾、胃等脏腑气血虚衰，无法灌养乳络所致。按摩特定的穴位和反射区，可补肝益肾、健脾养胃、调理冲脉和任脉，刺激脑垂体释放促性腺激素，使乳房重新发育。同时还可把血液引流到胸部，给乳腺补充养分，达到丰胸目的，同时对改善乳腺增生也有很好效果。

手足耳奇效穴位

- 手部：●合谷穴 ●少府穴 ●关冲穴 ●脑垂体反射区

- 足部：●足三里穴 ●太冲穴 ●肾上腺反射区 ●脑垂体反射区

- 耳部：●胸反射区 ●内分泌反射区

手部按摩

1 拇食指捏拿合谷穴3~5分钟，以感觉酸胀为宜。合谷穴有活血调肠、健脾和胃的功效，可促进全身血液循环，经常按摩能使一身气血充盈，故亦有益于气血灌养乳络。

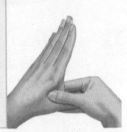

2 拇指推按少府穴3~5分钟，以感觉酸胀为宜。少府穴与心脏和肾脏的功能紧密相关。按摩此穴既可以调节脏腑功能，又有活血润肤的功效，对丰胸很有帮助。

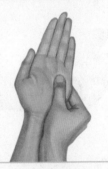

3 拇指掐关冲穴1~3分钟，以感觉酸痛为宜。此法可使经脉畅通、阴阳气血互相流通，达到人体的气血平衡。故对改善经络阻塞不通、脏腑气血不足所致乳房发育不良有一定作用。

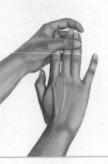

4 拇指、食指捏拿手部脑垂体反射区1~3分钟，以感觉酸胀发热为宜。按摩这个反射区可直接刺激脑垂体，促进性腺激素分泌，经常按摩可促使乳房重新发育。

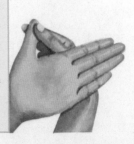

足部按摩

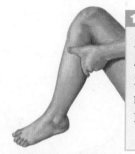

1 拇指点按足三里穴1~3分钟，以感觉酸胀为宜。经常按摩此穴，可以调节脏腑，使经络畅通、乳络气血充足，补充乳房养分。

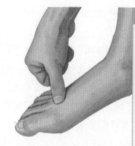

2 拇指点揉太冲穴1~3分钟，以感觉酸胀为宜。太冲穴是足厥阴肝经上的要穴，有调理气血的功效，可改善气血不足所致的乳房发育不良。

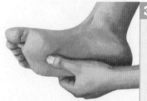

3 拇指推揉足部肾上腺反射区1~3分钟，以感觉酸胀为宜。此法可促进体内激素分泌，加速血液循环，经常按摩可促进乳房的重新发育。

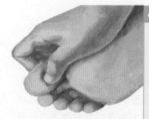

4 拇指按压足部脑垂体反射区1~3分钟，以感觉酸痛为宜。此法可直接刺激脑垂体，促进激素分泌，促使乳房重新发育。

耳部按摩

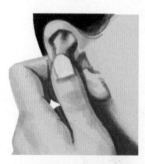

1 拇指按压耳部胸反射区1~3分钟，以感觉酸胀为宜。此法可直接作用于胸部，促进胸部血液循环，对丰胸有辅助作用。

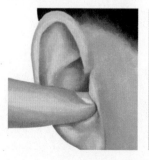

2 食指点按耳部内分泌反射区1~3分钟，以感觉酸胀为宜。此法可益气活血、补肾通络，促进激素的分泌，加速胸部血液循环，有丰胸作用。

🕐 日常养生

❶ 游泳可以丰胸，水对乳房和胸廓的按摩，会促使乳房更加丰满、富有弹性。

❷ 可适当进行日光浴，日光温和的刺激能增加乳房的韧性和弹性。

❸ 睡前宜做伏地挺身。伏地挺身被公认为最有效的健胸运动，只要一天一次，养成每天做的习惯，不但能丰胸，还能收缩小腹。

❹ 在两腋下夹书，双手小臂向前平举，至手臂发酸为止。此姿势有助于锻炼胸肌、挺拔胸部。

❺ 不断告诉自己"我的胸部正越来越丰满"。心理学家认为，乳房保留着女人心理成长的痕迹，乳房生长的决定权更多的在于大脑对它的暗示。这种暗示所能产生的影响远远超过了乳房内部的脂肪和腺体的生理影响。

瘦腰腹

SHOU YAO FU

◎ "啤酒肚"、"腰部游泳圈"、腹部松弛下垂等腰腹部肥胖问题，不仅影响了身材的美观，也给人们的日常行动带来了巨大不便。而更重要的是，腰腹臃肿、肥胖除了可加速衰老外，更会影响内脏、器官的正常运作。目前已经证明有15种以上导致死亡的疾病与腰腹部肥胖有直接关系，其中包括冠心病、心肌梗死、脑栓塞、乳腺癌等。紧实腰腹，刻不容缓。

 按摩原理

腰腹臃肿，通常是由于脂肪在此堆积所致。中医认为，人体气机阻塞，血液循环不畅，代谢出现障碍，营养无法完全输送到各毛细血管，便会导致代谢变慢，脂肪堆积。因此，在按摩瘦腰时，要以活血通经、行气散瘀为原则，通过按摩提高机体代谢能力，加快血液循环，促使毛细血管扩张，达到有效刺激腹腰肌肉，加速脂肪消耗，使腰部减肥并纤细的目的。

手足耳奇效穴位

 手部：●内关穴　●合谷穴　●胃反射区
●腹腔神经丛反射区

 足部：●胃反射区　●上身淋巴结反射区
●输尿管反射区

 耳部：●腹反射区　●内分泌反射区

 手部按摩

1 拇指按揉内关穴1~3分钟，以感觉压痛为宜，换手重复。此法可疏通经络，调和气血，加速代谢体内废物，促进排便，紧实腰腹。

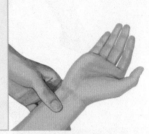

2 拇指点按合谷穴1~3分钟，以感觉酸胀为宜。此法可活血调肠，促进胃肠废物排泄，促进腹部血液循环，经常按摩有消除"将军肚"的作用。

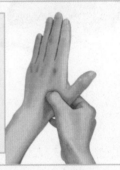

3 拇指点按手部胃反射区2分钟，以感觉酸胀为宜。此法可降低食欲，消食化积，经常按摩具有消除便秘、保持肌肤细致美丽、紧实腰腹的功效。

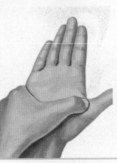

4 拇指按揉手部腹腔神经丛反射区2分钟，手法宜重，以感觉酸胀为宜。此法可促进腹部血液循环，促进排泄，有瘦腰腹的作用。

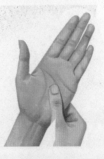

足部按摩

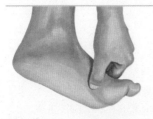 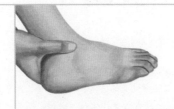 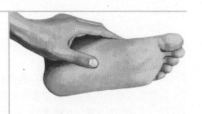

1 拇指按压足部胃反射区1~2分钟，力度宜稍重，以感觉酸胀发热为宜。此法可活化胃部机能，促进机体新陈代谢，排除体内的老化物质和多余的水分，紧实腰腹。

2 拇指点按足部上身淋巴结反射区1~3分钟，以感觉酸胀为宜。此法直接刺激淋巴系统，促进淋巴循环，加速新陈代谢，促进体内废物排出，有利于腰腹减肥。

3 拇指指腹按揉足部输尿管反射区1~2分钟，以感觉局部皮肤发热为宜。经常按摩这个反射区可促进体内蓄积的废物排出，有利于腰腹部减肥。

耳部按摩

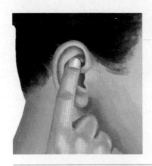

1 食指按压耳部腹反射区1~3分钟，以感觉酸胀为宜。此法有益气调肠、活血止痛的功效，可促进腰部血液循环，加速脂肪消耗。

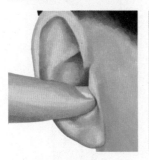

2 食指指腹点按耳部内分泌反射区1~3分钟，以感觉酸胀为宜。此法有活血通络的功效，可加速腰腹部血液循环，促进新陈代谢，紧实腰腹。

日常养生

① 进食速度不要太快，否则会造成食物消化不良囤积在胃部，长期下来胃部就会凸出，腰腹就会臃肿肥胖。

② 饭后不要坐着不动，否则脂肪容易积聚在腰腹上，应站起来走动走动，做做家务等。

③ 不宜多喝啤酒。啤酒有"液体面包"之称，产热量高。啤酒中的啤酒花、鲜酵母、二氧化碳等均可促进食欲，而啤酒自身又营养丰富，因而多喝啤酒极易造成肥胖，还易出现"啤酒肚"。

④ 多喝黑茶，可以帮助人体排出废物，对消除小腹上的赘肉很有帮助。

⑤ 平时应有意识地挺胸收腹，使腰部和腹部的肌肉处于紧张状态。

⑥ 多吃些清肠的食物，如黑木耳等。

Tips 消除腹部赘肉的最佳运动

要消除腹部赘肉，腹部肌肉运动无疑是最有效的方法之一，下面为您介绍一种最有效的腹肌运动方法：

① 身体仰躺在地板或者硬板床上，将双手盘起置于后脑勺，双腿抬高与平面呈45°角，然后缓缓放下。

② 双腿在半空中可停留3~5秒钟，在感到腹肌颤抖时再放下来。开始时，可以10次为一组，而后渐渐加到20次。

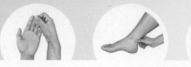

美腿

MEI TUI

◎拥有修长匀称的美腿，是每个女性的梦想。一双纤细修长的腿，更能体现女性的形体美，吸引众人的目光。每年夏天即将到来之际，都会有很多女性寻求腿部健美的方法，以便于自己能穿着更时尚、青春的短裙、短裤。运动、节食、减肥药、瘦腿霜等，这些现在常用的腿部减肥法不仅见效慢，而且还可能会有一定的副作用。其实，自己动手，做做简单的按摩就可以安全、有效地美化腿部，按出一双惹人美慕的美腿。

按摩原理

腿部粗大除了与肌肉过度发达有关，还与人体脾胃功能的衰弱密切相关。中医认为，脾失健运，人体代谢功能出现障碍，水液流溢于肢体，就会导致腿部脂肪堆积或出现浮肿。而通过按摩可以健脾和胃，增强人体代谢功能，加快血液、淋巴循环和新陈代谢，加速腿部脂肪燃烧，紧实肌肉，淡化膝盖皱纹，从而打造出一双纤细美腿。

手足耳奇效穴位

 手部：●支沟穴　●上身淋巴结反射区　●心反射区　●胃反射区

 足部：●涌泉穴　●三阴交穴　●承山穴　●昆仑穴　●解溪穴　●膀胱反射区　●尿道反射区　●肾反射区

手部按摩

1 拇指按揉支沟穴1~3分钟，以感觉酸胀为宜。支沟穴有清泻三焦火气、疏通三焦经脉的作用，可促进人体新陈代谢和废物排出，故有瘦腿美腿的功效。

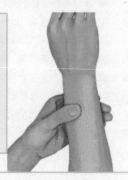

2 拇指点按手部上身淋巴结反射区1~3分钟，以感觉酸胀为宜。此法可促进淋巴循环，有利于体内多余的废物及时排出，故有美腿功效。

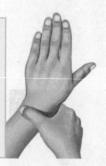

3 拇指按揉手部心反射区1~3分钟，以感觉酸胀为宜。心脏机能衰弱，下半身和脚就容易出现浮肿，按摩此反射区，调理心脏机能，对消除腿部浮肿有辅助作用。

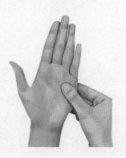

4 拇指点按手部胃反射区2分钟，以感觉酸胀为宜。经常按摩这个反射区可起到健脾和胃、消食化积、促进人体新陈代谢的功效，有助于瘦腿。

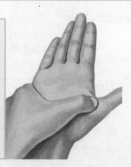

足部按摩

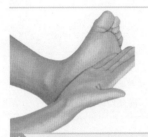

1 小鱼际擦涌泉穴1~3分钟，以透热为宜。经常按摩此穴，能够有效消除腿部疲劳，缓解腿部肌肉痉挛，加快血液循环，燃烧腿部多余脂肪。

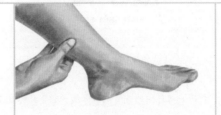

2 拇指指腹按揉三阴交穴3~5分钟，以感觉酸胀为宜。经常刺激三阴交穴，可促进女性荷尔蒙分泌，促进脂肪组织的消耗和均匀分布，细滑腿部肌肤。

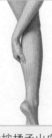

3 拇指按揉承山穴3~5分钟，以有压痛感为宜。此法可消除腿部疲劳和浮肿，加快体内代谢产物的排出。按摩此穴还可紧实小腿肌肉，促进脂肪的分解。

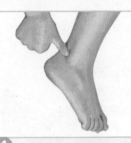

4 拇指点按昆仑穴3~5分钟，以感觉酸胀为宜，换腿重复。经常按摩此穴，可促进腿部血液、淋巴循环，改善腿部肿胀现象，美化腿部线条。

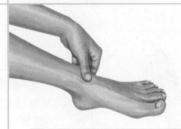

5 拇指按揉解溪穴，以感觉酸胀为宜，一面吐气一面按压，反复做10次。经常按摩此穴可促进血液循环，促进脂肪代谢，消除水肿，瘦腿美腿。

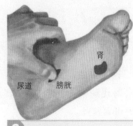

肾
尿道 膀胱

6 拇指推按足部膀胱、尿道、肾反射区各1~2分钟，以感觉酸胀为宜。此法可改善排尿状态，帮助排出体内的老化物质，对腿部减肥大有助益。

日常养生

① 纤细腿部，应多吃蛋白质食物，如肉类及大豆制品等。

② 不要懒于锻炼，应当经常抬腿。坚持每天做立壁抬腿15分钟，美腿效果显著。

③ 睡眠时间不足，除了会影响皮肤以外，也会影响体内毒素和多余废物的排出，容易导致腿部出现水肿肥胖。

④ 走路是使腿部纤细的一大有效方法。每天尽量腾出30分钟的时间走路。走路时，背部挺直、放松，膝盖伸直，将重心由腿移向脚尖，这样能增加小腿的活动量，令腿部更结实修长。

⑤ 办公室女性平日腿部较少得到伸展，所以要注意正确的坐姿以及坐时腿部的活动。标准坐姿是背脊与椅子的靠背吻合，背部肌肉自然放松，身体和大腿、大腿和膝盖下的小腿呈90°直角。

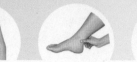

瘦手臂
SHOU SHOU BI

◎在赤日炎炎的夏季，爱美的女性总有清凉的方法，迷你小背心、吊带衫、无袖裙，穿上这些服装让人看起来既可爱又充满活力。只是，如果你的手臂内侧堆积了松散的脂肪，出现像翅膀一样的"蝴蝶袖"，那么那些可爱的靓衫只能躺在衣柜里哭泣了。因此，打造一双纤细的美臂刻不容缓，它会让你在夏日里尽情散发迷人的风采。

按摩原理

　　手臂肥胖一般是由上臂皮下脂肪堆积过多所致。中医认为，人体气机阻塞，血液循环不畅，代谢出现障碍，营养无法输布，便会导致脂肪堆积。按摩相关穴位和反射区，能疏通经络、宣通气血，同时还可加速脂肪消耗及代谢，逐步细臂。

手足耳奇效穴位

　　手部：●阳池穴　●内关穴　●曲池穴　●手三里穴　●劳宫穴

手部按摩

1　左手拇指大力按揉右手阳池穴50次，换手重复。按摩此穴，可使血液循环迅速畅通，排出体内代谢产物，细臂瘦身。

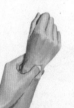

2　拇指按揉内关穴50次，以感觉酸胀为宜。此法可调节体内的血清瘦素含量，排除人体内的痰湿瘀浊、代谢废物，逐步瘦臂。

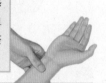

3　拇指点按曲池穴50次，以感觉酸胀为宜。此穴能将肺内与皮肤上的病邪迅速排出体外，从而缓解手臂皮肤的肿胀瘙痒等症状。

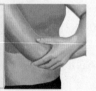

4　放下手臂，由外向内按摩至肘部，最后按压住手肘内侧的手三里穴，保持15秒钟，反复做10遍。此法可消除手臂肿胀，有效瘦手臂。

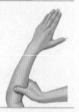

5　拇指按揉劳宫穴50次，以感觉酸胀为宜。按摩此穴，可迅速畅通手臂经络，解决手臂气机不畅的问题，对于美化手臂有特效。

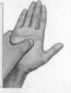

6　搓摩双手1~3分钟，以发热为宜。此法能够调理全身气血，加速脂肪组织的分解，消除手臂多余脂肪。

日常养生

❶ 粗手臂的人可选择领口设计独特的衣服，如蓬松领。这样可转移人们对手臂的注意力。

❷ 选择袖口采用花边设计的衣服，且袖口要宽松，太紧会突显手臂的粗壮。

❸ 切勿穿细肩带上衣，以免使身材看起来很魁梧。

纤细脚踝

XIAN XI JIAO HUAI

◎人人都渴望有一双纤细修长的美腿，然而腿不是纤细就好，比例适当、形态姣好才是真正的美腿。造就美腿的关键在于脚踝。脚踝纤细，就算是腿上稍微多肉，看上去亦不影响美观。反之，如果脚踝粗肿，整个腿形看起来不协调，那么仍然影响美观。所以，脚踝也不是可以忽视的地方，纤细的脚踝是形体美的一个重要环节。

按摩原理

脚踝粗肿多是由水肿所致，肾气虚弱是造成水肿的最重要原因。按摩纤细脚踝，重在调理肾脏，补益肾气，促进新陈代谢，以排出体内多余的水分。另外，脚踝部位的脂肪堆积也是造成其不够纤细的重要原因，用按摩疗法促进脚踝部血液循环、加速脂肪代谢，即可达到纤细脚踝的目的。

手足耳奇效穴位

 足部：●涌泉穴 ●解溪穴

✚ Tips 肚脐上方有排水开关

脚踝粗多是因为水肿的关系，水肿的患者需要掌控人体调节水分的开关，这个开关就是位于肚脐上方一指宽的一个穴道，叫水分穴。刺激这个穴道，不需太用力，以感觉舒服为宜，每次刺激20下左右，可促进人体排水，以消除水肿。经常按摩此穴便可达到纤细脚踝的目的。

手部按摩

1 拇指、食指点揉双手小指第一指关节，以感觉酸胀为宜。小指第一关节与左脚脚踝有密切相关，按摩此处有助于消除脚踝水肿。

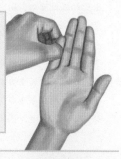

2 拇指、食指捏揉双手拇指关节1~3分钟，以感觉酸胀为宜。拇指关节与右脚踝密切相关，经常捏揉此处有助于消除右脚踝水肿，纤细脚踝。

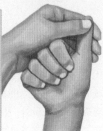

足部按摩

1 拇指点按涌泉穴3~5分钟，以感觉透热为宜。此法可强化肾脏功能，有利尿的作用，可使机体排出多余水分。经常按摩可消除脚踝水肿。

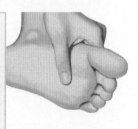

2 拇指指腹按揉解溪穴1~3分钟，以感觉酸胀为宜。刺激此穴可促进血液循环，帮助血液及淋巴流至血管末梢，从而促进脂肪代谢、消除水肿、纤细脚踝。

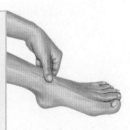

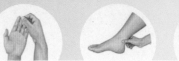

提臀

TI TUN

◎臀部是女性展示形体美、曲线美的关键部位之一。如果你的臀部结实、上翘，就自然会凸显出你的纤细腰部，同时也会为你的腿部增加明显的修长效果。圆翘的臀部会使身材曲线显得窈窕动人。但若臀部松垮、平坦，那么腰部以下则会美感尽失。同时，腿部的魅力也会大打折扣。整日久坐的上班族，因久坐办公室不常运动，脂肪堆积在下半身，因此极易造成臀部下垂。按摩是缓解和改善臀部下垂，打造浑圆美臀最简单的办法。

 按摩原理

脑垂体、肾上腺、甲状腺、性腺和副甲状腺等构成了我们的内分泌系统，内分泌紊乱可导致人体代谢迟缓，形成激素性肥胖。而常年保持坐姿的上班族们，臀部是全身的重心所在，体液流向此处，便会形成水肿。此外，因久坐而引起的血液循环不畅，脂肪囤积，也是导致臀部肥大的重要原因。因此，用按摩来达到翘臀目的时，应以调节人体内分泌、消除水肿、畅通臀部的血液循环、促进脂肪消耗为关键。

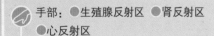 **手足耳奇效穴位**

手部：●生殖腺反射区 ●肾反射区 ●心反射区

足部：●三阴交穴 ●复溜穴 ●承山穴 ●脑垂体反射区 ●生殖腺反射区

耳部：●臀反射区 ●髋反射区

 手部按摩

1 拇指点揉手部生殖腺反射区3~5分钟，以感觉酸痛为宜。此法可促进体内囤积于下半身的废物排出，从而达到瘦臀翘臀的目的。

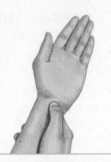

2 拇指指腹按揉手部肾反射区1~3分钟，以感觉酸胀为宜。此法可促进激素分泌，消除水肿，通利小便，对瘦臀有一定作用。

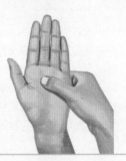

3 拇指指腹按揉心反射区3~5分钟，以感觉酸胀为宜。此法可调节心脏功能，加速臀部血液循环，促进臀部的脂肪代谢，有助于提臀。

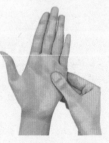

足部按摩

1 拇指按压三阴交穴1~3分钟，以感觉酸胀为宜。刺激此穴可调节机体内分泌，促进脂肪组织的消耗和均匀分布，有助于翘臀。

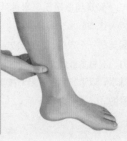

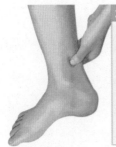

2 拇指按压复溜穴1~3分钟，以感觉酸胀为宜。复溜穴可滋阴补肾和固表通利，此法有利于体内多余水分的排出和四肢水肿的消除，可瘦臀。

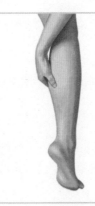

3 拇指按揉承山穴1~3分钟，以感觉酸胀为宜，换腿重复。此法可防止脂肪、水液在臀部囤积过多，达到瘦臀的目的。

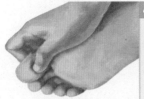

4 拇指按压脑垂体反射区3~5分钟，以感觉胀痛为宜。此法能刺激脑垂体，调节内分泌系统，抑制激素性肥胖。对于提臀有一定效果。

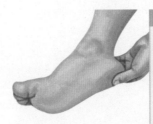

5 拇指向心方向推足部生殖腺反射区1~2分钟，以感觉酸胀为宜。经常按摩这个反射区有助于臀部废物的排出，对瘦臀翘臀特别有效。

耳部按摩

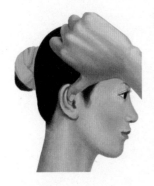

1 食指点按耳部臀反射区1~3分钟，以感觉酸胀为宜。经常按摩这个反射区可活血通络，加速臀部血液循环，促进臀部脂肪消耗，有助于提臀。

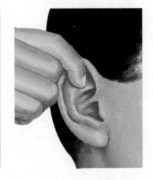

2 食指按压耳部髋反射区1~3分钟，以感觉酸胀为宜。经常按摩这个反射区可行气通络，促进臀部血液循环，加速脂肪消耗，有提臀的作用。

日常养生

① 久坐容易使臀部肥胖变形，但久站也对臀部不好。久站会使血液难以自远程处回流，导致臀部供氧不足，新陈代谢不好。这样臀部自然会变得臃肿、肥大。

② 想避免臀部的肥胖和下垂，饮食也是一大关键。食用过多的酸性荤食类食物，如奶酪、奶油等，不仅容易使血液倾向酸性，让人易于疲劳，也会让脂肪在下半身堆积。适量的吃一些大豆和海鲜等碱性食物则对提臀有帮助。